◎全國中醫藥院校中醫類專業推薦教材

供中醫學、中西醫臨床醫學、中醫養生學、針灸推拿學等專業使用

中醫古漢語基礎

主　編　劉　娟　程守禎

副主編　田　虎　周　燕　蔡　群

山東大學出版社

SHANDONG UNIVERSITY PRESS

·濟南·

圖書在版編目(CIP)數據

中醫古漢語基礎 / 劉娟,程守禎主編. —濟南:
山東大學出版社,2023.7(2024.12重印)
ISBN 978-7-5607-7791-7

Ⅰ. ①中… Ⅱ. ①劉… ②程… Ⅲ. ①古漢語-教材
②醫古文-教材 Ⅳ. ①H109.2 ②R2

中國國家版本館 CIP 數據核字(2023)第 034828 號

責任策劃　畢文霞
責任編輯　畢文霞
封面設計　王秋憶

中醫古漢語基礎
ZHONGYI GUHANYU JICHU

出版發行　山東大學出版社
社　　址　山東省濟南市山大南路 20 號
郵政編碼　250100
發行熱綫　(0531)88363008
經　　銷　新華書店
印　　刷　濟南乾豐雲印刷科技有限公司
規　　格　787 毫米×1092 毫米　1/16
　　　　　15.5 印張　330 千字
版　　次　2023 年 7 月第 1 版
印　　次　2024 年 12 月第 2 次印刷
定　　價　56.00 元

前　言

　　中醫藥是中華民族的瑰寶，古漢語是打開中醫藥寶庫的一把鑰匙。中醫藥是中華優秀傳統文化的重要載體，古漢語是學習中醫藥文化典籍的語言工具。精誠大醫孫思邈在其《大醫習業》中說："凡欲爲大醫，必須諳《素問》、《甲乙》、《黄帝針經》、《明堂流注》、十二經脈、三部九候、五臟六腑、表裏孔穴、本草藥對，張仲景、王叔和、阮河南、范東陽、張苗、靳邵等諸部經方。"除此之外，又須涉獵群書，凡四書五經、諸子百家、三史佛經、五行休王、七曜天文，并須探賾，方可于醫道無所滯礙，盡善盡美。所以，自古以來學醫必讀古書成爲醫家之共識。而在中國數千年的文明史中，古漢語始終是文化的主要載體，所有重要的文獻均以文言文爲書寫符號，卷帙浩繁的中醫藥文獻也不例外。對學中醫的學生來講，不學古漢語就不能順利地閱讀古醫書，無法挖掘中醫藥這座寶庫，無法體悟前人創造出來的博大精深的中醫藥文化。故而"中醫古漢語基礎"成爲高等中醫藥院校中醫學專業的基礎課程，也是對學生進行素質教育的主要課程，更是對中醫藥從業人員進行終身教育的重要課程。

　　爲配合"中醫古漢語基礎"課程的教學，我們編寫了本教材，内容包括"閱讀文選"和"基礎知識"兩大部分。閱讀文選爲先秦至清較有代表性的篇段，也是古書閱讀篇目的舉例，綜合體現古漢語文字、詞彙、語法等各方面的特點，以及優秀的中華傳統文化思想；基礎知識簡要介紹古籍閱讀及古文應用的基本理論，以提供給學習者必須掌握的理論知識，指導古書閱讀實踐。本教材編寫的主旨是幫助學生了解古代重要的國學經典和中醫典籍，了解古代傳統文化知識，在掌握古文基本詞彙、語法知識規律的基礎上，自主地閱讀古籍，爲中醫的學習打好基礎，進而提高人文素養，提升學生中醫藥文化自信和專業認同，堅定中醫藥專業信念和專業自信，爲將來的工作和研究做好知識與情感儲備。爲此，本教材的編寫既考慮内容之全面，又在選文和知識規律總結上以典範精煉爲目標，努力做到條理清楚，便于學生學練結合，掌握要領。

　　本教材將閱讀文選、基礎知識兩方面的内容分列上編、下編。上編閱讀文選部分精選國學經典和醫藥典籍要文二十八篇，多方參考，力求原文準確，注釋到位。下編基礎知識六章，包含文字、詞彙、語法等主要的古漢語理論和讀古書必要的古代文化知識，根據内容的需要，編寫措辭上或簡而有要，或詳而有序，以精要實用爲本。上編每篇後設有課外閱讀，是課文學習的鞏固擴展與補充，也是學生進行實訓的任務；下編每章後設有思考練習，目的是引導學生自覺地將所學理論與古書閱讀、學術研究的實踐結合起來，化知識爲能力與素質。教材采用繁體排印，旨在爲學生營造古書環境，讓學生盡快熟悉繁體字，了解漢字文化，更好地閱讀古文獻。

　　本教材主要編寫分工如下：上編閱讀文選一至三課，劉娟；四至九課，程守禎；十至二十課，田虎；二十一至二十四課，周燕；二十五至二十八課，蔡群。下編第一章，劉娟；第二章，程守禎；第三至六章，田虎。

　　在編寫過程中，我們采納諸家《中醫古漢語基礎》《古代漢語》《醫古文》的研究成果，特此致謝，恕不一一具名。缺誤難免，敬請方家斧正。

編　者

2023 年 2 月

目　録

下編　基礎知識

上編　閱讀文選

一、大　學

【導學】　本文選自《禮記》，據《十三經注疏》本。《禮記》是儒家禮學文獻資料文集。《漢書·藝文志》記載漢時有 131 篇，漢代戴德從中選了 85 篇教學生，稱之爲《大戴記》，今存 40 篇。他的侄子戴聖選了 49 篇，比較簡要，稱之爲《小戴記》，即今之《禮記》。對于《禮記》的作者，班固自注說："七十子後學者所記也。"故最初應是孔門弟子及後學者，經世代相傳授，至戴聖始成書。戴聖，梁郡（今河南商丘）人，漢宣帝時做過博士（掌古今史事待問和書籍典守的官）、九江太守，爲漢初魯人高堂生的五傳弟子，師承后倉。《禮記》的重要注本有東漢鄭玄《禮記注》、唐代孔穎達《禮記正義》、宋代朱熹《大學章句集解》《中庸章句集解》、陳澔《禮記集說》、清代朱彬《禮記訓纂》、清代孫希旦《禮記集解》。

　　《大學》是《禮記》中的一篇，傳說爲曾參及其弟子所作，宋以後把它列爲《四書》之一。朱熹注曰："子程子曰：'《大學》，孔氏之遺書，而初學入德之門也。'於今可見古人爲學次第者，獨賴此篇之存，而《論》《孟》次之。學者必由是而學焉，則庶乎其不差矣。"文中提出了三個綱領（明明德、親民、止於至善）和八個條目（格物、致知、誠意、正心、修身、齊家、治國、平天下）作爲統治階級個人修身養性的政治典範。這裏節選其中一部分。

　　大學之道[1]，在明明德[2]，在親民[3]，在止於至善[4]。知止而後有定[5]，定而後能靜[6]，靜而後能安[7]，安而後能慮[8]，慮而後能得[9]。物有本末，事有終始。知所先後，則近道矣[10]。古之欲明明德於天下者，先治其國。欲治其國者，先齊其家。欲齊其家者，先脩其身。欲脩其身者，先正其心。欲正其心者，先誠其意[11]。欲誠其意者，先致其知。致知在格物[12]。物格而後知至，知至而後意誠，意誠而後心正，心正而後身脩，身脩而後家齊，家齊而後國治，國治而後天下平。自天子以至於庶人，壹是皆以脩身爲本[13]，其本亂而末治者否矣。其所厚者薄，而其所薄者厚，未之有也[14]。

　　所謂誠其意者，毋自欺也。如惡惡臭[15]，如好好色[16]，此之謂自謙[17]。故君子必慎其獨也[18]。小人閒居爲不善[19]，無所不至，見君子

1　大學之道：大學的原則。道，道理，原則。古代八歲入小學，而教之以灑掃、應對、進退之節，禮樂、射御、書數之文；十五歲入大學，而教之以窮理、正心、修己、治人之道。故宋代程氏稱《大學》一篇爲"初學入德之門"。

2　明明德：發揚至德。明，用作動詞。明德，猶"至德"。鄭玄注："謂明顯其至德也。"孔穎達疏："章明己之光明之德。謂身有明德而更章顯之。"朱熹注："明，明之也。明德者，人之所得乎天，而虛靈不昧，以具衆理而應萬事者也。"

3　親民：親愛于民。孔穎達疏："親愛於民。"一說"使民自新"。程頤曰："親，當作'新'。"新，用作動詞，謂革其舊。

4　止於至善：達到最完善的境界。鄭玄注："止，猶自處也。"孔穎達疏："止處於至善之行。"朱熹注："止者，必至於是不遷之意。至善，則事理當然之極也。"

5　定：志有定向。

6　靜：心不妄動。

7　安：安然不亂。

8　慮：處事精詳。因思而遠慕謂之慮。

9　得：謂得其宜。鄭玄注："得，謂得事之宜也。"

10　道：指大學的原則。朱熹《論語》"就有道"注："凡言道者，皆謂事物當然之理，人之所共由者也。"

11　誠：誠實，真誠。

12　"致知"句：謂欲推極我的知識，在于窮至事物的道理。成語"格物致知"即源于此。朱熹注："致，推極也。知，猶識也。格，至也。物，猶事也。"

13　壹是：專一于此。鄭玄注："壹是，專行是也。"一說"一切"。朱熹注："壹是，一切也。"

14　未之有：未有之。賓語前置。

15　如惡（wù）惡（è）臭（xiù）：如同厭惡惡劣的氣味。前"惡"，厭惡。後"惡"，惡劣。臭，氣味。

16　如好（hào）好（hǎo）色：如同喜好美好之色。前"好"，愛好。後"好"，美好。

17　謙（qiè）：通"慊"，滿足，愜意。

18　獨：獨處。

19　小人：對君子而言。指缺乏道德修養的人。　　閒居：獨處。

而後厭然[1]，揜其不善而著其善[2]。人之視己，如見其肺肝然，則何益矣！此謂誠於中，形於外，故君子必慎其獨也。曾子曰："十目所視，十手所指，其嚴乎！"富潤屋，德潤身，心廣體胖[3]，故君子必誠其意。

所謂脩身在正其心者，身有所忿懥[4]，則不得其正；有所恐懼，則不得其正；有所好樂，則不得其正；有所憂患，則不得其正。心不在焉，視而不見，聽而不聞，食而不知其味。此謂脩身在正其心。

所謂齊其家在脩其身者，人之其所親愛而辟焉[5]，之其所賤惡而辟焉[6]，之其所畏敬而辟焉，之其所哀矜而辟焉[7]，之其所敖惰而辟焉[8]。故好而知其惡，惡而知其美者，天下鮮矣[9]。故諺有之曰："人莫知其子之惡，莫知其苗之碩[10]。"此謂身不脩不可以齊其家。

所謂治國必先齊其家者，其家不可教而能教人者，無之。故君子不出家而成教於國。孝者，所以事君也；弟者[11]，所以事長也；慈者，所以使衆也。《康誥》曰："如保赤子[12]。"心誠求之，雖不中，不遠矣。未有學養子而後嫁者也。一家仁，一國興仁；一家讓[13]，一國興讓；一人貪戾[14]，一國作亂。其機如此。此謂一言僨事[15]，一人定國。堯舜率天下以仁[16]，而民從之。桀紂率天下以暴[17]，而民從之。其所

1　厭（yǎn）然：閉藏貌。厭，通"黶"。

2　揜：通"掩"，掩蓋。

3　胖（pán）：舒坦。

4　身：當作"心"。朱熹注："程子曰：'身有'之'身'，當作'心'。"　　忿懥（zhì）：憤怒。

5　之：猶"於（于）"，對于。　　辟：同"僻"，偏頗不正。

6　賤惡：看不起人家和厭惡人家。

7　哀矜：可憐人和恩恤人。

8　敖惰：傲慢、怠惰。敖，通"傲"。

9　鮮（xiǎn）：少。

10　碩：大、好。

11　弟：同"悌"，敬愛兄長。

12　康誥：《尚書》篇名。　　赤子：初生的嬰兒。

13　讓：禮讓。

14　貪戾：貪婪、暴戾。

15　僨（fèn）：覆敗，敗壞。

16　率：率領。《四書五經》本作"帥"。下同。

17　暴：橫暴。

令反其所好，而民不從。是故君子有諸己而後求諸人[1]，無諸己而後非諸人。所藏乎身不恕而能喻諸人者，未之有也。故治國在齊其家。《詩》云[2]："桃之夭夭[3]，其葉蓁蓁[4]。之子於歸[5]，宜其家人[6]。"宜其家人，而後可以教國人。《詩》云[7]："宜兄宜弟。"宜兄宜弟，而後可以教國人。《詩》云[8]："其儀不忒[9]，正是四國。"其爲父子兄弟足法而後民法之也。此謂治國在齊其家。

　　所謂平天下在治其國者，上老老而民興孝[10]，上長長而民興弟[11]，上恤孤而民不倍[12]。是以君子有絜矩之道也[13]。所惡於上毋以使下，所惡於下毋以事上；所惡於前毋以先後，所惡於後毋以從前；所惡於右毋以交於左，所惡於左毋以交於右。此之謂絜矩之道。《詩》云[14]："樂只君子[15]，民之父母。"民之所好，好之；民之所惡，惡之。此之謂民之父母。《詩》云[16]："節彼南山[17]，維石巖巖[18]。赫赫師尹[19]，民具爾瞻[20]。"有國者不可以不慎，辟則爲天下僇矣[21]。《詩》

1　諸：之于。兼詞。

2　詩：指《詩·桃夭》。

3　夭夭：桃花美好貌。

4　蓁（zhēn）蓁：桃葉茂盛貌。

5　之子：此人。之，此。子，古爲男女的通稱。此指女子。　　歸：出嫁。女子出嫁曰歸。

6　宜：適宜。

7　詩：指《詩·蓼蕭》。

8　詩：指《詩·鳲鳩》。

9　忒：差。

10　老老：尊敬老人。前一個"老"字用作動詞，尊敬。

11　長長：敬重兄長。前一個"長"字用作動詞，敬重。　　弟：同"悌"，順從兄長。

12　恤孤：撫育孤兒。幼而無父曰孤。　　倍：通"背"，反叛。

13　絜矩：標準，準則。朱熹注："絜，度也。"矩，畫方的工具。

14　詩：指《詩·南山有臺》。

15　只（zhǐ）：語氣助詞。

16　詩：指《詩·節南山》。

17　節：通"截"。截然，山高峻貌。

18　巖（yán）巖：山石堆積貌。

19　赫赫：顯耀盛大貌。　　師尹：太師尹氏的簡稱。太師，周王朝執政的大臣之一。尹氏，周王朝貴族之一，姓尹。

20　民具爾瞻：人民都在看着你。具，通"俱"，都。

21　辟：同"僻"，偏私。　　僇：同"戮"。

云¹："殷之未喪師²，克配上帝³。儀監于殷⁴，峻命不易⁵。"道得衆則得國，失衆則失國，是故君子先愼乎德。有德此有人，有人此有土，有土此有財，有財此有用。德者，本也；財者，末也。外本内末，爭民施奪，是故財聚則民散，財散則民聚。是故言悖而出者亦悖而入⁶，貨悖而入者亦悖而出。《康誥》曰："惟命不于常⁷。"道善則得之，不善則失之矣。《楚書》曰⁸："楚國無以爲寶，惟善以爲寶。"舅犯曰⁹："亡人無以爲寶¹⁰，仁親以爲寶。"《秦誓》曰¹¹："若有一个臣，斷斷兮無他技¹²，其心休休焉¹³，其如有容焉¹⁴。人之有技，若己有之；人之彦聖¹⁵，其心好之，不啻若自其口出¹⁶，寔能容之¹⁷，以能保我子孫黎民，尚亦有利哉¹⁸。人之有技，媢嫉以惡之¹⁹；人之彦聖，而違之俾不通²⁰，寔不能容，以不能保我子孫黎民，亦曰殆哉。"唯仁人，放流之，迸諸四夷²¹，不與同中國²²。此謂唯仁人爲能愛人，能惡人。

1　詩：指《詩·文王之什》。

2　未喪師：指殷代政治較好的時代，尚能得到民衆的擁護。師，民衆。

3　克：能。

4　儀監于殷：應以殷朝作爲鑒戒。儀，通"宜"。《詩》作"宜"。監，通"鑒"，鑒戒。

5　峻：大。　不易：猶言難保。

6　悖：悖逆。

7　"惟命"句：天命是無常的。惟，語氣助詞。不于常，無常，并不常佑一家一姓。

8　楚書：指《國語·楚語》。

9　舅犯：晋文公的舅舅狐偃，字子犯。

10　亡人：晋文公因内亂出亡在外十九年，舅犯亦隨晋文公出亡，故稱亡人。

11　秦誓：《尚書》篇名。

12　斷斷：誠篤專一貌。　技：技能，本領。

13　休休：安閒自得貌。

14　容：寬容。

15　彦聖：才彦賢聖。彦，美士。聖，通明。

16　不啻(chì)：不异，不止。

17　寔：同"實"，實在。　容：寬容于民衆。

18　尚：庶幾，差不多。

19　媢嫉(mào jí)：嫉妒。朱熹曰："媢，忌也。"

20　違：違反，違背。　俾：使。

21　迸：通"屏"，驅除。

22　中國：中原地區。

見賢而不能舉，舉而不能先[1]，命也[2]。見不善而不能退，退而不能遠，過也。好人之所惡，惡人之所好，是謂拂人之性，菑必逮夫身[3]。是故君子有大道，必忠信以得之，驕泰以失之[4]。生財有大道，生之者衆，食之者寡，爲之者疾，用之者舒，則財恆足矣。仁者以財發身，不仁者以身發財。未有上好仁，而下不好義者也，未有好義其事不終者也，未有府庫財非其財者也。孟獻子曰[5]：“畜馬乘，不察於雞豚[6]。伐冰之家[7]，不畜牛羊。百乘之家[8]，不畜聚斂之臣，與其有聚斂之臣，寧有盜臣。”此謂國不以利爲利，以義爲利也。長國家而務財用者，必自小人矣[9]。彼爲善之，小人之使爲國家，菑害並至。雖有善者，亦無如之何矣。此謂國不以利爲利，以義爲利也。

課外閱讀

　　大學之書，古之大學所以教人之法也。蓋自天降生民，則既莫不與之以仁義禮智之性矣。然其氣質之稟或不能齊，是以不能皆有以知其性之所有而全之也。一有聰明睿智能盡其性者出於其閒，則天必命之以爲億兆之君師，使之治而教之，以復其性。此伏羲、神農、黃帝、堯、舜，所以繼天立極，而司徒之職、典樂之官所由設也[10]。

　　三代之隆，其法寖備，然後王宮、國都以及閭巷，莫不有學。人生八歲，則自王公以下，至於庶人之子弟，皆入小學，而教之以灑掃、應對、進退之節，禮樂、射御、書數之文；及其十有五年，則自天子之元子、衆子，以至公、卿、大夫、元士之適子，與凡民之俊秀，皆入大學，而教之以窮理、正心、修己、治人之道。此又學校之教、大小之節所以分也。

1　先：早用。用作動詞。

2　命：鄭玄曰：“當作‘慢’。”

3　菑：“灾”的异體字。　夫：句中語氣詞。

4　驕泰：驕慢，自大。韋昭《國語》注：“泰，侈也。”

5　孟獻子：仲孫氏，名蔑，魯國大夫。

6　“畜馬”句：養得起用四匹馬拉的車的人，就不應看重養雞養豬的財利。乘，古時一車四馬。豚(tún)，小豬。

7　伐冰之家：指伐冰祭祀的貴族豪門。

8　百乘之家：指卿大夫有封邑之家。

9　自：由。

10　司徒：我國古代的一個重要官職名，由《周禮》地官大司徒演變而來，掌民事、郊祀。　　典樂：舜置此官，掌管朝廷的音樂。《漢書·百官公卿表上》：“夔典樂，和神人。”

夫以學校之設，其廣如此，教之之術，其次第節目之詳又如此，而其所以爲教，則又皆本之人君躬行心得之餘，不待求之民生日用彝倫之外[1]，是以當世之人無不學。其學焉者，無不有以知其性分之所固有，職分之所當爲，而各俛焉以盡其力[2]。此古昔盛時所以治隆於上，俗美於下，而非後世之所能及也！

及周之衰，賢聖之君不作，學校之政不修，教化陵夷，風俗頹敗，時則有若孔子之聖，而不得君師之位以行其政教，於是獨取先王之法，誦而傳之以詔後世。若《曲禮》《少儀》《內則》《弟子職》諸篇，固小學之支流餘裔，而此篇者，則因小學之成功，以著大學之明法，外有以極其規模之大，而內有以盡其節目之詳者也。三千之徒，蓋莫不聞其說，而曾氏之傳獨得其宗，於是作爲傳義，以發其意。及孟子没而其傳泯焉，則其書雖存，而知者鮮矣！

自是以來，俗儒記誦詞章之習，其功倍於小學而無用；異端虛無寂滅之教，其高過於大學而無實。其他權謀術數，一切以就功名之說，與夫百家衆技之流，所以惑世誣民、充塞仁義者，又紛然雜出乎其閒。使其君子不幸而不得聞大道之要，其小人不幸而不得蒙至治之澤，晦盲否塞，反覆沈痼，以及五季之衰，而壞亂極矣！

天運循環，無往不復。宋德隆盛，治教休明[3]。於是河南程氏兩夫子出，而有以接乎孟氏之傳。實始尊信此篇而表章之，既又爲之次其簡編，發其歸趣[4]，然後古者大學教人之法、聖經賢傳之指，粲然復明於世。雖以熹之不敏，亦幸私淑[5]而與有聞焉。顧其爲書猶頗放失，是以忘其固陋，采而輯之，閒亦竊附己意，補其闕略，以俟後之君子。極知僭踰，無所逃罪，然於國家化民成俗之意、學者修己治人之方，則未必無小補云。（朱熹《〈大學章句〉序》）

要求

1. 閱讀本文，體會“大學”與“大學之書”的內涵。
2. 今譯畫橫綫的句子。

---

1 彝倫：常道、倫常。
2 俛：“俯”的異體字。
3 休明：清明美好。
4 歸趣：旨趣，宗旨。
5 私淑：未親受業而宗仰其學，幷以之爲榜樣，作爲學習的對象。語出《孟子·離婁下》：“予未得爲孔子徒也，予私淑諸人也。”

二、中　庸

【導學】　本文選自《禮記》第三十一篇，據《四書五經》本。漢代鄭玄及唐代孔穎達認爲作者是孔子的孫子子思。子思，孔鯉之子，名伋，魯國人。戰國初哲學家。後世尊爲"述聖"。相傳曾受業于曾子。他把儒家的道德觀念"誠"説成是根本原則，以"中庸"爲其學説的核心。《漢書·藝文志》著録《子思》二十二篇，已佚。現存《禮記》中的《中庸》《表記》《坊記》相傳是子思所著。《中庸》是儒家的經典之一，朱熹撰章句，將其與《大學》《論語》《孟子》合編在一起，稱之爲《四書》，宋元以後成爲學校官定的教科書和科舉考試的必讀書，對中國古代教育和社會產生了極大的影響。其主要注本有程顥《中庸義》、程頤《中庸解義》、朱熹《中庸章句》、李塨《中庸傳注》、戴震《中庸補注》、康有爲《中庸注》、馬其昶《中庸誼詁》和胡懷琛《中庸淺説》等。

《中庸》的内容，在于闡述中正不變之道。不偏叫中，不變叫庸。儒家把中庸作爲道德的最高標準，把"誠"看成世界的本體，認爲"至誠"則達到人生的最高境界，并提出"博學之，審問之，慎思之，明辨之，篤行之"的學習過程和認識方法。這裏節選其中部分。

天命之謂性[1]，率性之謂道[2]，脩道之謂教[3]。道也者，不可須臾離也；可離，非道也。是故君子戒慎乎其所不睹[4]，恐懼乎其所不聞[5]。莫見乎隱[6]，莫顯乎微[7]。故君子慎其獨也[8]。喜、怒、哀、樂

1　"天命"句：天地自然賦予人生，這就是天命。人既生便有自然本性，這就是性。

2　"率性"句：遵循天性而行動就是"道"。率，朱熹曰："率，循也。"道，朱熹曰："道，猶路也。"

3　"脩道"句：按照"道"培養完善自己的人格就是教。脩，言用禮樂刑罰規範其言行。朱熹曰："脩，品節之也。"

4　戒慎：警戒，謹慎。

5　恐懼：擔心，懼怕。

6　見：同"現"。　　隱：幽隱。朱熹曰："隱，暗也。"

7　微：幽微。朱熹曰："微，暗也。"

8　獨：獨處。

之未發,謂之中。發而皆中節[1],謂之和。中也者[2],天下之大本也。和也者[3],天下之達道也。致中和,天地位焉[4],萬物育焉。

仲尼曰[5]:"君子中庸,小人反中庸。君子之中庸也,君子而時中;小人之中庸也[6],小人而無忌憚也[7]。"

子曰:"中庸其至矣乎?民鮮能久矣[8]!"

子曰:"道之不行也[9],我知之矣。知者過之[10],愚者不及也。道之不明也,我知之矣。賢者過之,不肖者不及也[11]。人莫不飲食也,鮮能知味也。"

子曰:"道其不行矣夫!"

子曰:"舜其大知也與[12]?舜好問而好察邇言[13],隱惡而揚善,執其兩端,用其中於民,其斯以爲舜乎?"

子曰:"人皆曰予知。驅而納諸罟擭陷阱之中[14],而莫之知辟也[15]。人皆曰予知,擇乎中庸而不能期月守也[16]。"

子曰:"回之爲人也[17],擇乎中庸,得一善則拳拳服膺而弗失之矣[18]。"

子曰:"天下國家可均也,爵禄可辭也,白刃可蹈也,中庸不可能也。"

---

1 中(zhòng)節:合乎節度。

2 中:不偏不倚。朱熹曰:"無所偏倚,故謂之中。"

3 和:不相違背。朱熹曰:"無所乖戾,故謂之和。"

4 位:安其位。用作動詞。

5 仲尼:孔子,名丘,字仲尼。諱其名,故稱字。

6 "小人"句:王肅本作"小人之反中庸",義長,當從。

7 忌憚:顧忌、畏懼。

8 鮮(xiǎn):少。

9 道:中庸之道。

10 知者:聰明人。知,同"智"。

11 不肖者:品格低下的人。

12 舜:姚姓,有虞氏,名重華,史稱虞舜。傳説中的五帝之一。　　其:大概。　　與:同"歟"。

13 邇言:朱熹曰:"邇言,淺近之言。"

14 罟(gǔ):捕魚鳥的網。　　擭(huò):裝有機關的捕獸木籠。

15 辟:同"避",躲避。

16 期(jī)月:滿一個月。

17 回:顏回,字子淵。孔子弟子。

18 一善:一件符合中庸之善事。　　拳拳:忠實奉行貌。　　服膺:心中不忘。膺,胸。

　　子路問強。子曰："南方之強與？北方之強與？抑而強與[1]？寬柔以教，不報無道，南方之強也，君子居之。衽金革[2]，死而不厭，北方之強也，而強者居之。故君子和而不流[3]，強哉矯[4]！中立而不倚[5]，強哉矯！國有道，不變塞焉[6]，強哉矯！國無道，至死不變，強哉矯！"

　　子曰："素隱行怪[7]，後世有述焉，吾弗爲之也。君子遵道而行，半塗而廢，吾弗能已矣。君子依乎中庸，遯世不見知而不悔[8]，唯聖者能之。"

　　哀公問政[9]。子曰："文武之政，布在方策[10]。其人存，則其政舉；其人亡，則其政息。人道敏政[11]，地道敏樹[12]。"夫政也者，蒲盧也[13]。故爲政在人[14]，取人以身[15]，脩身以道，脩道以仁。仁者，人也，親親爲大[16]。義者，宜也[17]，尊賢爲大。親親之殺[18]，尊賢之等，禮所生也。在下位，不獲乎上，民不可得而治矣[19]。故君子，不可以不脩身。思脩身，不可以不事親。思事親，不可以不知人。思知人，不

可以不知天[1]。天下之達道五[2]，所以行之者三，曰：君臣也、父子也、夫婦也、昆弟也、朋友之交也。五者，天下之達道也。知、仁、勇三者[3]，天下之達德也[4]。所以行之者一也[5]。或生而知之，或學而知之，或困而知之，及其知之，一也[6]。或安而行之，或利而行之，或勉強而行之，及其成功，一也。子曰："好學近乎知，力行近乎仁，知恥近乎勇。"知斯三者，則知所以脩身。知所以脩身，則知所以治人。知所以治人，則知所以治天下國家矣。凡爲天下國家有九經[7]：曰脩身也，尊賢也，親親也，敬大臣也，體羣臣也[8]，子庶民也[9]，來百工也[10]，柔遠人也，懷諸侯也[11]。脩身則道立，尊賢則不惑，親親則諸父昆弟不怨，敬大臣則不眩[12]，體羣臣則士之報禮重，子庶民則百姓勸，來百工則財用足，柔遠人則四方歸之，懷諸侯則天下畏之。齊明盛服[13]，非禮不動，所以脩身也；去讒遠色[14]，賤貨而貴德[15]，所以勸賢也[16]；尊其位，重其禄，同其好惡，所以勸親親也；官盛任使，所以勸大臣也；忠信重禄，所以勸士也；時使薄斂，所以勸百姓也；日省月試，既廩稱事[17]，所以勸百工也；送往迎來，嘉善而矜不能，所以

---

1 天：指自然規律。

2 達道：可通行的道理。朱熹注："達道者，天下古今所共由之路，即《書》所謂'五典'，《孟子》所謂'父子有親、君臣有義、夫婦有别、長幼有序、朋友有信'是也。"

3 知：同"智"，智慧。　仁：仁愛。　勇：勇敢。

4 達德：可通行的美德。

5 一：一條。朱熹注："一，則誠而已矣。"是說所以行之者，就是靠一個"誠"字。

6 一：相同。

7 爲：治理。　九經：九條原則。

8 羣："群"的異體字。

9 子庶民：愛民如子。子，意動用法，以……爲子。庶民，百姓。

10 來：招徠。

11 懷：使動用法，使……歸附。

12 眩：惑，迷惑。

13 齊明盛服：齋戒嚴整，衣冠整齊。齊，通"齋"。

14 去讒遠色：屏除奸佞小人，遠離笑臉媚人者。讒，說人壞話。

15 賤貨而貴德：輕賤財貨，尊崇道德。賤、貴，用作動詞。

16 勸：勸勉。

17 既（xì）廩稱事：付給的糧食與其付出的勞動相稱。既廩，倉廩中的米穀。既，通"餼"。

柔遠人也；繼絕世，舉廢國，治亂持危，朝聘以時[1]，厚往而薄來[2]，所以懷諸侯也。凡爲天下國家有九經，所以行之者一也。凡事，豫則立[3]，不豫則廢。言前定，則不跲[4]。事前定，則不困。行前定，則不疚[5]。道前定，則不窮。在下位不獲乎上，民不可得而治矣。獲乎上有道，不信乎朋友，不獲乎上矣。信乎朋友有道，不順乎親，不信乎朋友矣。順乎親有道，反諸身不誠，不順乎親矣。誠身有道，不明乎善，不誠乎身矣。誠者，天之道也。誠之者，人之道也。誠者，不勉而中[6]，不思而得，從容中道[7]，聖人也。誠之者，擇善而固執之者也。博學之，審問之，慎思之，明辨之，篤行之[8]。有弗學，學之弗能，弗措也[9]。有弗問，問之弗知，弗措也。有弗思，思之弗得，弗措也。有弗辨，辨之弗明，弗措也。有弗行，行之弗篤[10]，弗措也。人一能之，己百之。人十能之，己千之。果能此道矣，雖愚必明，雖柔必強。

課外閱讀

中庸何爲而作也子思子憂道學之失其傳而作也蓋自上古聖神繼天立極而道統之傳有自來矣其見於經則允執厥中者[11]堯之所以授舜也人心惟危道心惟微惟精惟一允執厥中者舜之所以授禹也堯之一言至矣盡矣而舜復益之以三言者則所以明夫堯之一言必如是而後可庶幾也蓋嘗論之心之虛靈知覺一而已矣而以爲有人心道心之異者則以其或生於形氣之私或原於性命之正而所以爲知覺者不同是以或危殆而不安或微妙

1　朝聘以時：朝見聘問各有定時。朱熹曰：“朝，謂諸侯見於天子。聘，謂諸侯使大夫來獻。”

2　“厚往”句：贈送豐厚而納貢微薄。

3　豫則立：有預先的計劃就成功。朱熹注：“豫，素定也。”

4　跲（jiá）：窒礙。朱熹注：“跲，躓也。”孔穎達正義：“將欲發言，能豫前思定，然後出口，則言得流行，不有躓蹶也。”

5　疚（jiù）：病。朱熹曰：“疚，病也。”

6　不勉而中：不用勉強就合于道。中，指合于道。

7　中：符合。

8　篤行：踏踏實實地實踐。

9　弗措：不罷休。措，放置，擱置。

10　弗篤：不够扎實。

11　允執厥中：語出《尚書·大禹謨》：“人心惟危，道心惟微，惟精惟一，允執厥中。”指不偏不倚，無過與不及。允，誠也，正也。

而難見耳然人莫不有是形故雖上智不能無人心亦莫不有是性故雖下愚不能無道心二
者雜於方寸之閒而不知所以治之則危者愈危微者愈微而天理之公卒無以勝夫人欲之
私矣精則察夫二者之閒而不雜也一則守其本心之正而不離也從事於斯無少閒斷必使
道心常爲一身之主而人心每聽命焉則危者安微者著而動靜云爲自無過不及之差矣
（朱熹《〈中庸章句〉序》）

要求

1. 用"。"爲上文斷句。
2. 文中"允執厥中"是什麼意思？

三、《論語》二十章

【導學】 本文選自《論語》，據《十三經注疏》本。《漢書·藝文志》曰："《論語》者，孔子應答弟子、時人，及弟子相與言而接聞於夫子之語也。當時弟子各有所記。夫子既卒，門人相與輯而論篹，故謂之《論語》。"故《論語》是孔門弟子所記孔子和諸弟子言行的一部書。爲儒家經典之一。

漢興，有齊、魯《論語》之説，後又從孔子舊宅壁中發現古文《論語》，遂有魯、齊、古三種版本。爲《論語》作注解者有漢代博士孔安國據古《論》所作《論語訓解》、東漢包咸與周氏就張氏所傳魯《論》而作的《論語章句》、漢末大司農鄭玄就魯《論》篇章考之齊《論》和古《論》而作的《論語注》，至魏朝司空陳羣、太常王肅、博士周生烈都作有《論語義説》，何晏等集前人所注作《論語集解》，宋朝邢昺作《論語注疏》，朱熹作《論語集注》，清朝劉寶楠作《論語正義》。

《論語》一書共二十篇，每篇選擇第一段前二三字爲題，故有"學而""爲政"等篇名。其内容廣泛，孔子的政治主張、教育原則、倫理觀念、品德修養，無所不有。在此主要選其有關學習和品德修養者。

　　子曰[1]："君子食無求飽[2]，居無求安[3]，敏於事而慎於言[4]，就有道而正焉[5]，可謂好學也已。"（《學而》[6]）
　　子曰："吾十有五而志於學[7]，三十而立[8]，四十而不惑[9]，五十而

---

[1] 子：古人稱老師曰子。此指孔子。

[2] 君子：道德高尚的人。朱熹"人不知而不愠，不亦君子乎"注："君子，成德之名。"

[3] 安：舒適。

[4] 敏：疾，敏捷。孔安國曰："敏，疾也。"

[5] 就：靠近。　　有道：孔安國曰："有道德者。"　　正：匡正，端正。

[6] 學而：篇名。古人取篇首正文二三字作篇名。本篇頭二字爲"子曰"不能與其他篇區別，故取第三四字"學而"爲名。

[7] 有：通"又"。　　志：立志，心之所之謂之志。

[8] 立：指"立於禮"，以禮立身。

[9] 不惑：不疑惑。于事物之所當然皆無所疑，故不惑。《子罕》篇與《憲問》篇均有"知者不惑"之言。

知天命，六十而耳順[1]，七十而從心所欲，不踰矩[2]。"(《爲政》)

子曰："富與貴，是人之所欲也；不以其道得之，不處也[3]。貧與賤，是人之所惡也；不以其道得之，不去也[4]。君子去仁，惡乎成名？君子無終食之間違仁[5]，造次必於是[6]，顛沛必於是[7]。"(《里仁》)

子謂子貢曰[8]："女與回也孰愈[9]？"對曰："賜也何敢望回？回也聞一以知十，賜也聞一以知二。"子曰："弗如也，吾與女[10]，弗如也。"(《公冶長》)

顏淵季路侍[11]。子曰："盍各言爾志。[12]"子路曰："願車馬衣輕裘與朋友共[13]，敝之而無憾[14]。"顏淵曰："願無伐善，無施勞[15]。"子路曰："願聞子之志。"子曰："老者安之[16]，朋友信之[17]，少者懷之[18]。"(《公冶長》)

子曰："質勝文則野[19]，文勝質則史[20]。文質彬彬[21]，然後君子。"(《雍也》)

1　耳順：鄭玄曰："聞其言而知其微旨也。"

2　矩：用來爲方的工具，引申爲法度之義。馬融曰："矩，法也。從心所欲，無非法者。"

3　處：居處。

4　去：捨棄。

5　終食之間：一頓飯的時間。朱熹注："終食者，一飯之頃。"

6　造次：倉促奔忙之時。朱熹注："急遽苟且之時。"

7　顛沛：窘困受挫之時。朱熹注："傾覆流離之際。"

8　子貢：孔子弟子，姓端木(一作端沐)，名賜，字子貢，衛國人。

9　女：通"汝"。　　回：顏回，孔子最得意的學生，名回，字子淵，魯國人。　　愈：朱熹注："勝也。"又《廣雅·釋言》："愈，賢也。"

10　與(yù)：贊同，同意。

11　顏淵：即顏回。　　季路：孔子弟子仲由，字子路，卞(山東泗水縣)人。　　侍：伺候。卑者候于尊者之側曰侍。

12　盍(hé)："何不"的合音。

13　輕：衍文，當删。見阮元《論語注疏校勘記》。　　裘：皮衣。

14　"敝之"句：把它用壞了也不感到遺憾。敝，壞，此爲使動用法。

15　"無伐善"兩句：不誇耀能耐，不誇張功勞。伐，誇耀。施，誇張。朱熹注："伐，誇也。善，謂有能。施，亦張大之意。勞，謂有功。"

16　老者安之：老者讓他安養。朱熹注："老者養之以安。"

17　朋友信之：朋友讓他信任。朱熹注："朋友與之以信。"

18　少者懷之：青少年讓他懷歸。朱熹注："少者懷之以恩。"

19　質：樸實。　　文：文采。　　野：粗鄙。

20　史：如文縐縐的史官一樣。朱熹注："史掌文書，多聞習事，而誠或不足也。"

21　彬彬：猶班班，物相雜而適均之貌。言文質相稱。

子曰:"君子博學於文,約之以禮[1],亦可以弗畔矣夫[2]!"（《雍也》）

子曰:"德之不脩,學之不講,聞義不能徙[3],不善不能改,是吾憂也。"（《述而》）

子曰:"飯疏食飲水[4],曲肱而枕之[5],樂亦在其中矣。不義而富且貴,於我如浮雲。"（《述而》）

曾子曰[6]:"士不可以不弘毅[7],任重而道遠。仁以爲己任,不亦重乎?死而後已,不亦遠乎?[8]"（《泰伯》）

食不厭精,膾不厭細[9]。食饐而餲[10],魚餒而肉敗[11],不食。色惡,不食。臭惡,不食。失飪[12],不食。不時[13],不食。割不正,不食。不得其醬,不食。肉雖多,不使勝食氣[14]。唯酒無量,不及亂[15]。沽酒、市脯[16],不食。不撤薑食,不多食。祭於公,不宿肉[17]。祭肉不出三日。出三日,不食之矣。食不言,寢不語。（《鄉黨》）

子路、曾皙、冉有、公西華侍坐[18]。子曰:"以吾一日長乎爾,毋吾以也。居則曰:'不吾知也[19]!'如或知爾[20],則何以哉?"子路率爾

1　文:典籍。　　　禮:禮節。

2　畔:同"叛"。　　　夫(fú):語氣詞。

3　講:講習,研究。　　　徙(xǐ):遷移。此指做到。

4　飯疏食:吃菜食。劉寶楠《論語正義》:"疏爲菜之通名。"

5　曲:使……彎曲。　　　肱(gōng):手臂。

6　曾子:孔子弟子,名參(shēn),字子輿,南武城(故城在山東費縣西南九十里)人。

7　士:指讀書人。　　　弘毅:弘,寬廣。毅,堅韌。朱熹注:"非弘不能任其重,非毅無以致其遠。"

8　"仁以"句:即"以仁爲己任"。介詞"以"的賓語"仁"前置。　　　已:停止。

9　食:飯,米飯。　　　不厭:言以此爲善。　　　膾(kuài):切細的肉。

10　饐(yì)而餲(ài):飲食經久而變味。饐餲,孔穎達曰:"臭,味變。"

11　餒(něi):魚腐爛。劉寶楠正義:"魚敗曰餒。"　　　敗:肉腐爛。

12　失飪(rèn):烹飪不當。飪,烹飪。鄭玄曰:"熟也。"

13　不時:不是適宜的季節。如五穀不成,果實未熟之時。

14　食氣(sì xì):五穀飯食。氣,同"餼",芻米。

15　亂:神志昏亂,指酒醉。

16　脯(fǔ):熟肉乾。

17　不宿肉:不使肉過夜。

18　曾皙(xī):孔子的弟子,名點,曾參的父親。　　　冉有:孔子弟子,名求,字子有,曾爲季氏宰。
公西華:孔子弟子,姓公西,名赤,字子華。　　　侍坐:陪坐在孔子身邊。

19　居:平居,平日。　　　不吾知:不知吾。知,了解。

20　或:有人,不定指代詞。

而對曰[1]："千乘之國，攝乎大國之間[2]，加之以師旅[3]，因之以饑饉[4]；由也爲之，比及三年，可使有勇，且知方也[5]。"夫子哂之[6]。"求！爾何如？"對曰："方六七十，如五六十，求也爲之，比及三年，可使足民[7]。如其禮樂，以俟君子[8]。""赤！爾何如？"對曰："非曰能之，願學焉。宗廟之事[9]，如會同[10]，端章甫[11]，願爲小相焉[12]。""點！爾何如？"鼓瑟希，鏗爾，舍瑟而作[13]，對曰："異乎三子者之撰[14]。"子曰："何傷乎？亦各言其志也。"曰："莫春者[15]，春服既成，冠者五六人，童子六七人[16]，浴乎沂，風乎舞雩[17]，詠而歸。"夫子喟然歎曰："吾與點也[18]！"三子者出，曾皙後。曾皙曰："夫三子者之言何如？"子曰："亦各言其志也已矣。"曰："夫子何哂由也？"曰："爲國以禮，其言不讓，是故哂之。""唯求則非邦也與[19]？""安見方六七十如五六十而非邦也者？""唯赤則非邦也與？""宗廟會同，非諸侯而何？赤也爲之小，誰能爲之大？"（《先進》）

1　率爾：輕率急忙貌。

2　千乘（shèng）之國：擁有一千輛兵車的國家。乘，兵車單位量詞。　　攝：夾。

3　加：加上。　　師旅：指軍隊。

4　因：仍。謂連年。　　饑饉：泛指荒年。《爾雅·釋天》："穀不熟爲饑。蔬不熟爲饉。"

5　比及：等到。　　方：禮法，道義。鄭玄注："方，禮法也。"

6　哂（shěn）之：笑他。哂，笑。

7　方六七十：六七十里之平方。　　如：或者。

8　如：若，至于。　　俟：等待。

9　宗廟之事：諸侯祭祀祖先的事。

10　會：諸侯會盟。　　同：諸侯共同朝見天子。

11　端：古代禮服的名稱。　　章甫：古代禮帽的名稱。

12　相（xiàng）：祭祀、會盟時，主持贊禮和司儀的人。

13　希：同"稀"，指瑟聲稀疏。朱熹注："希，間歇也。"一説"希，静"。　　鏗（kēng）爾：鏗然。指投瑟之聲。鏗，象聲詞。　　舍：同"捨"，放下。　　作：站起。

14　撰：具，具有。

15　莫春：指夏曆三月份。莫，同"暮"。

16　冠者：成年人。古代貴族子弟到二十歲，須行冠禮，表示成年。　　童子：未冠的少年。

17　沂（yí）：水名，在今山東曲阜縣南。　　風：乘涼。用作動詞。　　舞雩（yú）：古時求雨的壇，在今山東曲阜。

18　與（yù）：贊許，同意。

19　唯：句首語氣助詞。　　邦：國。

　　子路曰："衛君待子而爲政，子將奚先[1]？"子曰："必也正名乎[2]！"子路曰："有是哉？子之迂也[3]！奚其正[4]？"子曰："野哉[5]，由也！君子於其所不知，蓋闕如也[6]。名不正，則言不順；言不順，則事不成；事不成，則禮樂不興[7]；禮樂不興，則刑罰不中[8]；刑罰不中，則民無所錯手足[9]。故君子名之必可言也，言之必可行也。君子於其言，無所苟而已矣[10]！"（《子路》）

　　子曰："其身正，不令而行[11]；其身不正，雖令不從。"（《子路》）

　　子貢問曰："有一言而可以終身行之者乎[12]？"子曰："其恕乎[13]。己所不欲，勿施於人。"（《衛靈公》）

　　孔子曰："益者三友，損者三友。友直，友諒[14]，友多聞，益矣。友便辟[15]，友善柔[16]，友便佞[17]，損矣。"（《季氏》）

　　孔子曰："君子有三戒：少之時，血氣未定，戒之在色；及其壯也，血氣方剛，戒之在鬬；及其老也，血氣既衰，戒之在得[18]。"（《季氏》）

　　楚狂接輿[19]，歌而過孔子曰："鳳兮[20]！鳳兮！何德之衰？往者

1　衛君：指衛出公輒。　　奚先：先做什麼？奚，何。

2　正名：正百事之名。端正名分，使名實相副。

3　"有是"句：你竟迂到了這種程度。"子之迂也"是主語，"有是哉"是謂語，主謂倒裝。

4　其：句中語氣詞，加強反問語氣。

5　野：謂不通事理。孔安國曰："野，猶不達。"

6　蓋：句首語氣詞，有"大概"之意。　　闕如：缺而不論，存疑。闕，通"缺"。如，詞尾。

7　禮樂：指教化。　　興：盛。

8　中（zhòng）：得當。

9　錯：通"措"，放置。《四書五經》本作"措"。

10　苟：苟且，馬馬虎虎。

11　令：下命令。

12　一言：一個字。

13　恕：推己及人曰恕。《說文長箋》："如心爲恕。會意。"下句"己所不欲，勿施於人"就是對"恕"的解釋。

14　諒：誠實。

15　便（pián）辟：謂習于威儀而不直。便，習熟。

16　善柔：謂擅長阿諛奉承而不誠實。

17　便（pián）佞（nìng）：謂習于花言巧語而無聞見之實。

18　得：貪得。

19　楚狂接輿：邢昺疏："接輿，楚人，姓陸，名通，字接輿也。昭王時政令無常，乃被髮佯狂不仕。時人謂之楚狂也。"一說"非名非字"。曹之升《四書摭餘說》："《論語》所記隱士皆以其事名之。門者謂之晨門，杖者謂之丈人，津者謂之沮、溺，接孔子之輿者，謂之接輿，非名亦非字也。"

20　鳳：鳳凰。喻孔子。

不可諫，來者猶可追[1]。已而！已而！今之從政者殆而！”孔子下，欲與之言。趨而辟之[2]，不得與之言。（《微子》）

長沮桀溺耦而耕[3]。孔子過之，使子路問津焉[4]。長沮曰：“夫執輿者爲誰[5]？”子路曰：“爲孔丘。”曰：“是魯孔丘與[6]？”曰：“是也。”曰：“是知津矣！”問於桀溺。桀溺曰：“子爲誰？”曰：“爲仲由。”曰：“是魯孔丘之徒與？”對曰：“然。”曰：“滔滔者，天下皆是也，而誰以易之？且而與其從辟人之士也，豈若從辟世之士哉？”耰而不輟[7]。子路行以告。夫子憮然，曰：“鳥獸不可與同羣[8]！吾非斯人之徒與而誰與？天下有道，丘不與易也。”（《微子》）

子路從而後，遇丈人，以杖荷蓧[9]。子路問曰：“子見夫子乎？”丈人曰：“四體不勤[10]，五穀不分，孰爲夫子！”植其杖而芸[11]。子路拱而立[12]。止子路宿，殺雞爲黍而食之[13]，見其二子焉。明日，子路行以告。子曰：“隱者也。”使子路反見之。至則行矣。子路曰：“不仕無義。長幼之節，不可廢也；君臣之義，如之何其廢之？欲絜其身而亂大倫[14]！君子之仕也，行其義也。道之不行，已知之矣！”（《微子》）

1 可追：來得及，趕得上。
2 辟：同“避”，躲避。
3 長沮桀溺：兩隱士名。　耦（ǒu）而耕：兩人合耕。鄭玄曰：“耜廣五寸，二耜爲耦。”
4 津：渡口。
5 執輿者：執轡（pèi，繮繩）的人。
6 丘：原字缺筆，避孔子諱。下同。　與：同“歟”，語氣詞。
7 耰（yōu）：覆蓋種子。　輟（chuò）：停止。
8 憮（wǔ）然：失意貌。　羣：“群”的异體字。
9 丈人：老人。　荷（hè）：扛。　蓧（diào）：古代除草工具。
10 四體：四肢。　勤：勞。
11 植：樹立。　芸：同“耘”，鋤草。
12 拱：拱手。表敬意。
13 止：留，使动。　爲黍：做黃米飯。　食（sì）：拿東西給人吃。
14 絜：同“潔”，清潔。《四書五經》本作“潔”。

課外閱讀

　　孔子生魯昌平鄉陬邑[1]其先宋人也曰孔防叔防叔生伯夏伯夏生叔梁紇紇與顏氏女野合而生孔子[2]禱於尼丘得孔子魯襄公二十二年而孔子生生而首上圩頂[3]故因名丘云字仲尼姓孔氏

　　孔子貧且賤及長嘗爲季氏史料量平嘗爲司職吏而畜蕃息由是爲司空已而去魯斥乎齊逐乎宋衛困於陳蔡之閒於是反魯孔子長九尺有六寸人皆謂之長人而異之魯復善待由是反魯

　　景公問政孔子孔子曰君君臣臣父父子子景公曰善哉信如君不君臣不臣父不父子不子雖有粟吾豈得而食諸他日又復問政於孔子孔子曰政在節財景公說將欲以尼谿田封孔子晏嬰進曰夫儒者滑稽而不可軌法倨傲自順不可以爲下崇喪遂哀破產厚葬不可以爲俗遊說乞貸不可以爲國自大賢之息周室既衰禮樂缺有閒[4]今孔子盛容飾繁登降之禮趨詳之節累世不能殫其學當年不能究其禮君欲用之以移齊俗非所以先細民也後景公敬見孔子不問其禮異日景公止孔子曰奉子以季氏吾不能以季孟之閒待之齊大夫欲害孔子孔子聞之景公曰吾老矣弗能用也孔子遂行反乎魯其後定公以孔子爲中都宰一年四方皆則之由中都宰爲司空由司空爲大司寇

　　孔子去魯凡十四歲而反乎魯孔子以詩書禮樂教弟子蓋三千焉身通六藝者七十有二人如顏濁鄒之徒[5]頗受業者甚衆

　　孔子病子貢請見孔子方負杖逍遙於門曰賜汝來何其晚也孔子因歎歌曰太山壞乎梁柱摧乎哲人萎乎因以涕[6]下謂子貢曰天下無道久矣莫能宗予夏人殯於東階周人於西階殷人兩柱閒昨暮予夢坐奠兩柱之閒予始殷人也後七日卒孔子年七十三以魯哀公十六年四月己丑卒(摘自《史記·孔子世家》)

要求

1. 爲上文標點。
2. 文中"滑稽""當年""逍遙"分別是什麼意思？

1　陬(zōu)邑：今山東鄒城。
2　野合：指不合禮儀。《孔子家語》云："梁紇老而徵在少，非當壯室初笄之禮，故云野合。"
3　圩(wéi)頂：頭頂中低而四旁高。
4　息：生。唐司馬貞《索隱》云："言上古大賢生則有禮樂，至周室微而始缺有閒也。"
5　顏濁鄒：孔子弟子，非七十二人數。
6　涕：泪。

四、許行章

【導學】 本文選自《孟子·滕文公上》，據《十三經注疏》本。《漢書·藝文志》記載："《孟子》十一篇。"今存七篇。作者孟子（前372～前289），名軻，字子輿，魯國鄒（今山東鄒城）人，受業于孔子之孫子思之門人。爲戰國中期儒家學派的大思想家，也是傑出的散文家。他繼承孔子的政治思想體系，是繼孔子之後儒家思孟學派的代表人物。孟子主張人性本善，建立了"仁政"思想體系。和孔子一樣，他也曾到許多諸侯國家宣揚他的學說，但是當時許多國家（如秦、楚、魏、齊）都實行富國强兵的法家和兵家的政策，他的學說沒有得到采納。《孟子》一書在宋以前祇列于諸子，宋代始列于經部。南宋朱熹又把它編入《四書》，孟子名聲大噪。明清又把《四書》《五經》作爲科舉考試的必考科目，將儒家學說稱之爲孔孟之道。至此，孟子在儒學界的地位，與孔子并重。《孟子》一書不僅是研究孟子和儒家學派的重要資料，而且還保存了關于楊朱、許行、告子等其他學派的資料。《孟子》重要的注本有《十三經注疏》本（東漢趙岐注，宋孫奭疏）、宋朱熹的《四書集注》本、明末清初黄宗羲的《孟子師説》、清焦循的《孟子正義》、清戴震的《孟子字義疏證》、今人楊伯峻的《孟子譯注》等。

　　《許行章》是《孟子·滕文公上》中的一章，此章孟子借與許行弟子陳相的對話批駁了農家代表人物許行的"君民并耕"的主張，極力維護儒家學說的地位，并批評陳相不該背叛自己的老師，棄儒學農，是"不善變"，進而從社會分工的角度提出了"勞心者治人，勞力者治於人"的天下通義。

　　有爲神農之言者許行[1]，自楚之滕[2]，踵門而告文公曰[3]："遠方

1　爲：研究。　　神農之言：神農的學説。神農，即炎帝，傳説中三皇之一，因相傳神農嘗百草，教民種五穀，故有神農之稱。言，學説。　　許行：先秦農家學派的代表人物，認爲唯有農耕是最重要的事情，其政治主張是：國君與百姓應當"并耕而食"，天下就會不治而治。

2　滕：小國名，在今山東滕州。

3　踵門：登門。朱熹注："踵門，足至門也。"踵，脚跟。　　文公：滕文公，戰國時滕國國君，很尊重孟子，根據孟子的主張，曾經在政治制度上，部分推行了古制井田制。

之人，聞君行仁政，願受一廛而爲氓[1]。"文公與之處[2]。其徒數十人，皆衣褐[3]，捆屨織席以爲食[4]。陳良之徒陳相[5]，與其弟辛，負耒耜而自宋之滕[6]，曰："聞君行聖人之政，是亦聖人也，願爲聖人氓。"陳相見許行而大悦，盡棄其學而學焉。

　　陳相見孟子，道許行之言曰："滕君，則誠賢君也；雖然，未聞道也[7]。賢者與民並耕而食，饔飧而治[8]。今也滕有倉廩府庫[9]，則是厲民以自養也[10]，惡得賢？"孟子曰："許子必種粟而後食乎？"曰："然。""許子必織布然後衣乎？"曰："否。許子衣褐。""許子冠乎[11]？"曰："冠。"曰："奚冠[12]？"曰："冠素[13]。"曰："自織之與？"曰："否，以粟易之。"曰："許子奚爲不自織[14]？"曰："害於耕[15]。"曰："許子以釜甑爨[16]，以鐵耕乎[17]？"曰："然。""自爲之與？"曰："否，以粟易之。""以粟易械器者[18]，不爲厲陶冶[19]；陶冶亦以械器易粟者，豈爲厲農夫哉？

1　廛（chán）：農夫的住宅。朱熹注："廛，民所居也。"　　氓（méng）：流民。段玉裁《説文》注："自他歸往之民則謂之氓，故字從民亡。"

2　與：給。　　處：住所。這裏指"廛"。

3　衣（yì）：穿。用作動詞。　　褐：一種粗布。朱熹注："褐，毛布，賤者之服也。"

4　捆屨（jù）：編織草鞋。《玉篇》："捆，織也。"　　以爲食：以此爲生。

5　陳良：楚國儒者。

6　耒耜（lěi sì）：古代翻地用的農具。唐陸龜蒙《耒耜經》："耒耜，農書之言也。民之習通謂之犁。"朱熹注："耜，所以起土。耒，其柄也。"

7　道：指許行所認爲的古聖賢治國之道。

8　饔飧（yōng sūn）：用作動詞，指自己做飯。朱熹注："饔飧，熟食也。朝曰饔，夕曰飧。"飧，"飧"的異體字。

9　倉廩：糧倉。　　府庫：放幣帛的地方。

10　厲（lì）民：勞民，使民困苦。王肅注："厲，病也。"　　自養：供養自己。

11　冠：戴帽子。用作動詞。

12　奚冠：戴什麼帽子。奚，何。

13　素：未染色的絲織品，用以做帽子。

14　奚爲：爲什麼。

15　害於耕：對耕種有妨害。

16　釜（fǔ）：鍋。　　甑（zèng）：瓦制蒸食物的炊具。　　爨（cuàn）：炊，燒火做飯。

17　鐵：指鐵制的犁鑱、犁壁。

18　械器：指釜甑農具等器具。

19　陶冶：制陶器的陶人和制金屬器具的冶工。

且許子何不爲陶冶，舍皆取諸其宮中而用之[1]？何爲紛紛然與百工交易[2]？何許子之不憚煩[3]？"曰："百工之事固不可耕且爲也。""然則治天下獨可耕且爲與[4]？有大人之事[5]，有小人之事[6]。且一人之身而百工之所爲備[7]，如必自爲而後用之，是率天下而路也[8]。故曰：或勞心，或勞力。勞心者治人，勞力者治於人[9]；治於人者食人[10]，治人者食於人：天下之通義也[11]。當堯之時[12]，天下猶未平[13]，洪水橫流，氾濫於天下[14]。草木暢茂，禽獸繁殖，五穀不登[15]，禽獸偪人[16]。獸蹄鳥跡之道，交於中國[17]。堯獨憂之，舉舜而敷治焉[18]。舜使益掌火[19]，益烈山澤而焚之[20]，禽獸逃匿。禹疏九河[21]，瀹濟漯而注諸海[22]，決汝漢[23]，排淮泗[24]，而注之江[25]；然後中國可得而食也。當

---

1 宫：家。《爾雅·釋宫》："古者貴賤同稱宫，秦漢以來惟王者所居稱宫焉。"

2 紛紛然：忙忙碌碌的樣子。　　百工：各種行業。

3 不憚煩：不怕麻煩。

4 獨：單單，偏偏。

5 大人：指統治者。

6 小人：指勞動人民。

7 "一人之身"句：一個人的生活日用品，是各行各業的人的勞動才能替他準備齊全的。

8 率：率領。　　路：通"露"，羸，疲勞。《方言》："露，敗也。"

9 治於人：被人治。於，表被動關係。

10 食（sì）：指供養。

11 通義：一般的道理。

12 堯：與下文的舜、禹等，都是傳說中原始公社末期部落聯盟首領，儒家把他們説成是理想的聖君。

13 平：平定。指治理好。

14 氾："泛"的异體字。

15 登：成熟。

16 偪："逼"的异體字。威脅。

17 交：交錯。　　中國：指中原一帶。

18 敷治：布政，進行治理。朱熹注："敷，布也。"

19 益：舜之臣。　　掌：主管。

20 烈：燒。用作動詞。朱熹注："烈，熾也。"

21 九河：禹在黃河下游開鑿的九條支流，即徒駭、太史、馬頰、覆釜、胡蘇、簡、潔、鉤盤、鬲津等。

22 瀹（yuè）濟（jǐ）漯（tà）：瀹，疏通。濟、漯，都是水名，故道都在今山東省境内。　　注：流入。　　諸：之于。兼詞。

23 決：打開缺口，導引水流。　　汝：水名。源出河南，東流入淮河。　　漢：漢水。源出陝西，至湖北漢口入長江。

24 淮：淮河。　　泗：泗水。源出山東，至江蘇與淮河匯合。

25 江：長江。依朱熹説，汝、漢、淮、泗四水，祇有漢水流入長江，此處有記述的錯誤。

是時也,禹八年於外,三過其門而不入,雖欲耕,得乎?後稷教民稼穡[1],樹藝五穀[2],五穀熟而民人育。人之有道也,飽食煖衣[3],逸居而無教,則近於禽獸。聖人有憂之[4],使契爲司徒[5],教以人倫;父子有親,君臣有義,夫婦有別,長幼有敘,朋友有信。放勳曰[6]:'勞之來之[7],匡之直之[8],輔之翼之[9],使自得之[10],又從而振德之[11]。'聖人之憂民如此,而暇耕乎?"

"堯以不得舜爲己憂,舜以不得禹、皋陶爲己憂[12]。夫以百畝之不易爲己憂者[13],農夫也。分人以財謂之惠,教人以善謂之忠,爲天下得人者謂之仁。是故以天下與人易,爲天下得人難。孔子曰:'大哉,堯之爲君[14]!惟天爲大,唯堯則之[15],蕩蕩乎[16],民無能名焉[17]!君哉,舜也[18]!巍巍乎[19],有天下而不與焉[20]!'堯舜之治天下,豈無所用其心哉?亦不用於耕耳。"

"吾聞用夏變夷者[21],未聞變於夷者也[22]。陳良,楚產也[23],悅周

1　後稷:名棄,堯時農師,爲周的始祖。

2　樹藝:種植。

3　煖:"暖"的异體字。

4　聖人:指堯。　　有:通"又"。

5　契(xiè):堯的臣子,商的始祖。　　司徒:官名,掌管土地人民等事。

6　放勳:堯的號。

7　勞:使……勤勞。　　來(lài):使……歸順。

8　匡:正,矯正。　　直:使……正直。

9　輔:輔佐。　　翼:輔翼,幫助。用作動詞。

10　使自得之:使人人各得其所。

11　振德之:救濟他們,施之以恩惠。振,通"賑"。德,施恩惠。用作動詞。

12　皋陶(yáo):舜的司法官。

13　易:治理。朱熹注:"易,治也。"

14　"大哉"句:堯作爲一個君主真偉大啊!此爲主謂倒裝句。

15　則:效法。用作動詞。朱熹注:"則,法也。"

16　蕩蕩:廣大遼闊貌。

17　名:説出,用言語形容。用作動詞。

18　君哉,舜也:舜是真正的君主。此爲主謂倒裝句。

19　巍巍:高大貌。

20　不與:不獨占,不獨享。朱熹注:"不與,猶言不相關,言其不以位爲樂也。"

21　夏:指中原各國。　　變夷:使夷同化。夷,四方邊遠地區的部族。

22　變於夷:被夷同化。於,表被動關係。

23　楚產:出生在楚國。當時楚國文化與中原有不同,孟子斥之爲夷。

公、仲尼之道[1]，北學於中國；北方之學者，未能或之先也[2]。彼所謂豪傑之士也。子之兄弟事之數十年，師死而遂倍之[3]。昔者，孔子没[4]，三年之外，門人治任將歸[5]，入揖於子貢，相嚮而哭[6]，皆失聲，然後歸。子貢反[7]，築室於場[8]，獨居三年，然後歸。他日，子夏、子張、子遊[9]，以有若似聖人[10]，欲以所事孔子事之，強曾子[11]。曾子曰：'不可。江漢以濯之[12]，秋陽以暴之[13]，皜皜乎不可尚已[14]！'今也，南蠻鴃舌之人[15]，非先王之道；子倍子之師而學之，亦異於曾子矣。吾聞出於幽谷，遷於喬木者[16]，未聞下喬木而入于幽谷者。魯頌曰[17]：'戎狄是膺[18]，荆舒是懲[19]。'周公方且膺之[20]，子是之學[21]，亦爲不善變矣。"

1　周公：姬姓，名旦，周武王之弟，曾助武王滅商，武王死後，成王年幼，又幫成王攝政，是儒家推崇的人物。

2　"未能"句：没有誰能超過他。先，超過。用作動詞。

3　倍：通"背"。

4　没：同"殁"。死亡。

5　治任：收拾行李。朱熹注："任，擔子。"指行李。

6　相嚮：面對面。

7　反：同"返"。

8　場：墓前壇場，供祭祀。

9　子夏：孔子弟子，姓卜名商，字子夏。　子張：孔子弟子，姓顓孫名師，字子張。　子遊：孔子弟子，姓言名偃，字子遊。

10　有若：孔子弟子，姓有名若。據《禮記·檀弓》所記，有若的言論像孔子。《史記·仲尼弟子列傳》謂其狀貌像孔子。

11　強（qiǎng）：勉强。

12　濯：洗滌。

13　暴：同"曝"，曬。

14　皜皜：潔白。朱熹注："皜皜，潔白貌。"　尚：通"上"，勝過。

15　南蠻：指楚人。　鴃（jué）舌：説話聲難聽。鴃，伯勞鳥。

16　"出於"二句：語出《詩·小雅·伐木》，是講鳥做巢，常常是從幽谷遷移到喬木上去。比喻人都是往高處走。幽谷，深谷。喬木，高木。

17　魯頌：指《詩·魯頌·閟宫》。

18　戎狄是膺：抵擋戎狄。賓語前置。朱熹注："膺，擊也。"

19　荆舒是懲：懲戒荆舒。賓語前置。荆，國名，即楚。舒，南方的小國，靠近楚。懲，責罰。

20　方且：將要。

21　子是之學：你却學習他們。賓語前置。

"從許子之道,則市賈不貳[1],國中無僞[2];雖使五尺之童適市[3],莫之或欺[4]。布帛長短同,則賈相若[5];麻縷絲絮輕重同,則賈相若;五穀多寡同,則賈相若;屨大小同,則賈相若。"曰:"夫物之不齊,物之情也;或相倍蓰[6],或相什百[7],或相千萬。子比而同之[8],是亂天下也。巨屨小屨同賈,人豈爲之哉?從許子之道,相率而爲僞者也[9],惡能治國家?"

課外閱讀

公都子曰[10]。外人皆稱夫子好辯。敢問何也。孟子曰。予豈好辯哉。予不得已也。天下之生久矣。一治一亂[11]。當堯之時。水逆行。氾濫於中國。蛇龍居之。民無所定。下者爲巢[12]。上者爲營窟。書曰[13]。洚水警余。洚水者洪水也。使禹治之。禹掘地而注之海。驅蛇龍而放之菹。水由地中行。江淮河漢是也。險阻既遠。鳥獸之害人者消。然後人得平土而居之。堯舜既没。聖人之道衰。暴君代作。壞宮室以爲汙池。民無所安息。棄田以爲園囿。使民不得衣食。邪説暴行又作。園囿汙池沛澤多而禽獸至。及紂之身[14]。天下又大亂。周公相武王[15]。誅紂伐奄。三年討其君。驅飛廉於海隅而戮之[16]。滅國者五十。驅虎豹犀象而遠之。天下大悦。書曰[17]。丕

1　賈:同"價"。

2　國:都城。

3　五尺:相當于現在三市尺多。周制一尺,當今市尺七寸。

4　莫之或欺:没有人欺騙他。之,代詞,作"欺"的前置賓語。或,句中語氣詞。

5　相若:相像,相同。

6　蓰(xǐ):五倍。

7　什百:十倍百倍。什,通"十"。

8　比:平列。　同:等同。

9　相率:互相沿襲,互相效法。

10　公都子:孟子弟子。

11　一:或。

12　下:低下之地。下句"上"謂高地。

13　書:指《尚書·大禹謨》。

14　紂:商紂王,商代末代暴君。

15　周公:周朝開國之臣。　武王:周武王,周朝開國之君。

16　飛廉:紂之幸臣。

17　書:指《尚書·君牙》。

顯哉文王謨[1]。丕承哉武王烈[2]。佑啓我後人。咸以正無缺。世衰道微。邪説暴行有作[3]。臣弑其君者有之[4]。子弑其父者有之。孔子懼。作春秋。春秋。天子之事也。是故孔子曰。知我者。其惟春秋乎。罪我者[5]。其惟春秋乎。聖王不作。諸侯放恣。處士橫議。楊朱墨翟之言盈天下[6]。天下之言。不歸楊則歸墨。楊氏爲我。是無君也。墨氏兼愛。是無父也。無父無君。是禽獸也。公明儀曰。庖有肥肉。廄有肥馬。民有飢色。野有餓莩[7]。此率獸而食人也。楊墨之道不息。孔子之道不著。是邪説誣民[8]。充塞仁義也。仁義充塞。則率獸食人。人將相食。吾爲此懼。閑先聖之道[9]。距楊墨[10]。放淫辭[11]。邪説者不得作。作於其心，害於其事。作於其事。害於其政。聖人復起。不易吾言矣。昔者禹抑洪水而天下平。周公兼夷狄驅猛獸而百姓寧。孔子成春秋而亂臣賊子懼。詩云。戎狄是膺。荆舒是懲。則莫我敢承[12]。無父無君是周公所膺也[13]。我亦欲正人心。息邪説。距詖行[14]。放淫辭。以承三聖者。豈好辯哉。予不得已也。能言距楊墨者。聖人之徒也。（選自《孟子·滕文公下》）

要求

1. 今譯畫橫綫的句子。
2. 文中"戎狄是膺。荆舒是懲。則莫我敢承"句的語序特點是什麼？

1 丕：大。 顯：明。 謨：謀。
2 承：繼承。 烈：光大。
3 有：通"又"。
4 弑：封建時代稱臣殺君、子殺父爲弑。
5 罪：指責。用作動詞。
6 楊朱：字子居，又稱楊子、陽子、陽生，衛人，戰國初期哲學家。其學説主張爲我、重生、貴己，與墨子兼愛思想相對。 墨翟：名翟，魯人，戰國初期思想家，墨家學派創始人。宣傳兼愛、非攻的思想。
7 莩（piǎo）：通"殍"，餓死者屍體。
8 誣：欺騙。
9 閑：捍衛。朱熹注："閑，衛也。"
10 距：通"拒"，抗拒，反對。
11 放：放逐，反對。朱熹注："放，驅而遠之也。"
12 莫我敢承：没有人敢于抗拒我。我，前置賓語。承，抵禦。
13 膺：懲罰。
14 詖（bì）：偏頗，不正。

五、晉靈公不君

【導學】 本文節選自《春秋左傳正義》,據《十三經注疏》本。《春秋左氏傳》,或稱《左氏春秋》,簡稱《左傳》,是我國第一部叙事詳細的編年史,其作者是魯國左丘明。與《公羊傳》《穀梁傳》合稱"春秋三傳"。全書以魯國紀年爲綱,記載了由魯隱公元年(前722)至魯哀公二十七年(前468)間魯國和各國的歷史事實,較真實地反映了春秋時代各國的政治、經濟、軍事和文化等方面的事件,是研究中國古代社會的很有價值的歷史文獻。《左傳》在文學上和語言上成就很大,長于描寫戰爭,善于鋪叙辭令,爲後代史書和叙事散文樹立了典範。爲《左傳》作注者漢代較多,但大都散失,現存晉代杜預之注最古,另有唐孔穎達正義、陸德明釋文,均編入《十三經注疏》。清代有劉文淇的《春秋左氏傳舊注疏證》。

本文選自《左傳·宣公二年》,記載的是公元前607年晉國發生的宮廷政變的起因和經過,形象地描寫了晉靈公的殘暴,也描寫了趙盾等人的敢于直諫,忠于職守,揭示了春秋時期宗法倫理觀念的瓦解,生動地反映了奴隸主階級的没落和地主階級興起的歷史發展趨勢。

晉靈公不君[1]。厚斂以彫牆[2]。從臺上彈人[3],而觀其辟丸也[4]。宰夫腼熊蹯不熟[5],殺之,寘諸畚[6],使婦人載以過朝[7]。趙盾、士季見其手[8],問其故,而患之。將諫,士季曰:"諫而不入,則莫

---

1 晉靈公:名夷臬,前620～前607年在位,晉襄公之子,文公之孫,是歷史上有名的暴君。　晉:"晋"的異體字。　君:像國君。用作動詞。
2 斂:賦斂。　彫:"雕"的異體字。畫。指用彩畫裝飾。
3 彈人:用彈子射人。
4 辟:同"避",躲避。　丸:彈子。
5 宰夫:厨子,主國君之饍食。　腼(ér):烹煮,炖。　熊蹯(fán):熊掌。
6 寘(zhì):放置。　畚(běn):用樹條或竹篾編織的盛物器具。
7 婦人:指宮女。　載:用車裝。　過朝:經過朝廷。
8 趙盾:晉國正卿,謚號宣子。　士季:名會,晉國大夫。

之繼也。會請先[1]，不入，則子繼之。"三進及溜[2]，而後視之。曰：
"吾知所過矣，將改之。"稽首而對曰[3]："人誰無過？過而能改，善莫
大焉。《詩》曰：'靡不有初，鮮克有終[4]。'夫如是，則能補過者鮮矣。
君能有終，則社稷之固也[5]，豈惟羣臣賴之。又曰：'衮職有闕，惟仲
山甫補之[6]。'能補過也。君能補過，衮不廢矣。"

　　猶不改。宣子驟諫[7]。公患之，使鉏麑賊之[8]。晨往，寢門闢
矣[9]。盛服將朝，尚早，坐而假寐[10]。麑退，歎而言曰："不忘恭敬，民
之主也。賊民之主，不忠；棄君之命，不信。有一於此，不如死也。"
觸槐而死。

　　秋九月，晉侯飲趙盾酒[11]，伏甲將攻之[12]。其右提彌明知之[13]，趨
登曰："臣侍君宴。過三爵[14]，非禮也。"遂扶以下，公嗾夫獒焉[15]。明
搏而殺之。盾曰："棄人用犬，雖猛何為！"鬬且出[16]。提彌明死之。

　　初，宣子田於首山[17]，舍于翳桑，見靈輒餓[18]，問其病，曰："不食

1　先：此謂先諫。

2　三進：指進門、入庭、上階。　　　溜：屋檐滴水處。

3　稽（qǐ）首：古時一種拜禮，叩頭至地，是九拜中最恭敬的。

4　"靡不"二句：引自《詩·蕩》。鮮，少。克，能。

5　社稷：國家。社，土神。稷，穀神。古代君主都祭社稷，後用"社稷"代表國家。

6　"衮（gǔn）職"二句：引自《詩·烝民》。大意是說周宣王有沒盡職的地方，祇有仲山甫來彌補。衮
職，古代指帝王的職事。亦借指帝王。衮，古代帝王穿的繪有卷龍的龍袍。闕，通"缺"，過失。仲
山甫，周宣王卿士，輔佐宣王中興。

7　驟：屢次，多次。

8　鉏麑（chú ní）：晉國力士。　　　賊：殺害。

9　寢門：臥室的門。　　　闢：開。

10　盛服：謂服飾齊整。表示嚴肅端莊。

11　飲（yìn）：使……喝。使動用法。

12　甲：鎧甲。此指穿鎧甲的武士。

13　右：車右，又稱驂乘，古制一車乘三人，尊者在左、御者在中、驂乘居右。但君王或戰爭時的主帥居
中，御者在左，車右都是勇力之士。　　　提彌明：人名，趙盾的車右。

14　趨：快步走。　　　爵：古代飲酒器。

15　嗾（sǒu）：指使狗時口中所發的聲音。　　　夫：指示代詞，那個。　　　獒（áo）：猛犬。《爾雅》："犬
四尺為獒。"

16　鬬："鬥"的異體字。

17　田：打獵，此義後寫作"畋"。　　　首山：又名首陽山。在今山西永濟市南。

18　舍："舍"的異體字。　　　翳桑：地名。　　　靈輒：人名。

三日矣。"食之[1]，舍其半。問之，曰："宦三年矣，未知母之存否，今近焉，請以遺之[2]。"使盡之[3]，而爲之簞食與肉，實諸橐以與之[4]。既而與爲公介[5]，倒戟以禦公徒[6]，而免之[7]。問何故，對曰："翳桑之餓人也。"問其名居[8]，不告而退，遂自亡也[9]。

乙丑[10]，趙穿攻靈公於桃園[11]。宣子未出山而復[12]。大史書曰[13]："趙盾弑其君[14]。"以示於朝。宣子曰："不然。"對曰："子爲正卿[15]，亡不越竟[16]，反不討賊[17]，非子而誰?"宣子曰："烏呼[18]！'我之懷矣，自詒伊慼[19]'，其我之謂矣！"孔子曰："董狐，古之良史也，書法不隱[20]。趙宣子，古之良大夫也，爲法受惡[21]。惜也，越竟乃免[22]。"

1　食(sì)：使……吃。

2　宦：做貴族的奴僕。　　遺(wèi)：給予。

3　盡：吃盡。用作動詞。

4　簞(dān)：盛飯用的圓形竹器。鄭康成曰："盛飯者，圓曰簞，方曰笥。"　　橐：口袋。

5　既而：不久。　與：參加。　　介：同"甲"，指甲士。

6　"倒戟"句：把兵器掉轉過來抵禦晉靈公手下的人。

7　免之：使之免，使趙盾免于難。

8　名居：姓名和住處。

9　自亡：指趙盾逃亡。

10　乙丑：宣公二年九月二十六日。

11　趙穿：晉臣，趙盾的同族。　　攻：攻擊。或作"弑"。　　桃園：靈公的園囿。

12　山：晉國界內之山。　　復：返回。

13　大(tài)史：即"太史"，官名，專管記載國家大事。這裏指晉太史董狐。

14　弑(shì)：古代卑幼殺死尊長叫弑。多指臣子殺死君主，子女殺死父母。靈公雖爲趙穿所殺，但史官認爲趙盾應負責任，有弑君之罪。

15　正卿：上卿。春秋時諸侯國的最高執政大臣，權力僅次于國君。

16　竟：同"境"，邊境。

17　反：同"返"。　　賊：大逆不道之人，此指趙穿。

18　烏：同"嗚"。

19　"我之"二句：似引自《詩·雄雉》，今本《詩經》"伊慼"作"伊阻"。大意是説由于我懷念祖國，反而給自己招來憂患。懷，眷戀。詒(yí)，遺留。《毛詩詁訓傳》："詒，遺。"伊，代詞，那。慼，憂患。

20　隱：隱諱。

21　惡：指惡名。

22　"越竟"句：依孔子之意，董狐堅持史臣書法，趙盾無罪因書法而得惡名，越境則君臣之義絶，就可以免受惡名了。這反映了孔子的正統觀念。

課外閱讀

　　鄭子產有疾[1]，謂子大叔曰[2]："我死，子必爲政。唯有德者能以寬服民，其次莫如猛。夫火烈，民望而畏之，故鮮死焉；水懦弱，民狎而翫之[3]，則多死焉，故寬難[4]。"疾數月而卒。大叔爲政，不忍猛而寬。鄭國多盜，取人於萑苻之澤[5]。大叔悔之，曰："吾早從夫子，不及此。"興徒兵以攻萑苻之盜，盡殺之。盜少止。<u>仲尼曰："善哉！政寬則民慢[6]，慢則糾之以猛。猛則民殘，殘則施之以寬。寬以濟猛，猛以濟寬，政是以和。</u>《詩》曰：'民亦勞止，汔可小康。惠此中國，以綏四方[7]。'施之以寬也。'毋從詭隨，以謹無良；式遏寇虐，慘不畏明[8]。'糾之以猛也。'柔遠能邇，以定我王[9]。'平之以和也。又曰：'不競不絿，不剛不柔，布政優優，百禄是遒[10]。'和之至也。"及子產卒，仲尼聞之，出涕曰："古之遺愛也。"（選自《左傳·昭公二十年》）

要求

　　1. 今譯畫橫綫的句子。
　　2. 文中"水懦弱，民狎而翫之"句，"翫"爲"玩"的什麽字？"毋從詭隨，以謹無良"句，"從"爲"縱"的什麽字？

---

1 子產：公孫僑，字子產，春秋時政治家，鄭國貴族。鄭簡公十二年爲卿，二十三年執政，實行改革。
2 子大叔：鄭臣。
3 狎：杜預注："狎，輕也。"　翫："玩"的异體字。戲弄。
4 寬難：杜預注："難以治。"
5 "取人"句：在萑苻澤中劫取行人。杜預注："萑苻（huán fú），澤名。於澤中劫人。"一説"聚人馬于萑苻之澤"。王引之《經義述聞》謂"取"讀爲"聚"。人，指盜。
6 慢：輕忽。
7 "民亦"四句：引自《詩·民勞》。止，句末語助詞。汔，鄭玄注："汔，幾也。"庶幾，差不多。小康，小安，小息。中國，《毛傳》："中國，京師也。"綏，安。
8 "毋從"四句：引自《詩·民勞》。從，毛詩作"縱"。詭隨，朱熹集傳："詭隨，不顧是非而妄隨人也。"謹，嚴謹，嚴防。式，楊伯峻《春秋左傳注》："式，助動詞，應也。"慘，《毛詩》作"憯（cǎn）"，曾，竟然。副詞。此句謂寇虐不畏明法者，則應遏止之。
9 "柔遠"二句：引自《詩·民勞》。情柔遠方，優撫近地。謂安撫籠絡遠近之人而使歸附。柔，安。能，善。
10 "不競"四句：引自《詩·長發》。競，强。絿，《毛傳》："絿，急也。"一説"絿，緩也"。優優，寬裕之貌。百禄，各種福禄。遒，《毛傳》："遒，聚也。"古之遺愛，謂子產之仁愛，有古人之遺風。

六、莊辛説楚襄王

【導學】　本文選自《戰國策》，據上海古籍出版社校點本。《戰國策》是有關我國戰國時期的史料彙編，作者已無可考。流傳到現在的本子是經西漢劉向整理過的，分爲東周、西周、秦、齊、楚、趙、魏、韓、燕、宋、衛、中山十二國，共三十三篇，書名爲劉向所定。所記事件上起周貞定王十六年(前453)止于秦二世元年(前209)，共二百四十多年。其中所收史料有人物的傳記，史實的記叙，策士的游説，辯論的記録和戰國時人的書信。書中保存了戰國時代的很多重要資料，是研究我國古代歷史的一部重要文獻。許多寓言爲後世傳用，使文章有很强的感染力，對後世文學語言有很大影響。傳世之本很多，其文字亦有多處不同。漢代高誘注本是現存較古的注本。清代黄丕烈《重刊剡川姚氏本戰國策劄記》于諸本异同，多所是正。

　　本文節選自《戰國策·楚策四》。楚國自懷王起，國力漸衰，又遭秦大舉進攻，頃襄王即位後，在政治措施上仍未改善，終被迫遷都陳。本文就是寫這次失敗前後莊辛的兩次進諫，説明强敵當前，必須勵精圖治；貪圖享樂，居安忘危，必將國破身亡。譬喻精當，層層逼進。

　　莊辛謂楚襄王曰[1]："君王左州侯，右夏侯[2]，輦從鄢陵君與壽陵君[3]，專淫逸侈靡，不顧國政，郢都必危矣[4]！"襄王曰："先生老悖乎[5]？將以爲楚國袄祥乎[6]？"莊辛曰："臣誠見其必然者也，非敢以爲國袄祥也。君王卒幸四子者不衰[7]，楚國必亡矣！臣請辟於趙，

1　莊辛：楚臣，楚莊王之後，因而以莊爲姓。　　楚襄王：即楚頃襄王，前298～前263年在位，懷王之子，名横。
2　州侯：楚襄王的寵臣。　　夏侯：楚襄王的寵臣。
3　輦(niǎn)從：跟隨在楚王輦車之後。輦，上古用人拉的車子。秦漢以後才專指君王坐的車子。
　　鄢陵君：楚寵臣。　　壽陵君：楚王寵臣。
4　郢都：楚國都，在今湖北江陵縣。
5　老悖：年老而糊塗。悖，昏亂。
6　將：還是。選擇連詞。　　袄(yāo)祥：指顯示灾异的凶兆。袄，古人稱反常怪异的事物。
　　祥，吉祥的預兆。此爲偏義複詞。
7　卒幸：始終寵幸。　　四子：指州侯、夏侯、鄢陵君和壽陵君。

淹留以觀之¹。”

　　莊辛去，之趙²，留五月，秦果舉鄢、郢、巫、上蔡、陳之地³。襄王流揜於城陽⁴。於是使人發騶徵莊辛於趙⁵。莊辛曰：“諾。”

　　莊辛至。襄王曰：“寡人不能用先生之言，今事至於此，爲之奈何？”莊辛對曰：“臣聞鄙語曰⁶：‘見兔而顧犬，未爲晚也⁷；亡羊而補牢，未爲遲也。’臣聞昔湯、武以百里昌，桀、紂以天下亡。今楚國雖小，絶長續短，猶以數千里，豈特百里哉⁸？

　　“王獨不見夫蜻蛉乎⁹？六足四翼，飛翔乎天地之間，俛啄蚉蝱而食之¹⁰，仰承甘露而飲之。自以爲無患，與人無爭也；不知夫五尺童子，方將調飴膠絲¹¹，加己乎四仞之上¹²，而下爲螻蟻食也。

　　“夫蜻蛉，其小者也，黃雀因是以¹³。俯噣白粒，仰棲茂樹，鼓翅奮翼¹⁴。自以爲無患，與人無爭也；不知夫公子王孫¹⁵，左挾彈，右攝丸，將加己乎十仞之上，以其類爲招¹⁶。晝遊乎茂樹，夕調乎酸醎¹⁷。倏忽之間，墜於公子之手。

　　“夫黃雀，其小者也，黃鵠因是以¹⁸。游於江海，淹乎大沼¹⁹，俯

1　辟：同“避”，躲避。　　淹留：羈留，逗留。淹，逗留。

2　去：離開。　　之：往，到。

3　舉：攻取。　　鄢：鄢陵。在今湖北宜城市境。　　巫：楚之巫郡，在今重慶巫山縣。　　上蔡：今河南上蔡縣。　　陳：在今河南淮陽區。

4　流揜（yǎn）：流亡避匿。揜，遮没。　　城陽：即成陽，在今河南息縣。

5　發：派遣。　　騶（zōu）：騎馬駕車的隨從。　　徵：召。

6　鄙語：俗語。

7　“見兔”兩句：意謂在看到兔子後，再發犬捕捉，也不算晚。已經亡失了羊之後再修補羊欄，也不算遲，可避免再次亡失。

8　猶：尚且，還是。　　以數千里：以千里數。　　豈特：豈但，豈止。

9　獨：難道。副詞。　　夫：那。代詞。　　蜻蛉：即蜻蜓。

10　俛：“俯”的異體字。　　蝱：蟲名。種類很多，吮吸人畜的血液。

11　飴：粘糖。　　膠絲：粘在絲上。

12　加己：加在自己身上。　　仞：八尺。一說七尺。

13　因是以：即“猶此已”。王引之《經傳釋詞》：“因是，猶是也。”以，通“已”。句末語氣助詞。

14　噣：通“啄”。　　白粒：白米。　　奮：振動。

15　公子：最初稱諸侯的子女，後來用以稱官宦人家之子。　　王孫：貴族的子孫。

16　類：王念孫以爲“類”當爲“頸”字之誤。　　招：箭靶，射的目的物。

17　酸醎：調味之物。

18　黃鵠（hú）：即天鵝。

19　淹：停留，休息。　　沼：池。

噣鱓鯉[1]，仰噣蔆衡[2]，奮其六翮[3]，而淩清風，飄搖乎高翔[4]。自以爲無患，與人無爭也；不知夫射者方將脩其礜盧[5]，治其矰繳[6]，將加己乎百仞之上。被礛磻[7]，引微繳[8]，折清風而抎矣[9]。故晝遊乎江湖，夕調乎鼎鼐[10]。

"夫黃鵠，其小者也，蔡靈侯之事因是以[11]。南游乎高陂，北陵乎巫山[12]，飲茹谿之流，食湘波之魚[13]。左抱幼妾，右擁嬖女，與之馳騁乎高蔡之中[14]，而不以國家爲事；不知夫子發方受命乎靈王[15]，繫己以朱絲而見之也。

"蔡靈侯之事，其小者也，君王之事因是以。左州侯，右夏侯，輦從鄢陵君與壽陵君，飯封禄之粟[16]，而載方府之金[17]，與之馳騁乎雲夢之中[18]，而不以天下國家爲事；不知夫穰侯方受命乎秦王[19]，填黽塞之内[20]，而投己乎黽塞之外[21]。"

1　鱓(shàn)鯉：鱓魚鯉魚。王念孫説當從《新序》作"鱣鯉"。鱣，一種白額的魚。

2　蔆衡：同"菱荇"。菱角、水草。

3　六翮(hé)：指翅膀。鳥翅一般有六根大羽毛。翮，羽毛的莖，這裏指鳥的大羽毛。

4　淩：駕，乘。　飄搖乎：飛翔貌。乎，形容詞詞尾。

5　脩：整治。　礜(bō)：石制的箭頭。　盧：黑弓。

6　矰(zēng)：弋射的箭。　繳(zhuó)：繫在箭上的生絲綫，箭發出去，可以靠它收回來。

7　被：遭受。　礛(jiān)磻：亦作"礛磻"，銳利的石制箭頭。

8　引：拖着。　微：輕細。

9　折：指由上向下墜落，有如折斷一般。　抎(yǔn)：隕墜。鮑彪注："抎，失墜也。"

10　鼎鼐(nài)：均爲古代烹煮的炊具。鼐，大鼎。

11　蔡靈侯：蔡國的國君，名般，殺父景侯，自立爲君，後爲楚靈王所殺。一本作"蔡聖侯"。

12　陂(bēi)：山坡。鮑彪注："陂，阪也。"　陵：升，登。　巫山：在今重慶巫山縣。

13　茹谿：水名，在巫山縣北。谿，"溪"的異體字。　湘波：即湘水，在湖南境内。

14　嬖(bì)：寵愛。　高蔡：指上蔡。

15　子發：楚大夫。依《左傳·昭公二十一年》載，受靈王之命圍蔡的是公子棄疾，不是子發。　靈王：一本作"宣王"。

16　飯：吃，吃飯。　封禄之粟：各封邑進奉來的糧食。禄，俸給。

17　方府：四方府庫所納之金。

18　雲夢：雲夢澤。今湖北江陵至蘄春間的大湖區域。

19　穰(ráng)侯：魏冉，秦昭王舅父，封于穰。　秦王：指秦昭王，前306～前251年在位。

20　填：指布滿軍隊。　黽(méng)塞：戰國時的要塞。故址在河南信陽西。其地有大小石門，鑿山通道，地勢險厄。當時被秦軍占領。

21　"而投"句：而把你趕到黽塞之外了。投，拋擲。外，楚王被迫出奔城陽，在黽塞之北，故稱"外"。

襄王聞之，顏色變作，身體戰慄。於是乃以執珪而授之爲陽陵君[1]，與淮北之地也[2]。

課外閱讀

　　齊宣王見顏斶[3]曰斶前[4]斶亦曰王前宣王不悦左右曰王人君也斶人臣也王曰斶前斶亦曰王前可乎斶對曰夫斶前爲慕勢王前爲趨[5]士與使斶爲慕勢不如使王爲趨士王忿然作色曰王者貴乎士貴乎對曰士貴耳王者不貴王曰有説[6]乎斶曰有昔者秦攻齊令曰有敢去柳下季壟[7]五十步而樵[8]采者死不赦令曰有能得齊王頭者封萬户侯[9]賜金千鎰[10]由是觀之生王之頭曾不若死士之壟也[11]宣王曰嗟乎君子焉可侮哉寡人自取病耳[12]願請受爲弟子且顏先生與寡人遊食必太牢[13]出必乘車妻子衣服麗都[14]顏斶辭去曰夫玉生於山制[15]則破焉非弗寶貴矣然太璞不完士生乎鄙野推選則禄焉[16]非不得尊遂也[17]然而形神[18]不全斶願得歸晚食以當肉[19]安步以當車無罪以當貴清静貞[20]正以

1　執珪：楚之爵位名。珪以區分爵位等級。　　陽陵君：給莊辛的封號。
2　與：通"舉"，攻下，收復。楚王用莊辛之計，收復了淮北之地。事見劉向《新序》。
3　齊宣王：姓田，名辟彊，前319～前301年在位。　　顏斶(chù)：齊國隱士。
4　前：向前來。
5　慕：仰慕。　　趨：謂禮遇。鮑彪曰："趨，就也。"
6　説：説法，解説。此指理由。
7　去：離，距離。　　柳下季：即柳下惠，姓展，名禽，魯國著名賢人。　　壟：指墳墓。
8　步：古代長度單位。周代以八尺爲步。　　樵：打柴。
9　萬户侯：食邑萬户之侯。
10　鎰(yì)：重量單位。二十兩爲一鎰。
11　曾：竟然。
12　自取病：自找没趣。病，辱。
13　遊：交遊。　　太牢：吃飯的最高規格。鮑彪注："牛、羊、豕具爲太牢。"
14　妻子：妻兒。　　麗都(dū)：華麗，華貴。鮑彪注："麗都，皆美稱。"
15　制：雕琢。指破殘玉璞，雕成器物。鮑彪注："制，裁斷之。"
16　推選：推薦。
17　遂：通達。鮑彪："遂，猶達。"
18　形神：形體與精神。仕則勞形費神，不能保其天真。
19　晚食：晚食則飢餓，飢餓則蔬食如肉食之香甜。鮑彪注："晚，言饑而食也，其美比於食肉。"
20　貞：貞操。

自虞[1]則再拜[2]而辭去君子曰[3]斶知足矣歸真反[4]璞則終身不辱也(選自《戰國策·齊策四》,有删節)

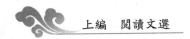

要求

1.爲上文標點。
2.找出出自本文的兩個成語并解釋其含義。

1　虞:同"娱",樂。鮑彪:"虞,娱同,樂也。"朱起鳳曰:"娱字,古作虞。"
2　再拜:拜了又拜,表示恭敬。古代的一種禮節。
3　曰:此爲作者對顏斶的評語。
4　歸真:返還本性。　　反:同"返"。

七、《老子》六章

【導學】　本文選自老子《道德經》，據《諸子集成》王弼注本，校以《四部叢刊》影印宋刊河上公注本。作者老子，本姓李，名耳，字聃，一字伯陽，人稱老聃，道家學派的創始人。據《史記》記載，老子是春秋時期楚國苦縣屬鄉曲仁里人，生年略早于孔子，曾做過周朝"守藏室之史"（管理藏書的史官），孔子曾經向老子請教周禮，後來見到周朝的衰微而隱退，"乃著書上下篇，言道德之意五千餘言"。《道德經》共八十一章，是道家學派的主要經典，又分爲"道經"和"德經"兩部分。其中第一至第三十七章爲上篇，屬"道經"，第三十八至第八十一章爲下篇，屬"德經"。《道德經》在人文思想上主張"無私""無我"，萬物平等，共同和諧地相處在天地之中，順從客觀規律，達到天人合一。老子《道德經》作爲中國傳統文化的重要組成部分，包含精闢的人生哲理和社會政治思想。其歷代注本很多，較早的主要注本有舊題西漢河上公注本（蓋魏晉間人假托）和魏晉王弼注本。

　　本文選取了《道德經》的第一、第二、第七、第十一、第六十四和第七十六章，凡六章。河上公注本依次題爲"體道""養身""韜光""無用""守微""戒強"，從這些題目可見其大旨。

（一）

　　道可道，非常道[1]；名可名，非常名。無名天地之始，有名萬物之母。故常無欲以觀其妙[2]，常有欲以觀其徼[3]。此兩者同出而異名，同謂之玄[4]。玄之又玄，衆妙之門。（第一章）

1　常：長久，永恒。
2　妙：微小，幽隱。王弼注："妙者，微之極也。"
3　徼：終極。謂物之成。王弼注："徼，歸終也。"敦煌本作"曒"，明亮之義。亦通。
4　玄：深奧難解之義。

（二）

天下皆知美之爲美，斯惡已[1]；皆知善之爲善，斯不善已。故有無相生，難易相成，長短相形，高下相傾[2]，音聲相和[3]，前後相隨。是以聖人處無爲之事[4]，行不言之教[5]，萬物作焉而不辭，生而不有[6]，爲而不恃，功成而弗居。夫惟弗居，是以不去。（第二章）

（三）

天長地久，天地所以能長且久者，以其不自生[7]，故能長生。是以聖人後其身而身先，外其身而身存[8]。非以其無私邪，故能成其私。（第七章）

（四）

三十輻共一轂，當其無有車之用；埏埴以爲器[9]，當其無有器之用；鑿户牖以爲室，當其無有室之用。故有之以爲利，無之以爲用。（第十一章）

（五）

其安易持，其未兆易謀[10]，其脆易泮，其微易散[11]。爲之於未有，治之於未亂。合抱之木，生於毫末；九層之臺，起於累土；千里之

1　斯：就。此句謂美與惡相形而見。

2　傾：原作“盈”，避漢惠帝（劉盈）諱改。盈，滿，包含。

3　音聲相和：單音謂之聲，聲的互相配合謂之音。《禮記·樂記》：“聲成文謂之音。”和，配合。

4　處（chǔ）：行，做。　　無爲之事：指順從自然，而非刻意人爲之事。《淮南子·原道訓》：“無爲者，不先物爲也。”

5　不言之教：身教也。《素問·上古天真論》林校引楊上善云：“上古聖人使人行者，身先行之，爲不言之教也。不言之教勝有言之教。”

6　作：興起，産生。　　辭：拒絕，阻止。　　有：占爲己有。

7　不自生：不自謀私利。

8　後其身：不爭先。後，使動用法。　　外其身：不趨利。把自身置于名利之外。

9　埏（shān）：以水和土。　　埴（zhí）：製陶器的黏土。

10　持：保持，維持。　　兆：徵兆，苗頭。

11　脆：鬆脆，脆弱。　　泮（pàn）：解，散。魏源《老子本義》云：“諸本作判，河上作破。案：泮、判通用，破、散不韻。此從王弼本。”

行，始於足下。爲者敗之，執者失之[1]。是以聖人無爲，故無敗；無執，故無失。民之從事，常於幾成而敗之[2]。慎終如始，則無敗事。是以聖人欲不欲[3]，不貴難得之貨；學不學，復衆人之所過[4]。以輔萬物之自然而不敢爲[5]。（第六十四章）

（六）

人之生也柔弱，其死也堅強[6]。萬物草木之生也柔脆，其死也枯槁。故堅強者死之徒[7]，柔弱者生之徒。是以兵強則不勝，木強則兵[8]。強大處下，柔弱處上[9]。（第七十六章）

課外閱讀

常樅[10]有疾老子往問焉曰先生疾甚矣無遺教可以語諸弟子者乎常樅曰子雖不問吾將語子常樅曰過故鄉而下車子知之乎老子曰過故鄉而下車非謂其不忘故耶常樅曰嘻是已常樅曰過喬木而趨子知之乎老子曰過喬木而趨非謂敬老耶常樅曰嘻是已張其口而示老子曰吾舌存乎老子曰然吾齒存乎老子曰亡常樅曰子知之乎老子曰夫舌之存也豈非以其柔耶齒之亡也豈非以其剛耶常樅曰嘻是已天下之事已盡矣無以復語子哉
（摘自《説苑·敬慎》）

要求

1. 爲上文標點。
2. 文意理解：常樅以"舌""齒"示老子是想説明什麽道理？

---

1 爲：執意强爲。　　執：固執堅持。

2 幾：將近。

3 欲不欲：欲衆人之所不欲，故曰欲不欲。下文"學不學"，同此。

4 復：反轉。　　過：太過。河上公注："衆人學問，反過本爲末，過實爲華。復之者，使反本也。"

5 爲：强爲。

6 堅强：此指僵硬。

7 徒：通"塗"，道路。《道德經》第五十章："生之徒十有三，死之徒十有三。"

8 "兵强"二句：强，逞强。木强則兵，可理解爲遭受兵刃的砍伐。按此句《列子·黄帝》篇作"兵强則滅，木强則折"，文義更顯。

9 "强大"二句：樹幹强大而在下，樹枝柔弱而在上。此處以樹木喻人事。

10 常樅：老子的老師。《漢書·古今人表》作"商容"。王先謙曰："商容，見《禮·樂記》、殷周紀。《説苑·敬慎》篇作'常樅'。商、常，容、樅，音近字變。"

八、秋　水

【導學】　本文節選自《莊子》,據《諸子集成》王先謙《莊子集解》本,校以長沙刻本、郭注本。作者莊子(約前369～前286),名周,戰國時宋之蒙(今河南商丘東北)人。生卒年月不詳,大約和孟子同時或稍後。莊子曾做過漆園(今山東東明)吏,一生過着窮苦的生活。他繼承并發揮了老子的思想,和老子同是道家學派的代表人物,世稱"老莊"。莊子倡齊萬物、等生死之論。以爲萬物都是一齊的,其大小貴賤都是相對的;生死也是等同的,同樣是存在的方式。認爲一切事物都應當順乎自然,反對人爲,以歸真反樸爲宗旨。《莊子》一書,爲道家經典之一。據《漢書·藝文志》著録,《莊子》五十二篇。今存内篇七篇、外篇十五篇、雜篇十一篇,共三十三篇,爲郭象注本。一般認爲内篇是莊周自著,其他則是莊周後學所作。莊子的文章,想象力豐富,文筆變化多端,對後世影響很大。唐代天寶元年(742),尊《莊子》爲《南華真經》。古人給《莊子》作注的有晉代的司馬彪、孟氏、崔譔、向秀、郭象五家,現僅存郭注本,唐代有成玄英疏。清代有王先謙《莊子集解》、郭慶藩《莊子集釋》。

《秋水》屬《莊子》外篇,用篇首二字爲篇名。全篇由兩大部分組成,前一部分寫的是河伯與北海若對話的七個片段,後一部分分別寫了六個寓言故事。本文節選了前一部分,其主旨是借河伯與北海若的問答,言爲道之次第,闡明小大、貴賤、是非都是相對而言的,層層破除世人小大、貴賤、是非之成見,漸次到達無大小、貴賤、是非的境界,返其樸,歸其真,回歸自然狀態而至于道。

秋水時至,百川灌河,涇流之大[1],兩涘渚崖之間不辯牛馬[2]。於是焉河伯欣然自喜[3],以天下之美爲盡在己。順流而東行,至於北海,東面而視,不見水端。於是焉河伯始旋其面目[4],望洋向若而

1　涇(jīng)流:水流。司馬彪曰:"涇,通也。"崔譔本作"徑",曰:"直度曰徑。"
2　兩涘(sì):河兩岸。　　渚(zhǔ)崖:水洲岸邊。渚,水中的小洲。　　辯:通"辨",辨別。
3　河伯:河神。相傳姓馮(píng),名夷。
4　旋其面目:轉過臉來。旋,回轉。

歎曰¹："野語有之曰：'聞道百，以爲莫己若者²。'我之謂也³。且夫我嘗聞少仲尼之聞而輕伯夷之義者⁴，始我弗信；今我睹子之難窮也，吾非至於子之門，則殆矣，吾長見笑於大方之家⁵。"

北海若曰："井鼃不可以語於海者，拘於虛也⁶；夏蟲不可以語於冰者⁷，篤於時也⁸；曲士不可以語於道者⁹，束於教也。今爾出於崖涘，觀於大海，乃知爾醜¹⁰，爾將可與語大理矣。天下之水莫大於海，萬川歸之，不知何時止而不盈；尾閭泄之¹¹，不知何時已而不虛。春秋不變¹²，水旱不知¹³。此其過江河之流，不可爲量數。而吾未嘗以此自多者¹⁴，自以比形於天地而受氣於陰陽¹⁵，吾在天地之間，猶小石小木之在大山也，方存乎見少¹⁶，又奚以自多！計四海之在天地之間也，不似礨空之在大澤乎¹⁷？計中國之在海內¹⁸，不似稊米之在大倉乎¹⁹？號物之數謂之萬²⁰，人處一焉；人卒九州²¹，穀食之所

1　望洋：釋文"望"作"盳"。云："盳洋，猶望羊，仰視貌。"　　若：海神名。　　歎："嘆"的异體字。

2　野語：俗語。　　莫己若：即"莫若己"，沒有誰趕得上自己。賓語前置句。

3　我之謂：即"謂我"，說的就是我。賓語前置句。

4　"少仲尼"二句：認爲孔子的見聞少，認爲伯夷的義行輕。少、輕，皆意動用法。伯夷，殷之諸侯孤竹君的長子，因讓君位於其弟叔齊，其弟不受，同逃至周。武王伐紂，伯夷、叔齊認爲以臣弑君不義，于是同隱于首陽山，不食周粟而餓死。

5　大方之家：指極有修養的人。方，道。

6　鼃："蛙"的异體字。　　拘：局限。　　虛：同"墟"，指所居之處。

7　夏蟲：祇生存在夏天的昆蟲，如螻蛄之類，天一冷就死去。

8　篤：固執，限制。《爾雅·釋詁》："篤，固也。"

9　曲士：鄉曲之士，指淺見寡聞的人。

10　乃：才。　　醜：鄙陋，低劣。

11　尾閭：相傳爲海底泄水之處。

12　春秋不變：指海水不因春秋的季節變換而有所增減。

13　水旱不知：指海水不受水災旱災的影響。

14　多：贊許，誇耀。

15　"自以"句：因爲自己與天地比其形體，禀受陰陽之氣。

16　方：正。

17　礨(lěi)空：蟻穴。空，孔。

18　中國：九州。指中原地區。

19　稊(tí)米：細小的草籽。稊，似稗，草屬，其籽有米而小。

20　號：號稱。　　物：萬物。

21　人卒九州：人類聚居九州。卒，通"萃"，聚。一說，人卒，俞樾以爲當作"大率"。

生，舟車之所通，人處一焉[1]。此其比萬物也，不似豪末之在於馬體乎[2]？五帝之所連[3]，三王之所爭[4]，仁人之所憂，任士之所勞[5]，盡此矣。伯夷辭之以爲名[6]，仲尼語之以爲博[7]，此其自多也，不似爾向之自多於水乎？”

河伯曰：“然則吾大天地而小毫末[8]，可乎？”

北海若曰：“否，夫物量無窮[9]，時無止，分無常[10]，終始無故。是故大知觀於遠近[11]，故小而不寡，大而不多，知量無窮[12]；證曏今故[13]，故遥而不悶，掇而不跂[14]，知時無止；察乎盈虚[15]，故得而不喜，失而不憂，知分之無常也；明乎坦塗[16]，故生而不説，死而不禍，知終始之不可故也。計人之所知[17]，不若其所不知；其生之時，不若未生之時；以其至小，求窮其至大之域，是故迷亂而不能自得也。由此觀之，又何以知毫末之足以定至細之倪[18]！又何以知天地之足以窮至大之域！”

1　人處一焉：馬叙倫《莊子義證》以爲此句重復，爲衍文。且“此其比萬物也，不似豪末之在於馬體乎”，當接前“人處一焉”後。當作“號物之數謂之萬，人處一焉。此其比萬物也，不似豪末之在於馬體乎？人卒九州，穀食之所生，舟車之所通，五帝之所連，三王之所爭，仁人之所憂，任士之所勞，盡此矣”。

2　豪末：指毫毛的末端。豪，通“毫”。

3　五帝：傳説中的古代帝王，説法不一。《史記》指黄帝、顓頊、帝嚳、唐堯、虞舜。　連：連續，指五帝禪讓之事。

4　三王：指夏禹、商湯、周武王。　爭：爭奪天下。

5　任士：指以天下爲己任的賢能之士。

6　“伯夷”句：伯夷以辭讓君位而博取名聲。

7　“仲尼”句：孔子以能談論天下事而被人視爲博學。

8　大、小：認爲……大、認爲……小。皆意動用法。

9　物量無窮：品物不同，各有器量，没有窮盡。

10　分（fèn）無常：得失之分，没有一定。成玄英疏：“所稟分命，隨時變易。”

11　大知：大智之人。知，同“智”。王先謙集解：“遠近並觀，不尚一隅之見。”

12　知量無窮：王先謙集解：“不以大小爲多寡，知量之各足也。”

13　證曏（xiàng）今故：猶言“證明古今”。曏，明。故，古。

14　“遥而”二句：謂長壽而不厭倦，短命也不企求。掇，短。郭象注：“掇，猶短也。”跂（qì），或作“企”，求。

15　察乎盈虚：明察天道有盈有虚。

16　明乎坦塗：意謂明白生和死如同一條平坦大道的兩個路段的道理。生和死都是存在，祇是存在形式不同罷了。郭象注：“死生者，日新之正道也。”塗，通“途”。

17　計：統計，計算。

18　至細之倪：事物最細小的端倪。倪，端倪。

河伯曰："世之議者皆曰：'至精無形，至大不可圍。'是信情乎[1]？"

北海若曰："夫自細視大者不盡，自大視細者不明。夫精，小之微也；垺，大之殷也[2]；故異便[3]，此勢之有也。夫精粗者，期於有形者也；無形者，數之所不能分也；不可圍者，數之所不能窮也。可以言論者，物之粗也；可以意致者[4]，物之精也；言之所不能論，意之所不能察致者，不期精粗焉。是故大人之行，不出乎害人，不多仁恩；動不爲利，不賤門隸；貨財弗争，不多辭讓[5]；事焉不借人，不多食乎力，不賤貪污；行殊乎俗，不多辟異[6]；爲在從衆[7]，不賤佞諂；世之爵禄不足以爲勸，戮恥不足以爲辱；知是非之不可爲分，細大之不可爲倪。聞曰：道人不聞[8]，至德不得，大人無己[9]，約分之至也[10]。"

河伯曰："若物之外，若物之内，惡至而倪貴賤[11]？惡至而倪小大？"

北海若曰："以道觀之，物無貴賤。以物觀之，自貴而相賤。以俗觀之，貴賤不在己。以差觀之[12]，因其所大而大之，則萬物莫不大；因其所小而小之，則萬物莫不小；知天地之爲稊米也，知毫末之爲丘山也，則差數覩矣[13]。以功觀之[14]，因其所有而有之，則萬物莫不有；因其所無而無之，則萬物莫不無；知東西之相反而不可以相

1　信情：實情。信，實。

2　垺（póu）大之殷：意謂垺是大中之大。垺，大。殷，盛大。

3　故異便：視小視大，各有不同的標準。

4　以意致：用思維去體會。

5　不多辭讓：不以辭讓之德爲高尚。多，猶自誇。

6　"行殊乎俗"二句：王先謙集解："行不隨俗亦不以乖僻立異爲多。"

7　爲在從衆：行爲依從世俗。

8　道人不聞：有道之人不出名。郭象注："任物而物性自通，則功歸物矣，故不聞。"

9　大人無己：修養最高的人能達到忘其自我的境界。"大人"，原作"大小"，據涵芬樓影印本改。

10　約分：王先謙集解："約己歸於其分。"

11　"惡至"句：何至而始分貴賤。惡，何。倪，端倪，始。

12　以差觀之：從物與物之間的差别來看。

13　差數覩：萬物的大小差别就明白了。覩，"睹"的异體字。

14　功：功用，成效。

無[1]，則功分定矣。以趣觀之[2]，因其所然而然之[3]，則萬物莫不然；因其所非而非之，則萬物莫不非；知堯桀之自然而相非[4]，則趣操覩矣[5]。昔者堯舜讓而帝，之噲讓而絕[6]；湯武爭而王，白公爭而滅[7]。由此觀之，爭讓之禮，堯桀之行，貴賤有時，未可以爲常也。梁麗可以衝城而不可以窒穴[8]，言殊器也；騏驥驊騮[9]，一日而馳千里，捕鼠不如狸狌，言殊技也；鴟鵂夜撮蚤[10]，察毫末，晝出瞋目而不見丘山[11]，言殊性也。故曰：蓋師是而無非[12]，師治而無亂乎？是未明天地之理，萬物之情者也。是猶師天而無地，師陰而無陽，其不可行明矣。然且語而不舍，非愚則誣也。帝王殊禪，三代殊繼。差其時、逆其俗者[13]，謂之篡夫；當其時、順其俗者，謂之義徒。默默乎河伯！女惡知貴賤之門[14]，小大之家！"

河伯曰："然則我何爲乎？何不爲乎？吾辭受趣舍[15]，吾終奈何？"

北海若曰："以道觀之，何貴何賤，是謂反衍[16]；無拘而志[17]，與道

1　東西之相反：東和西是相反的兩個方向。

2　趣：趨向，情趣。王先謙集解："衆人之趣向。"郭慶藩疏："故以物情趣而觀之。"

3　"因其所然"句：意謂根據它合理的一方面而認爲它是合理的。

4　自然：自以爲是。

5　趣操：情操志向。

6　"之噲"句：燕王噲效法堯舜而禪讓，讓王位給其相子之，不到三年，燕國大亂。齊宣王乃乘機伐燕，殺噲及子之，燕國滅亡。

7　"白公"句：白公用武力爭奪王位而被殺。《釋文》："白公，名勝，楚平王之孫，作亂而死。事見《左傳·哀公十六年》。"

8　梁麗：屋梁，屋棟。麗，通"欐"，屋棟。　　室穴：堵塞鼠穴。

9　騏驥驊騮：均爲良馬名。

10　鴟鵂（chī xiū）：貓頭鷹。　　撮：抓取，捉。

11　瞋目：睜大眼睛。

12　"蓋師是"句：意謂祇取法合理的而抛棄不合理的。

13　差其時：錯過機會。　　逆其俗：違反民情。

14　女：同"汝"，你。　　惡（wū）：怎麽，哪裏。

15　辭受趣舍：拒絶或接受、進取或放棄。此言不知何去何從。

16　反衍：即"漫衍"，言無所謂貴賤。郭象注："貴賤之道反復相尋。"

17　無拘而志：不要拘束你的心志。而，你。

大蹇。何少何多，是謂謝施[1]；無一而行[2]，與道參差[3]。嚴乎若國之有君，其無私德[4]；繇繇乎若祭之有社[5]，其無私福；泛泛乎若四方之無窮，其無所畛域[6]。兼懷萬物，其孰承翼？是謂無方[7]。萬物一齊，孰短孰長？道無終始，物有死生，不恃其成；一虛一滿，不位乎其形[8]。年不可舉[9]，時不可止；消息盈虛，終則有始。是所以語大義之方[10]，論萬物之理也。物之生也，若驟若馳，無動而不變[11]，無時而不移。何爲乎？何不爲乎？夫固將自化[12]。”

河伯曰：“然則何貴於道邪？”

北海若曰：“知道者必達於理，達於理者必明於權[13]，明於權者不以物害己。至德者，火弗能熱，水弗能溺，寒暑弗能害，禽獸弗能賊。非謂其薄之也[14]，言察乎安危，寧於禍福[15]，謹於去就[16]，莫之能害也[17]。故曰，天在內[18]，人在外，德在乎天[19]。知天人之行，本乎天，位乎得[20]，蹢躅而屈伸[21]，反要而語極[22]。”

曰：“何謂天？何謂人？”

1　謝施：成玄英疏：“謝，代也。施，用也。夫物或聚少以成多，或散多以爲少，故施用代謝，無常定也。”

2　一：謂固執一端，偏于一面。

3　參差：不齊貌。此謂有出入。

4　私德：偏私之恩惠。

5　繇繇：自得之貌。王先謙集解：“繇繇，與由由同。”

6　畛（zhěn）域：界限，範圍。

7　無方：無所偏向。方，偏向，偏袒。

8　位：固守，拘滯。　　形：謂形骸。

9　年不可舉：人之年歲，不可拿去。郭象注：“欲舉之令去而不能。”

10　大義之方：大道的準則。

11　“無動”句：謂事物沒有運動而不變化的。

12　固將自化：成玄英疏：“安而任之必自變化，何勞措意爲與不爲。”

13　明於權：猶言“通權達變”。權，應變。

14　“非謂”句：謂并不是説至德之人接近水火禽獸不受傷害。薄，迫近，接近。

15　寧於禍福：安于禍福，在禍福面前心境安寧。

16　謹於去就：謹慎取捨。

17　莫之能害：莫能害之，沒有什麼能傷害他。賓語前置句。

18　天在內：天道蘊藏于人之中。王先謙集解：“天機藏於不見。”

19　德在乎天：人之德在于對自然（天）的認識。王先謙集解：“德以自然者爲尚。”

20　“本乎天”二句：本于自然，處于自得。

21　蹢躅（zhí zhú）：進退不定之貌。

22　反要：返歸道的本源。反，同“返”。　　語極：論其高深的理論。

北海若曰:"牛馬四足,是謂天[1];落馬首[2],穿牛鼻,是謂人[3]。故曰,無以人滅天,無以故滅命[4],無以得殉名[5]。謹守而勿失,是謂反其真[6]。"

課外閲讀

馬蹄可以踐霜雪毛可以禦風寒齕草飲水[7]翹足而陸[8]此馬之真性也雖有義臺路寢[9]無所用之及至伯樂曰我善治馬燒之剔之刻之雒之連之以羈馽[10]編之以皁棧[11]馬之死者十二三矣飢之渴之馳之驟之整之齊之前有橛飾之患而後有鞭筴之威[12]而馬之死者已過半矣陶者曰我善治埴[13]圓者中規方者中矩匠人曰我善治木曲者中鉤直者應繩夫埴木之性豈欲中規矩鉤繩哉然且世世稱之曰伯樂善治馬而陶匠善治埴木此亦治天下者之過也吾意善治天下者不然彼民有常性織而衣耕而食是謂同德一而不黨[14]命曰天放故至德之世其行填填[15]其視顛顛[16]當是時也山無蹊隧[17]澤無舟梁萬物羣生連屬其鄉禽獸成羣草木遂長是故禽獸可係羈而遊鳥鵲之巢可攀援而闚夫至德之世同與禽獸居族與萬物並惡乎知君子小人哉同乎無知其德不離同乎無欲是謂素樸[18]素樸而民性得矣及至聖人蹩躠爲仁[19]踶跂爲義而天下始疑矣澶漫爲樂[20]摘僻爲禮[21]而天下

---

1 "牛馬四足"二句:意爲牛馬四條腿,這就叫天然。
2 落馬首:指給馬戴上籠套。落,通"絡"。
3 是謂人:這就是人爲。
4 故:指人爲的造作。
5 "無以得"句:王先謙集解:"勿以有限之得,殉無窮之名。"殉,通"徇",追求。
6 反其真:返回人的天真之性。
7 齕(hé):咬嚼。
8 陸:同"踛",跳躍。
9 義臺:指高樓。 路寢:指大殿。
10 羈:馬絡頭。 馽(zhí):拴馬足的繩索。
11 皁(zào):飼馬的槽櫪。 棧:用木編成的地板,馬居其上,可避潮濕,俗稱馬床。
12 筴:同"策",馬鞭之一種,頭上帶刺。
13 埴:黏土,可燒製陶器。
14 一而不黨:意爲渾然一體而不偏私。
15 填填:滿足貌。
16 顛顛:高直貌。
17 蹊隧:小路和孔道。
18 素樸:指天然,本色。
19 蹩躠(bié xiè):盡心用力貌。
20 澶漫:縱逸,放肆。
21 摘僻:煩瑣,繁雜。

始分矣故純樸不殘[1]孰爲犧樽[2]白玉不毀孰爲珪璋[3]道德不廢安取仁義性情不離安用禮樂五色不亂孰爲文采[4]五聲不亂[5]孰應六律夫殘樸以爲器工匠之罪也毀道德以爲仁義聖人之過也（選自《莊子·馬蹄》）

要求

    1. 用"。"爲上文斷句。

    2. 解釋"飢之渴之馳之驟之整之齊之"句中"飢、渴、馳、驟、整、齊"的用法。

1　純樸:未經雕琢成器的木材。

2　犧樽:雕刻極其精美的酒器。

3　珪璋:玉器名。

4　文采:由多種顏色相間錯雜而成,指人爲的彩色。

5　五聲:宮、商、角、徵、羽。

九、盡　數

【導學】　本文選自《呂氏春秋》，據《諸子集成》本。編者呂不韋（前？～前235），衛國濮陽人。原是商人，因幫助在趙國當人質的秦公子子楚（秦始皇之父莊襄王）繼位，被任爲相國。秦王嬴政即位後，繼任相國，尊爲"仲父"。戰國之際，諸侯多言辯之士，荀子之徒著書布天下，呂不韋乃使其門客人人著述所聞，集論以爲八覽、六論、十二紀，凡二十六篇（每篇又包括若干短篇，共一百六十篇），二十餘萬言，以爲備天地萬物古今之事，號曰《呂氏春秋》，又稱《呂覽》。布告于咸陽市門，懸千金其上，延諸侯游士賓客有能增損一字者予千金。這部書因是集體著述，思想很不統一。總體來看，書中以儒家、道家思想爲主，兼采名、法、墨、農和陰陽等各家之説。所以從漢代劉歆、班固起，都把《呂氏春秋》列爲雜家。《漢書·藝文志》曰："雜家者流，蓋出于議官。兼儒、墨，合名、法，知國體之有此，見王治之無不貫，此其所長也。及盪者爲之，則漫羨而無所歸心。"它既有各家的精華，也有各家的糟粕。但其中保存了不少先秦舊説和古史資料。《呂氏春秋》的注本有東漢高誘的注，清代畢沅的校，近人許維遹的《呂氏春秋集釋》。

本文是該書《季春紀》中的一篇關于養生的專文。文中認爲養生長壽之道的關鍵在于解決"畢其數"，即享盡天年的問題。而"畢數之務"，其一在于"去害"；其二在于攝養"精氣"；其三在于運動，以免"氣鬱"爲病；其四在于選擇無害的居住環境；其五在于認識并遵行一定的飲食之道；其六在于從自身出發解決問題，而不是去依靠"卜筮禱祠"等。這些認識和方法，無疑至今仍都具有積極而實在的價值和指導意義。

天生陰陽、寒暑、燥濕，四時之化，萬物之變[1]，莫不爲利，莫不爲害。聖人察陰陽之宜，辨萬物之利以便生[2]，故精神安乎形，而年壽得長焉。長也者，非短而續之也，畢其數也[3]。

畢數之務[4]，在乎去害。何謂去害？大甘、大酸、大苦、大辛、大

---

[1] "四時之化"二句：意爲"四時與萬物之變化"，互文見義。

[2] 便生：有利于人的生存。便，有利，有益。

[3] 畢其數：享盡天年。畢，盡。數，壽數，指天年，自然的壽命。

[4] 務：事務，要務。

鹹,五者充形則生害矣。大喜、大怒、大憂、大恐、大哀,五者接神則生害矣[1]。大寒、大熱、大燥、大濕、大風、大霖[2]、大霧,七者動精則生害矣[3]。故凡養生,莫若知本,知本則疾無由至矣。

精氣之集也[4],必有入也[5]。集於羽鳥與爲飛揚[6],集於走獸與爲流行[7],集於珠玉與爲精朗[8],集於樹木與爲茂長,集於聖人與爲夐明[9]。精氣之來也,因輕而揚之[10],因走而行之,因美而良之,因長而養之,因智而明之。

流水不腐,户樞不螻[11],動也。形氣亦然,形不動則精不流,精不流則氣鬱。鬱處頭則爲腫爲風[12],處耳則爲挶爲聾[13],處目則爲䁾爲盲[14],處鼻則爲鼽爲窒[15],處腹則爲張爲疛[16],處足則爲痿爲蹶[17]。

輕水所多禿與癭人[18],重水所多尰與躄人[19],甘水所多好與美

1　接神:與精神交接,謂擾亂精神。

2　霖:連陰雨,久雨。

3　動精:擾動精氣。

4　精氣:陰陽精靈之氣,生命的本源。《易·繫辭上》:“精氣爲物,遊魂爲變,是故知鬼神之情狀。”孔穎達疏:“云精氣爲物者,謂陰陽精靈之氣,氤氲積聚而爲萬物也。”

5　入:進入。此謂進入某物并與之密切結合。

6　集於羽鳥與爲飛揚:謂精氣聚集到鳥類表現爲飛翔。羽鳥,鳥類,飛禽。與,同“歟”。以下“與爲流行”“與爲精朗”“與爲茂長”“與爲夐明”諸句,皆類此。

7　流行:奔行。

8　精朗:精良有光潤。朗,光潤。一說據下文“因美而良之”,當作“良”。

9　夐(xiòng)明:謂智慧高遠明達。夐,遠。

10　因輕而揚之:對應前文“集於羽鳥與爲飛揚”句,謂依着鳥羽之輕的特點而使鳥類飛翔。因,依着,順着。揚,使動用法,使……飛翔。以下“因走而行之”“因美而良之”“因長而養之”“因智而明之”諸句,皆類此,其中的“行”“良”“養”“明”四字亦使動用法。

11　螻:螻蛄,吃農作物嫩莖的害蟲。這裏用作動詞,義爲蛀蝕。

12　腫:指頭腫有沉重感。《素問·厥論》:“巨陽之厥,則腫首頭重。”　　風:指面腫。《素問·平人氣象論》:“面腫曰風。”

13　挶(jú):一種耳病。高誘注:“挶、聾,皆耳疾也。”

14　䁾(miè):眼屎多之病。高誘注:“蔑,眵也。”䁾與蔑古字通。

15　鼽(qiú):鼻流清涕。　　窒:鼻塞不通。

16　張:通“脹”,指腹滿脹痛。　　疛(zhǒu):腹病。

17　蹶(jué):“蹷”的异體字。行走不便跌倒的脚病。

18　所:地方。　　癭:頸部生腫瘤的疾患。

19　尰(zhǒng):足腫病。　　躄(bì):跛脚。《史記·平原君虞卿列傳》:“民家有躄者。”正義:“跛也。”

人[1]，辛水所多疽與痤人[2]，苦水所多尩與傴人[3]。

凡食無彊厚味[4]，無以烈味重酒，是以謂之疾首[5]。食能以時[6]，身必無災。凡食之道，無飢無飽，是之謂五藏之葆[7]。口必甘味[8]，和精端容[9]，將之以神氣[10]。百節虞歡[11]，咸進受氣[12]。飲必小咽，端直無戾[13]。

今世上卜筮禱祠[14]，故疾病愈來。譬之若射者，射而不中，反修於招[15]，何益於中？夫以湯止沸[16]，沸愈不止，去其火則止矣。故巫醫毒藥[17]，逐除治之，故古之人賤之也[18]，爲其末也[19]。

課外閱讀

始生之者，天也；養成之者[20]，人也。能養天之所生而勿攖之[21]，謂之天子。天子之動也，以全天爲故者也[22]，此官之所自立也。立官者，以全生也。今世之惑主，多官

1　好：容貌美麗。　　　美：富態。

2　疽：癰瘡。　　　痤（cuó）：痤瘡，俗稱“粉刺”。

3　尩（wāng）：脊背骨骼彎曲之病。一說類似雞胸之病。　　　傴（yǔ）：駝背。

4　彊：“强”的异體字。這裏是過分的意思。　　　厚味：豐盛肥膩的食物。

5　首：開始。

6　以時：按時。

7　葆：通“寶”。

8　甘：意動用法，以……爲甘美。

9　和精：精神和諧，意謂心平氣和。　　　端容：儀容端正。

10　將：輔助，幫助。　　　神氣：精氣。

11　百節：指全身。　　　虞歡：愉悅歡暢。虞，通“娛”。

12　受氣：謂受納飲食水穀之氣。

13　戾：暴戾，猛烈。此指暴飲暴食。

14　上：通“尚”，崇尚。　　　卜筮（shì）：占卜和算卦。　　　禱祠：向神靈祈禱、祭祀以求福避禍。

15　修：調整。　　　招：箭靶。

16　湯：熱水。

17　毒藥：泛指藥物。

18　古之人：指古人中懂得養生保命的人。　　　賤：意動用法，認爲……淺薄，鄙視。

19　末：末節。

20　養成：養育并使之成長。

21　攖（yīng）：違逆，觸犯。漢代高誘注：“攖，猶戾也。”

22　全天爲故：以順應天性爲事。高誘注：“全，猶順也。天，性也。故，事也。”

而反以害生 [1]，則失所爲立之矣。譬之若修兵者 [2]，以備寇也；今修兵而反以自攻，則亦失所爲修之矣。夫水之性清 [3]，土者抇之 [4]，故不得清；人之性壽，物者抇之，故不得壽。物也者，所以養性也，非所以性養也 [5]。今世之人惑者，多以性養物，則不知輕重也 [6]。不知輕重，則重者爲輕，輕者爲重矣。若此，則每動無不敗。以此爲君，悖；以此爲臣，亂；以此爲子，狂。三者，國有一焉，無幸必亡 [7]。

今有聲於此 [8]，耳聽之必慊，已聽之則使人聾，必弗聽 [9]；有色於此，目視之必慊，已視之則使人盲，必弗視；有味於此，口食之必慊，已食之則使人瘖 [10]，必弗食。是故聖人之於聲色滋味也，利於性則取之，害於性則舍之，此全性之道也。世之貴富者，其於聲色滋味也多惑者，日夜求，幸而得之，則遁焉 [11]；遁焉，性惡得不傷？

萬人操弓，共射一招 [12]，招無不中；萬物章章 [13]，以害一生，生無不傷；以便一生，生無不長 [14]。故聖人之制萬物也，以全其天也。天全則神和矣，目明矣，耳聰矣，鼻臭矣 [15]，口敏矣，三百六十節皆通利矣。若此人者，不言而信，不謀而當 [16]，不慮而得；精通乎天地，神覆乎宇宙；其於物無不受也，無不裹也，若天地然 [17]。上爲天子而不驕，下爲匹夫而不惛 [18]，此之謂全德之人。貴富而不知道，適足以爲患，不如貧賤 [19]。貧賤之致物也難 [20]，雖欲過之奚由？出則以車，入則以輦 [21]，務以自佚，命之曰招蹷之機 [22]；

1　多官：多設立官職。

2　修兵：指建立軍隊。

3　夫：原作“未”，形近而誤。據《四部叢刊》影印明刊本改。

4　抇(gǔ)：“滑”的異體字。攪亂。《集韻》：“滑，亂也。或作抇。”

5　以性養：用生命去追求外物。

6　輕重：高誘注：“輕喻物，重喻身。”

7　無幸：無有幸免。

8　今：假設連詞，假若，如果。王引之《經傳釋詞》：“今，猶若也。”

9　慊(qiè)：滿足，快意。　　已聽之：聽了以後。已，既，已經。一說過分，太過。

10　瘖(yīn)：啞不能言。

11　遁：流逸，沉溺。高誘注：“遁，流逸不能自禁也。”

12　招：箭靶。

13　章章：明美貌。

14　便：利。　　長：長久。

15　臭：同“嗅”，能嗅。

16　謀：謀劃，商量。　　當：正確，妥當。

17　受：承受。　　裹：囊括，包容。

18　惛：通“悶”，憂悶。高誘注：“惛，讀憂悶之悶，義亦然也。”

19　知道：明白養生之道。　　適：恰恰，正好。

20　致物：獲得財物。高誘注：“貧賤無勢，不能致情欲之物，故曰難也。”

21　輦(niǎn)：古代用人挽的車。

22　招蹷：招致痿廢蹷逆之疾。枚乘《七發》：“且夫出輿入輦，命曰蹷痿之機。”《說文》：“蹷，僵也。”

肥肉厚酒，務以自彊[1]，命之曰爛腸之食；靡曼皓齒[2]，鄭、衛之音[3]，務以自樂，命之曰伐性之斧。三患者，貴富之所致也。故古之人有不肯貴富者矣[4]，由重生故也[5]，非誇以名也[6]，爲其實也，則此論之不可不察也。（《吕氏春秋·孟春紀·本生》）

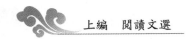

要求

1. 今譯畫橫綫的句子。
2. "今世之人惑者，多以性養物，則不知輕重也"句中，"輕""重"分别指什麽？

1　自彊：謂飽而勉强食之。賈誼《新書·傅職》："飲酒而醉，食肉而飽，飽而彊食。"
2　靡曼皓齒：謂肌膚細柔，牙齒潔白。指美女。
3　鄭、衛之音：春秋戰國時鄭、衛兩國的民間音樂。此泛指淫靡的音樂。
4　肎："肯"的异體字。
5　重生：重視生命，看重生命。
6　誇：虚誇。高誘注："誇，虚也。非以爲輕富貴求虚名也。"

十、秦醫緩和

【導學】　本文節選自《左傳》成公十年和昭公元年，據《十三經注疏》中華書局1980年影印本。《左傳》原名《左氏春秋》，漢代改稱《春秋左氏傳》，簡稱《左傳》，相傳爲春秋末期魯國史官左丘明所作。《左傳》是我國第一部叙事翔實而又完整的編年體史書，同時也是傑出的歷史散文巨著。作爲儒家經典之一，與《公羊傳》《穀梁傳》合稱"春秋三傳"。全書以魯國紀年爲綱，記載了自魯隱公元年（前722）至魯哀公二十七年（前468）間魯國及各國的歷史事件，保存了許多當時社會文化、自然科學等方面的珍貴史料，反映了春秋列國的政治、外交、軍事和文化等方面的情況，是研究中國古代社會很有價值的歷史文獻。現存最早的《左傳》注本爲晋杜預的《春秋經傳集解》，現代注本有楊伯峻的《春秋左傳注》。

　　醫緩的故事，反映了醫緩診斷的準確、治療手段的多樣、當時醫學水平的高度，也揭露了統治者殺害無辜的殘暴行徑。醫和的故事，揭露了統治者荒淫縱欲的腐朽生活，記載了"六氣致病"的病因學説，闡明了人與自然的關係，强調要節制情欲，注重養生，反映出當時醫學的理論水平。兩則選文均爲我國古代醫史的重要資料。

　　（成公十年[1]）晋侯夢大厲[2]，被髮及地[3]，搏膺而踊[4]，曰："殺余孫，不義。余得請於帝矣！"壞大門及寢門而入[5]。公懼，入於室[6]。又壞户[7]。公覺[8]，召桑田巫[9]。巫言如夢。公曰："何如？"曰："不食新矣[10]。"

1　成公十年：公元前581年。
2　晋侯：晋景公姬獳，前599～前581年在位，昏君，聽信讒言，殺害大夫趙同和趙括。厲：惡鬼。
3　被：通"披"，披散。
4　搏：擊打。　　踊：跳躍。
5　大門：宮門。　　寢門：寢宮之門。
6　室：寢宮之内室。
7　户：單扇門。此指室門。
8　覺：醒。此指驚醒。
9　桑田巫：桑田地方之巫者。桑田，屬晋國，今河南靈寶市。巫，巫師。
10　新：指新收穫的麥子。

　　公疾病[1]，求醫於秦，秦伯使醫緩爲之[2]。未至，公夢疾爲二豎子[3]，曰："彼良醫也，懼傷我，焉逃之？"其一曰："居肓之上[4]，膏之下[5]，若我何？"醫至，曰："疾不可爲也。在肓之上，膏之下，攻之不可[6]，達之不及[7]，藥不至焉，不可爲也。"公曰："良醫也。"厚爲之禮而歸之。

　　六月丙午[8]，晉侯欲麥，使甸人獻麥[9]，饋人爲之[10]。召桑田巫，示而殺之。將食，張[11]，如廁[12]，陷而卒。小臣有晨夢負公以登天[13]，及日中[14]，負晉侯出諸廁，遂以爲殉[15]。

　　（昭公元年[16]）晉侯求醫於秦[17]，秦伯使醫和視之[18]。曰："疾不可爲也。是謂近女室，疾如蠱[19]。非鬼非食，惑以喪志。良臣將死，天命不祐[20]。"公曰："女不可近乎？"對曰："節之[21]。先王之樂，所以節

1　疾病：患重病。

2　秦伯：秦桓公，前 603～前 577 年在位。　　醫緩：秦國醫生，名緩。

3　二豎子：兩個兒童，簡稱"二豎"。後人用以稱疾病，本此。豎，"竪"的異體字。

4　肓：膈膜。杜預注："肓，鬲也。"

5　膏：杜預以爲心下爲膏。孔穎達疏："此膏，謂連心脂膏也。"

6　攻：指用灸法治療。

7　達：指用針法治療。

8　六月：周曆六月，即夏曆四月。杜預注："周六月，今四月，麥始熟。"　　丙午：丙午日，即初七。干支記日。

9　甸人：古官名。諸侯有籍田百畝，甸人主管籍田，并供給野物。

10　饋人：爲諸侯主持飲食之官。

11　張：通"脹"。杜預注："張，腹滿也。"

12　如：往，到……去。

13　小臣：宦官。宮內服侍之臣。

14　日中：正午。

15　殉：陪葬。

16　昭公元年：公元前 541 年。

17　晉侯：晉平公，名彪，前 557～前 532 年在位，是個荒淫無度的昏君。

18　秦伯：秦景公，前 576～前 537 年在位。　　醫和：秦國醫生。

19　"是謂"兩句：孔穎達云："女在房室，故以室言之。是謂近女室，說此病之由，由近女室爲此病也。"段玉裁斷作"是謂近女室疾，如蠱"。王念孫謂"室"乃"生"之誤，當斷作"是謂近女，生疾如蠱"。蠱，惑疾。指心志惑亂的病。多爲宴寢過度，沉迷於嗜欲所致。

20　"良臣"兩句：謂良臣不匡救君過，故將死而不爲天所佑。良臣，指當時晉國大夫趙孟。

21　節：節制。

百事也,故有五節[1]。遲速本末以相及[2],中聲以降[3],五降之後[4],不容彈矣。於是有煩手淫聲[5],慆堙心耳[6],乃忘平和[7],君子弗聽也。物亦如之[8],至於煩,乃舍也已,無以生疾。君子之近琴瑟[9],以儀節也[10],非以慆心也。天有六氣[11],降生五味,發爲五色[12],徵爲五聲[13]。淫生六疾[14]。六氣曰陰、陽、風、雨、晦、明也。分爲四時[15],序爲五節[16],過則爲菑[17]。陰淫寒疾,陽淫熱疾,風淫末疾[18],雨淫腹疾[19],晦淫惑疾[20],明淫心疾[21]。女,陽物而晦時[22],淫則生內熱惑蠱之疾。今君不節不時[23],能無及此乎?"

出,告趙孟[24]。趙孟曰:"誰當良臣?"對曰:"主是謂矣[25]。主相

---

1 五節:指宮、商、角、徵、羽五聲之節奏。杜預注:"五聲之節。"

2 "遲速"句:謂五聲或快或慢,自本至末遞相連及。相及,相連。

3 "中聲"句:謂五聲調和而得中和之聲,然後降于無聲。中聲,指和諧的樂音。

4 五降:五聲皆降。

5 煩手:指奏樂的手法繁複混亂。　　淫聲:不正之聲。

6 慆堙(tāo yīn)心耳:慆心堙耳。使心惑亂,使耳充塞。慆,淫。堙,塞。均爲使動用法。

7 平和:平正和諧。

8 "物亦"句:百事也是如此。杜預注:"言百事皆如樂,不可失節。"

9 琴瑟:古代樂器,琴和瑟。此指音樂。一說喻女色。

10 以儀節:用禮儀節制。

11 六氣:指下文的陰、陽、風、雨、晦、明。

12 發:現,表現。

13 徵:證明,證驗。

14 淫:过度。

15 四時:孔穎達以爲春、夏、秋、冬。一說指一日之朝晝夕夜。

16 序:按次序排列。　　五節:杜預謂五行之節。一說似應爲五聲之節。

17 菑:"灾"的异體字。

18 末疾:四肢疾患。杜預注:"末,四支也。"

19 腹疾:腸胃疾病。

20 晦:夜晚。

21 明:白晝。　　心疾:心勞疲憊的疾病。

22 "陽物"句:杜預注:"女常隨男,故言陽物。家道常在夜,故言晦時。"陽物,意爲陽之物。陽,此指男性。

23 節:節制。　　不時:指近女不分晦明。時,按時。

24 趙孟:即趙武,亦稱趙文子。趙盾之孫,趙朔之子,爲趙氏後嗣,晋大夫。

25 主是謂:謂主,説的是主君您。賓語前置。主,此稱趙孟。主,主君,均大夫之敬稱。《左傳·昭公二十九年》:"齊侯使高張來唁公,稱主君。子家子曰:齊卑君矣!"

晉國[1]，於今八年，晉國無亂，諸侯無闕[2]，可謂良矣。和聞之：國之大臣，榮其寵禄[3]，任其大節[4]；有菑禍興，而無改焉，必受其咎。今君至於淫以生疾，將不能圖恤社稷[5]，禍孰大焉？主不能禦[6]，吾是以云也。”趙孟曰：“何謂蠱？”對曰：“淫溺惑亂之所生也。於文[7]，皿蟲爲蠱[8]。穀之飛亦爲蠱[9]。在《周易》，女惑男、風落山謂之蠱[10]。皆同物也[11]。”趙孟曰：“良醫也。”厚其禮而歸之。

課外閱讀

景公[12]病水臥十數日夜夢與二日鬬不勝晏子朝公曰夕者吾夢與二日鬬而寡人不勝我其死乎晏子對曰請召占夢者立於閨使人以車迎占夢者至曰曷爲見召晏子曰夜者公夢與二日鬬不勝恐必死也故請君占夢是所爲也占夢者曰請反具書[13]晏子曰毋反書公所病者陰也日者陽也一陰不勝二陽故病將已以是對占夢者入公曰寡人夢與二日鬬而不勝寡人死乎占夢者對曰公之所病陰也日者陽也一陰不勝二陽公病將已居三日公病大愈公且賜占夢者占夢者曰此非臣之力晏子教臣也公召晏子且賜之晏子曰占夢者以臣之言對故有益也使臣言之則不信矣此占夢者之力也臣無功焉公兩賜之曰以晏子不奪人之功以占夢者不蔽人之能（《晏子春秋·内篇雜下》）

1　相：輔佐。

2　闕：通“缺”。

3　寵禄：恩寵與利禄。

4　大節：指關係國家安危存亡之大事。

5　圖恤：謀慮顧及。

6　禦：阻止。

7　文：字。

8　“皿蟲”句：“蠱”，會意字。“皿”字上邊加一“蟲”字，便是“蠱”字。杜預注：“皿，器也。器受蟲害者爲蠱。”

9　“穀之飛”句：穀物積久或受濕熱而生的飛蟲也叫蠱。《論衡·商蟲》：“穀蟲曰蠱，蠱若蛾矣。”

10　在《周易》兩句：意爲在《周易》中，長女迷惑少男，勁風吹落山樹枝葉叫作蠱。蠱，卦名，卦象爲䷑。杜預注：“巽下艮上，蠱。巽爲長女，爲風；艮爲少男，爲山。少男而説長女，非匹，故惑。山木得風而落。”

11　同物：同類。指對“蠱”的三種解説，意義都屬同一類。

12　景公：齊景公，春秋時齊國君，名杵臼，前547~前490年在位。

13　具：一本作“其”，當從。

要求

1. 爲上文標點。
2. 解釋畫橫綫詞語。
3. 文意理解：晏子因何要借占夢者之口表達自己的判斷？

十一、扁鵲傳

【導學】 本文節選自《史記·扁鵲倉公列傳》，據 1959 年中華書局校點本。作者司馬遷（約前 145～前 86），字子長，夏陽（今陝西韓城）人，西漢傑出的歷史學家和文學家。他少而好學，壯而遍遊全國，後繼承其父司馬談任太史令。因替投降匈奴的李陵辯解而獲罪，下獄受腐刑。出獄後任中書令，遂忍辱含垢，發憤著述。《史記》是我國第一部紀傳體通史，記載上自黃帝、下至漢武帝長達三千多年的歷史。分十二本紀、十表、八書、三十世家、七十列傳，共一百三十篇。善於以簡練生動的語言塑造人物形象，刻畫人物性格。魯迅評價它爲"史家之絕唱，無韵之離騷"。爲《史記》作注者多家，今存南北朝宋裴駰《史記集解》、唐司馬貞《史記索隱》、張守節《史記正義》。

本傳綜合歷代傳聞，選取典型事迹，塑造了扁鵲這一在歷史上享有盛譽、深受人民愛戴的古代名醫形象。扁鵲具有豐富的醫療經驗，擅長各科，精于脉學和望診，能隨俗爲醫。文中提出的"六不治"思想，影響至今。

　　扁鵲者[1]，勃海郡鄭人也[2]，姓秦氏[3]，名越人。少時爲人舍長[4]。舍客長桑君過[5]，扁鵲獨奇之[6]，常謹遇之[7]。長桑君亦知扁

1　扁鵲：戰國時期的名醫，秦越人。
2　"勃海"句：據下文"言臣齊勃海秦越人也，家在於鄭"，乃是齊勃海人而曾家于鄭。郡，衍文。關于此句歷來有分歧。晋代徐廣曰："'鄭'當爲'鄚'。鄚，縣名，今屬河間。"唐代司馬貞《索隱》亦曰："勃海無鄭縣，當作鄚縣，音莫，今屬河間。"按《說文》："鄚，涿郡縣。"亦不屬勃海郡。清代張文虎《史記劄記》駁之曰："扁鵲時未置勃海郡。據下文，乃齊人而家于鄭。'鄭'字非誤。"西漢揚雄《法言》："扁鵲，盧人也，而醫多盧。"盧，齊地，在今山東長清境。
3　姓秦氏：姓秦。上古"姓""氏"有別。姓爲族號，氏是姓的支系。秦漢以後，姓、氏不分，或言姓，或言氏，或兼言姓氏，故有"姓秦氏"之稱。
4　舍長：客館的主管人。舍，客館，接待賓客之處。
5　長桑君：長桑，複姓。君，尊稱之詞。　　過：至，到達。此指到客館住宿。
6　奇之：認爲他奇特。
7　謹：恭敬。　　遇：接待。

鵲非常人也。出入十餘年，乃呼扁鵲私坐[1]，閒與語曰[2]："我有禁方[3]，年老，欲傳與公，公毋泄。"扁鵲曰："敬諾[4]。"乃出其懷中藥予扁鵲："飲是以上池之水三十日[5]，當知物矣[6]。"乃悉取其禁方書盡與扁鵲。忽然不見，殆非人也[7]。扁鵲以其言飲藥三十日，視見垣一方人[8]。以此視病，盡見五藏癥結[9]，特以診脈爲名耳。爲醫或在齊[10]，或在趙。在趙者名扁鵲。

　　當晉昭公時[11]，諸大夫彊而公族弱[12]，趙簡子爲大夫[13]，專國事[14]。簡子疾，五日不知人，大夫皆懼，於是召扁鵲。扁鵲入，視病，出，董安于問扁鵲[15]，扁鵲曰："血脈治也[16]，而何怪[17]！昔秦穆公嘗如此[18]，七日而寤[19]。今主君之病與之同[20]，不出三日必閒[21]。"居二日半，簡子寤。

1　私坐：避開衆人而坐。謂私下見面。

2　閒(jiàn)：同"間"，私下，悄悄地。

3　禁方：秘方。指不公開的方術。

4　敬諾：猶言"遵命"。諾，應答之聲，表示同意。

5　是：此。指懷中藥。　　上池之水：未曾沾及地面的水。《史記正義佚文輯校》："謂以器物高承天露之水飲藥也。"《本草綱目·半天河》："上池水，陶弘景曰：此竹籬頭水及空樹穴中水也。"

6　當知物：當見怪异。指視力超常。司馬貞《索隱》曰："當見鬼物也。"

7　殆：大概。

8　垣(yuán)：牆。　　一方：另一邊，另一面。

9　癥結：腹中結塊。此泛指疾病所在。

10　爲醫：行醫。　　或：有時。

11　當：值，在。　　晉昭公：春秋時晉國國君，姓姬，名夷，前531～前526年在位。《史記·趙世家》載趙簡子疾在晉定公十一年(前501)。

12　大夫：官階名。春秋時，諸侯國國君以下分三等，即卿、大夫、士。　　彊："强"的异體字。公族：又稱公姓。諸侯國國君的家族。

13　趙簡子：即趙鞅，又名孟。本姓嬴，與秦國國君同祖，因先人封于趙，故以趙爲姓，數世爲晉國正卿。簡子是謚號。按趙簡子專國事，在晉頃公和定公年間，而非昭公之時。

14　專：專擅，獨攬。

15　董安于：趙簡子的家臣。亦作"董安閼"。

16　治：正常，與"亂"相對。

17　而：你。　　何怪：驚怪什麼。

18　秦穆公：春秋時秦國國君，嬴姓，名任好，前659～前621年在位，是春秋五霸之一。

19　寤(wù)：醒。

20　主君：對大夫的敬稱。此指趙簡子。

21　閒：病愈。

　　其後扁鵲過虢[1]。虢太子死，扁鵲至虢宮門下，問中庶子喜方者曰[2]：“太子何病，國中治穰過於衆事[3]?”中庶子曰：“太子病血氣不時[4]，交錯而不得泄，暴發於外，則爲中害[5]。精神不能止邪氣[6]，邪氣畜積而不得泄[7]，是以陽緩而陰急[8]，故暴蹶而死[9]。”扁鵲曰：“其死何如時?”曰：“雞鳴至今[10]。”曰：“收乎[11]?”曰：“未也，其死未能半日也。”“言臣齊勃海秦越人也，家在於鄭，未嘗得望精光[12]，侍謁於前也。聞太子不幸而死，臣能生之。”中庶子曰：“先生得無誕之乎[13]? 何以言太子可生也? 臣聞上古之時，醫有俞跗[14]，治病不以湯液醴灑[15]、鑱石撟引[16]、案扤毒熨[17]，一撥見病之應[18]，因五藏之輸[19]，

1　虢（guó）：古國名。公元前 11 世紀周分封的諸侯國，姬姓。

2　“中庶子”句：愛好方術的中庶子。中庶子，古代官名，負責諸侯卿大夫的庶子的教育管理。漢以後爲太子的屬官。

3　國：指國都，都城。　　治：舉行。　　穰：通“禳”，祛邪求福的祭祀。

4　不時：失常，不按時運行。

5　中害：內臟受害。中，中臟，古人謂內臟爲中臟。

6　精神：此指正氣。

7　畜積：積聚。畜，同“蓄”。

8　陽緩而陰急：陽氣衰微而陰邪熾盛。

9　暴蹶：突然昏倒不省人事的病證。蹶，通“厥”，厥逆之證。

10　雞鳴：古代時段名，即丑時（相當于凌晨 1～3 時）。

11　收：收殮。

12　得：能。　　精光：指面部神采。猶“尊顏”“尊容”。

13　得無：莫非是，該不是。表示推測語氣。　　誕：欺騙。《史記正義佚文輯校》：“誕，欺也。”

14　俞跗：相傳爲黃帝時名醫。又作踰跗、俞附、榆柎、臾附等。

15　湯液：湯劑。　　醴灑（shī）：酒劑。醴，甜酒。灑，通“釃”，濾過的酒。按：宋張杲《醫説》引作“醪醴”。《素問》有“湯液醪醴論”。

16　鑱（chán）石：石針。鑱，古代有鑱針，爲九針之一。　　撟（jiǎo）引：導引。撟，舉起。引，引伸。

17　案扤：指推拿、按摩療法。案，通“按”。扤，當作“抏”。《史記索隱》：“抏，音玩，亦謂按摩而玩弄身體使調也。”宋代婁機《班馬字類》、清代《康熙字典》、民國年間《中華大字典》所引并同，均作“抏”。音義同“玩”。　　毒熨（wèi）：用藥物加熱熨貼。毒，指藥物。熨，一種熱敷療法。

18　撥：診察。　　應：反應。此指證候。

19　因：依循。　　輸：通“腧”，腧穴。

乃割皮解肌，訣脈結筋[1]，搦髓腦[2]，揲荒爪幕[3]，湔浣腸胃[4]，漱滌五藏，練精易形[5]。先生之方能若是，則太子可生也；不能若是，而欲生之，曾不可以告咳嬰之兒[6]！"終日[7]，扁鵲仰天歎曰："夫子之爲方也，若以管窺天[8]，以郄視文[9]。越人之爲方也，不待切脈、望色、聽聲、寫形[10]，言病之所在。聞病之陽，論得其陰[11]；聞病之陰，論得其陽。病應見於大表[12]，不出千里，決者至衆[13]，不可曲止也[14]。子以吾言爲不誠，試入診太子，當聞其耳鳴而鼻張，循其兩股[15]，以至於陰[16]，當尚温也。"中庶子聞扁鵲言，目眩然而不瞚[17]，舌撟然而不下[18]，乃以扁鵲言入報虢君。

虢君聞之大驚，出見扁鵲於中闕[19]，曰："竊聞高義之日久矣[20]，然未嘗得拜謁於前也。先生過小國，幸而舉之[21]，偏國寡臣幸甚[22]，

---

1 訣脈：疏通脉絡。訣，通"決"，疏導。《華佗別傳》："令弟子數人以鈹刀決脈。"　　結筋：連結筋脉。

2 搦(nuò)：按治，按摩。

3 揲(shé)荒：按治膏肓。揲，持，引申爲按治。荒，通"肓"，指膏肓。　　爪幕：疏理膈膜。爪，同"抓"，疏理。幕，通"膜"，指橫膈膜。

4 湔(jiān)浣：洗滌。下句"漱滌"義同此。

5 練精易形：修煉精氣，矯易形體。古代修道之術。《漢武内傳》："愛精握固，閉氣吞液，氣化爲血，血化爲精，精化爲液，液化爲骨。行之不倦，一年易氣，二年盈血，三年盈脈，四年肉，五年易髓，六年易筋，七年易骨，八年易髮，九年易形。形變化則道成，道成則位爲仙人。"

6 曾(zēng)：簡直。　　咳(hái)嬰：剛會笑的嬰兒。咳，古又作"孩"，嬰兒笑。

7 終日：許久，好久。

8 以管窺天：比喻見識狹窄。語出《莊子·秋水》。

9 郄(xì)：同"郤"，通"隙"，縫隙。　　文：同"紋"。

10 寫形：審察病人的體態。寫，描摹，此指審察。

11 陽：陽分，指外表症狀。　　陰：陰分，指内在病機。

12 病應：疾病的反應。指證候。　　見：同"現"。　　大表：體表。

13 決者：謂決斷疾病的方法。決，"决"的异體字。

14 不可曲止：意爲不能一一盡述。曲，詳盡。止，已。司馬貞《索隱》："止，語助也。不可委曲具言。"

15 循：通"揗"。撫摸。

16 陰：指陰部。

17 眩(xuàn)然：眼睛昏花貌。　　瞚："瞬"的异體字。眨眼。

18 撟然：翹起貌。

19 中闕(què)：宮廷的中門。闕，宮廷前兩側對稱的門樓，又爲宮門的代稱。

20 竊：猶言"私下"。　　高義：崇高的義行。

21 舉：救助。

22 寡臣：指虢太子。馬叙倫《讀書續記》卷一："偏國寡臣幸甚，此虢君對扁鵲稱太子也。"

有先生則活,無先生則棄捐填溝壑[1],長終而不得反[2]。"言未卒,因噓唏服臆[3],魂精泄橫[4],流涕長潸[5],忽忽承睫[6],悲不能自止,容貌變更。扁鵲曰:"若太子病,所謂尸蹷者也[7]。太子未死也。"扁鵲乃使弟子子陽厲鍼砥石[8],以取外三陽五會[9]。有閒[10],太子蘇。乃使子豹爲五分之熨[11],以八減之齊和煮之[12],以更熨兩脅下[13]。太子起坐。更適陰陽[14],但服湯二旬而復故[15]。故天下盡以扁鵲爲能生死人[16]。扁鵲曰:"越人非能生死人也,此自當生者,越人能使之起耳[17]。"

扁鵲過齊,齊桓侯客之[18]。入朝見,曰:"君有疾在腠理[19],不治將深。"桓侯曰:"寡人無疾。"扁鵲出,桓侯謂左右曰:"醫之好利也,欲以不疾者爲功。"後五日,扁鵲復見,曰:"君有疾在血脈,不治恐深。"桓侯曰:"寡人無疾。"扁鵲出,桓侯不悅。後五日,扁鵲復見,

---

1　"棄捐"句:"死"的婉辭。《釋名・釋喪制》:"不得埋曰棄,謂棄之於野也。不得其屍曰捐,捐於他境也。"壑(hè),山溝。

2　長終:永遠死去。終,死。　　反:同"返",此指回生。

3　噓唏:悲咽抽泣聲。亦作"歔欷"。　　服臆(bì yì):亦作"愊臆""腷臆""愊抑"。因哀憤憂傷而氣滿鬱結。

4　魂精:精神。　　泄:散失。　　橫:錯亂。

5　涕:淚。　　潸(shān):淚流貌。

6　忽忽:淚珠滾動貌。　　承睫(jié):謂淚珠挂在睫毛上。承,承接。睫,"睫"的异體字。

7　尸蹷:古病名,一種假死的病證。突然昏仆,其狀如尸。蹷,通"厥"。《傷寒論・平脈法》:"尸厥者,爲其從厥而生,形無所知,其狀如尸,故名尸厥。"

8　厲鍼砥石:磨礪針石。厲,同"礪"。砥,磨刀石。用作動詞,磨。

9　三陽五會:即百會穴。

10　有閒:不久。

11　五分之熨:用藥物熨病,使温暖之氣深入體内五分的熨法。

12　八減之齊:古方劑名,今不傳。齊,同"劑"。

13　更(gēng):交替,輪流。

14　更(gèng)適陰陽:謂再調整體内的陰陽,使其恢復平衡。更,再。適,調適。

15　但:衹是,僅僅。　　復故:猶"復原"。

16　生死人:使死人復生。

17　起:病愈。

18　齊桓侯:春秋戰國時先後有兩個齊桓公。一是春秋五霸之一齊桓公小白,前685～前643年在位;一是戰國時齊桓公田午,前374～前357年在位。另《韓非子・喻老》作"蔡桓侯"。　　客之:把他當作客人。

19　腠理:此指皮膚肌肉之間。

曰："君有疾在腸胃間，不治將深。"桓侯不應。扁鵲出，桓侯不悦。後五日，扁鵲復見，望見桓侯而退走[1]。桓侯使人問其故。扁鵲曰："疾之居腠理也，湯熨之所及也；在血脈，鍼石之所及也；其在腸胃，酒醪之所及也[2]；其在骨髓，雖司命無奈之何[3]！今在骨髓，臣是以無請也[4]。"後五日，桓侯體病[5]，使人召扁鵲，扁鵲已逃去。桓侯遂死。

使聖人預知微，能使良醫得蚤從事，則疾可已[6]，身可活也。人之所病[7]，病疾多；而醫之所病，病道少。故病有六不治：驕恣不論於理，一不治也；輕身重財[8]，二不治也；衣食不能適，三不治也；陰陽并[9]，藏氣不定[10]，四不治也；形羸不能服藥[11]，五不治也；信巫不信醫，六不治也。有此一者，則重難治也[12]。

扁鵲名聞天下。過邯鄲[13]，聞貴婦人[14]，即爲帶下醫[15]；過雒陽[16]，聞周人愛老人[17]，即爲耳目痺醫[18]；来入咸陽[19]，聞秦人爱小兒，即爲小兒醫：隨俗爲變。秦太醫令李醯自知伎不如扁鵲也[20]，使人

1　走：跑。

2　酒醪（láo）：酒劑。

3　司命：古代傳説中掌管人的生命之神。　　無奈之何：不能對它怎麽樣。

4　無請：不再請求治病。請，請求。

5　體病：身體病重。

6　已：痊愈。

7　病：擔憂，憂慮。下文三個"病"義同此。

8　輕身重財：以身爲輕，以財爲重。輕、重，皆意動用法。

9　陰陽并：指陰陽偏勝，血氣錯亂。《素問·調經論》："血氣未并，五藏安定……陰與陽并，血氣以并，病形以成。"張介賓注："并，偏聚也。"

10　藏氣不定：謂臟腑精氣不安和，失去正常功能。

11　形羸：形體瘦弱。羸，瘦弱。

12　重（zhòng）：甚，非常。

13　邯鄲：趙國的都城，在今河北邯鄲市西南。

14　貴：尊重。

15　帶下醫：婦科醫生的古稱。帶下，帶脈以下，婦女所患多爲經血帶產諸病，故名。

16　雒（luò）陽：即洛陽，東周王都所在地。在今河南洛陽市。雒，同"洛"。

17　周人：指當時洛陽一帶的人。

18　耳目痺醫：老年病以耳目之疾及痺證居多，故稱。

19　咸陽：秦國國都，在今陝西咸陽市一帶。

20　太醫令：秦制，主管醫藥的官員叫太醫令、丞。　　李醯（xī）：人名。

刺殺之。至今天下言脈者，由扁鵲也[1]。

課外閱讀

太倉公者，齊太倉長[2]，臨菑人也[3]，姓淳于氏，名意。少而喜醫方術。高后八年[4]，更受師同郡元里公乘陽慶[5]。慶年七十餘，無子，使意盡去其故方，更悉以禁方予之，傳黃帝、扁鵲之脈書，五色診病，知人死生，決嫌疑，定可治，及藥論，甚精。受之三年，爲人治病，決死生多驗。然左右行游諸侯[6]，不以家爲家，或不爲人治病，病家多怨之者。文帝四年中[7]，人上書言意，以刑罪當傳西之長安[8]。意有五女，隨而泣。意怒，罵曰：“生子不生男，緩急無可使者！”於是少女緹縈傷父之言，乃隨父西，上書曰：“妾父爲吏，齊中稱其廉平，今坐法當刑。妾切痛死者不可復生，而刑者不可復續，雖欲改過自新，其道莫由，終不可得。妾願入身爲官婢，以贖父之刑罪，使得改行自新也。”書聞，上悲其意，此歲中亦除肉刑法。

意家居，詔召問所爲治病死生驗者幾何人也，主名爲誰。臣意對曰：

齊中大夫病齲齒[9]，臣意灸其左大陽明脈，即爲苦參湯，日嗽三升，出入五六日，病已。得之風，及臥開口，食而不嗽。

菑川王美人懷子而不乳[10]，来召臣意。臣意往，飲以莨蕩藥一撮[11]，以酒飲之，旋乳。臣意復診其脈，而脈躁。躁者，有餘病，即飲以硝石一齊，出血，血如豆，比五六枚。

齊王黃姬兄黃長卿家有酒召客，召臣意。諸客坐，未上食。臣意望見王后弟宋

1　由：從，遵循。

2　齊太倉長：齊國都城糧倉的主管。太倉，都城儲糧的大倉。

3　臨菑(zī)：齊國都城。今山東臨淄。

4　高后八年：公元前 180 年。高后，漢高祖劉邦之妻吕雉。其子惠帝劉盈死後，她臨朝專政八年。

5　元里：地名。　　　　公乘：秦漢時爵位名，爲第八爵。

6　“然左右”句：據本傳下文“故移名數左右，不修家生，出行遊國中”，是“左右”前當有“移名數”三字。《史記正義》曰：“以名籍屬左右之人。”顏師古《漢書》注曰：“名數，謂户籍也。”

7　文帝四年：即公元前 176 年。文帝，漢文帝劉恒。按據《史記·孝文本紀》載，淳于公有罪當刑在文帝十三年夏五月，非文帝四年。

8　傳：傳乘。指押送、遞解。　　　西之長安：往西到長安去。之，往。

9　齲(qǔ)齒：牙齒由侵蝕而出現的空洞，俗名蟲牙。

10　菑川王：菑川國王。菑川國爲漢代的封國，在今山東壽光一帶。　　　美人：漢代嬪妃的稱號。
　　不乳：指難產。乳，生產。《史記正義佚文輯校》：“人及鳥生子曰乳。乳曰產。”

11　莨蕩(làng dàng)：藥名，即莨菪。有解痙、鎮靜作用。蕩，“菪”的異體字。

建，告曰：“君有病，往四五日，君要脊痛[1]，不可俛仰，又不得小溲。不亟治，病即入濡腎[2]。及其未舍五藏，急治之。病方今客腎濡，此所謂腎痹也。”宋建曰：“然，建故有要脊痛。往四五日，天雨，黄氏諸倩見建家京下方石[3]，即弄之，建亦欲效之，效之不能起，即復置之。暮，要脊痛，不得溺，至今不愈。”建病得之好持重。所以知建病者，臣意見其色，太陽色乾[4]，腎部上及界要以下者枯四分所，故以往四五日知其發也。臣意即爲柔湯使服之，十八日所而病愈。

臣意曰：他所診期決死生及所治已病衆多，久頗忘之，不能盡識，不敢以對。

問臣意：“所診治病，病名多同而診異，或死或不死，何也？”對曰：“病名多相類，不可知，故聖人爲之脈法，以起度量，立規矩，縣權衡，案繩墨，調陰陽，別人之脈各名之，與天地相應，參合於人，故乃別百病以異之。有數者能異之[5]，無數者同之。然脈法不可勝驗，診疾人以度異之[6]，乃可別同名，命病主在所居[7]。今臣意所診者，皆有診籍[8]，所以別之者，臣意所受師方適成，師死，以故表籍所診，期決死生，觀所失所得者合脈法，以故至今知之。”

太史公曰：女無美惡，居官見妒；士無賢不肖，入朝見疑。故扁鵲以其伎見殃，倉公乃匿迹自隱而當刑。緹縈通尺牘[9]，父得以後寧。故老子曰：“美好者，不祥之器。”豈謂扁鵲等邪？若倉公者，可謂近之矣。（司馬遷《史記·扁鵲倉公列傳》）

![要求]

1. 閱讀上文，了解淳于意創立的我國現存最早的醫案——診籍。
2. 文意理解：司馬遷因何而发出末段的感慨？

---

1 要：同“腰”。

2 濡腎：染及腎臟。濡，浸染。

3 京：倉庫。

4 太陽：疑指“顳顬（niè rú）”，在眼眶的外後方。一説：當爲“大腸”。大腸經的色診部位在面部中央。

5 數：謂方術。

6 度：尺度。指診斷的標準。

7 命：指稱謂。　病主：即病家。《診籍》中俱載病家姓名里居。

8 診籍：診病的記録簿册。類似今之醫案、病史。

9 通尺牘：謂上書。通，傳達、傳遞。尺牘，本指寫上詔書的木板，長一尺一寸，簡稱尺牘。後指書信。

十二、華佗傳

【導學】 本文選自《三國志·魏書·方技傳》，據 1959 年中華書局校點本。作者陳壽(233～297)，字承祚，巴西安漢(今四川南充)人，曾在蜀漢和晉初任觀閣令史和著作郎。《三國志》記事較翔實，反映魏、蜀、吳三國鼎立錯綜複雜的政治形勢，對曹操、諸葛亮等在歷史上曾起過積極作用的人物，評價比較公允。南朝劉宋裴松之援引大量資料爲之作注，彌補了原著史料簡略的不足。

本文記載了東漢末年傑出醫學家華佗的醫學及教育成就。他曉養生，善針灸，精方藥，醫術全面，尤長于外科，發明"麻沸散"，創造"五禽戲"，教育出兩位優秀的弟子，反映了我國古代醫學又達到一個新的高度。華佗最後因不願專門侍奉曹操而被殺。本文文筆質樸簡練，字裏行間表達了惋惜之情。

華佗，字元化，沛國譙人也[1]，一名旉[2]。遊學徐土[3]，兼通數經[4]。沛相陳珪舉孝廉[5]，太尉黃琬辟[6]，皆不就。曉養性之術，時人以爲年且百歲，而貌有壯容。又精方藥，其療疾，合湯不過數種，心解分劑[7]，不復稱量，煮熟便飲，語其節度[8]，舍去輒愈。若當灸，不過一兩處，每處不過七八壯[9]，病亦應除。若當針，亦不過一兩處，

1　沛國：漢代分封的一個王國，在今安徽、江蘇、河南三省交界處，治所在宿縣。　　譙(qiáo)：沛國縣名，今安徽亳(bó)州市。

2　旉：同"敷"。

3　遊學：外出求學。　　徐土：今徐州一帶。土，地。

4　經：指儒家經典，如《詩》《書》《易》《禮》《春秋》等。

5　沛相：沛國的相。漢制，王國設相，由朝廷直接委派，掌握王國政事。　　陳珪：字漢瑜，下邳(今江蘇邳州市)人。　　孝廉：漢代選舉人才的科目。孝指孝子，廉指廉潔之士。後合稱孝廉。

6　太尉：官名。漢代掌握軍權的最高長官。　　黃琬：字子琰，江夏安陸(今湖北安陸)人，漢靈帝中平六年至獻帝初平元年(189～190)任太尉。　　辟(bì)：徵召。

7　分劑：指合湯的藥物分量和藥物配伍的比例。

8　節度：指服藥的注意事項。

9　壯：量詞。艾灸時，一灼爲一壯。

下針言“當引某許，若至，語人”，病者言“已到”，應便拔針，病亦行差[1]。若病結積在內，針藥所不能及，當須刳割者[2]，便飲其麻沸散，須臾便如醉死，無所知，因破取。病若在腸中，便斷腸湔洗，縫腹膏摩，四五日差，不痛，人亦不自寤，一月之間，即平復矣。

　　故甘陵相夫人有娠六月[3]，腹痛不安，佗視脈，曰：“胎已死矣。”使人手摸知所在，在左則男，在右則女。人云“在左”，於是為湯下之，果下男形，即愈。

　　縣吏尹世苦四支煩[4]，口中乾，不欲聞人聲，小便不利。佗曰：“試作熱食，得汗則愈；不汗，後三日死。”即作熱食，而不汗出。佗曰：“藏氣已絕於內[5]，當啼泣而絕。”果如佗言。

　　府吏兒尋、李延共止[6]，俱頭痛身熱，所苦正同。佗曰：“尋當下之，延當發汗。”或難其異，佗曰：“尋外實，延內實[7]，故治之宜殊。”即各與藥，明旦並起。

　　鹽瀆嚴昕與數人共候佗[8]，適至，佗謂昕曰：“君身中佳否？”昕曰：“自如常[9]。”佗曰：“君有急病見於面，莫多飲酒。”坐畢歸，行數里，昕卒頭眩墮車[10]，人扶將還，載歸家，中宿死[11]。

　　故督郵頓子獻得病已差[12]，詣佗視脈，曰：“尚虛，未得復，勿為勞事[13]，御內即死。臨死，當吐舌數寸。”其妻聞其病除，從百餘里來省之，止宿交接，中間三日發病，一如佗言。

1　行：立即。　　差：同“瘥”，病愈。
2　刳（kū）：剖開。
3　甘陵：縣名。故址在今山東臨清東。
4　苦：患。　　支：同“肢”。
5　藏氣：五臟功能。藏，同“臟”。
6　府吏：郡府中的小吏。　　兒：同“倪”，姓氏。　　止：居住。
7　“尋外實”二句：當作“尋內實，延外實”。《太平御覽·醫二》《類證普濟本事方》卷九引此均作“尋內實，延外實”。北宋龐安時《傷寒總病論》卷六《解華佗內外實》稱：“某疑陳壽誤用內、外字，非華佗本意也。”是宋代已有誤者。
8　鹽瀆：縣名。故址在今江蘇鹽城西北。
9　自如常：猶“自如”“自若”。像原來一樣。
10　卒（cù）：通“猝”。突然。
11　中宿：半夜。
12　督郵：官名。漢置。為郡守佐吏，掌督察糾舉所領縣違法之事。
13　勞事：房勞之事。下文“御內”“交接”義同此。

　　督郵徐毅得病，佗往省之。毅謂佗曰："昨使醫曹吏劉租針胃管訖[1]，便苦欬嗽，欲臥不安。"佗曰："刺不得胃管，誤中肝也，食當日減，五日不救。"遂如佗言。

　　東陽陳叔山小男二歲得疾[2]，下利常先啼，日以羸困。問佗，佗曰："其母懷軀[3]，陽氣内養，乳中虛冷，兒得母寒，故令不時愈[4]。"佗與四物女宛丸，十日即除。

　　彭城夫人夜之廁[5]，蠆螫其手[6]，呻呼無賴[7]。佗令溫湯近熱，漬手其中，卒可得寐[8]，但旁人數爲易湯，湯令煖之[9]，其旦即愈。

　　軍吏梅平得病，除名還家，家居廣陵[10]，未至二百里，止親人舍。有頃，佗偶至主人許，主人令佗視平，佗謂平曰："君早見我，可不至此。今疾已結，促去可得與家相見，五日卒。"應時歸，如佗所刻[11]。

　　佗行道，見一人病咽塞，嗜食而不得下，家人車載欲往就醫。佗聞其呻吟，駐車往視，語之曰："向來道邊有賣餅家[12]，蒜齏大酢[13]，從取三升飲之，病自當去。"即如佗言，立吐虵一枚[14]，縣車邊[15]，欲造佗[16]。佗尚未還，小兒戲門前，逆見[17]，自相謂曰："似逢我公，車邊病是也[18]。"疾者前入坐，見佗北壁縣此虵輩約以十數。

　　又有一郡守病，佗以爲其人盛怒則差，乃多受其貨而不加治，

<hr>

1　曹吏：官名。郡縣屬官。　　胃管：即中脘穴。在臍上四寸，主治胃脘痛、腹脹、嘔吐等疾病。

2　東陽：縣名。治所在今安徽天長西北。

3　懷軀：懷胎。

4　不時：不及時。

5　彭城：縣名。故址在今江蘇銅山境内。　　之：到。

6　蠆（chài）：蝎類毒蟲。　　螫（shì）：刺。

7　無賴：無奈。

8　卒：終。

9　煖："暖"的异體字。

10　廣陵：漢代郡名。即今江蘇揚州。

11　刻：限定。

12　餅：麪食的通稱。

13　蒜齏（jī）：蒜末。齏，搗碎的薑、蒜、韭菜等。　　酢："醋"的异體字。

14　虵："蛇"的异體字。此指寄生蟲。

15　縣：同"懸"。

16　造：往，到。

17　逆：迎，迎面。

18　病：病物。此指挂在車邊的寄生蟲。

無何棄去，留書罵之。郡守果大怒，令人追捉殺佗。郡守子知之，屬使勿逐[1]。守瞋恚既甚[2]，吐黑血數升而愈。

又有一士大夫不快，佗云："君病深，當破腹取。然君壽亦不過十年，病不能殺君，忍病十歲，壽俱當盡，不足故自刳裂[3]。"士大夫不耐痛癢，必欲除之。佗遂下手，所患尋差，十年竟死。

廣陵太守陳登得病[4]，胸中煩懣[5]，面赤不食。佗脈之曰："府君胃中有蟲數升[6]，欲成內疽[7]，食腥物所爲也[8]。"即作湯二升，先服一升，斯須盡服之。食頃[9]，吐出三升許蟲，赤頭皆動，半身是生魚膾也[10]，所苦便愈。佗曰："此病後三期當發[11]，遇良醫乃可濟救。"依期果發動，時佗不在，如言而死。

太祖聞而召佗[12]，佗常在左右。太祖苦頭風[13]，每發，心亂目眩，佗針鬲[14]，隨手而差。

李將軍妻病甚[15]，呼佗視脈，曰："傷娠而胎不去[16]。"將軍言："聞實傷娠，胎已去矣。"佗曰："案脈[17]，胎未去也。"將軍以爲不然。佗舍去，婦稍小差[18]。百餘日復動，更呼佗，佗曰："此脈故事有胎[19]。

---

1 屬（zhǔ）：同"囑"，囑咐。

2 瞋恚（huì）：憤怒。瞋，發怒時睜大眼睛。恚，憤怒。

3 不足：不值得。　　故：特地。

4 陳登：字元龍，陳珪之子。建安二年（197），曹操任以廣陵太守。

5 煩懣：煩悶。

6 府君：漢代對太守的敬稱。

7 內疽：病名。腹內癰毒。

8 腥物：指生魚肉。腥，生肉。

9 食頃：吃一頓飯的時間。

10 膾：切細的肉絲。

11 期（jī）：周年。亦作"朞"。下文"依期（qī）"的"期"指"期限"。

12 太祖：指曹操。曹丕稱帝後，追尊曹操爲武皇帝，其孫子曹叡又定曹操的廟號爲太祖。

13 頭風：即頭風痛。

14 鬲：同"膈"。指膈俞穴。

15 李將軍：沈欽韓曰："《抱朴子》說此事，云是李通。"李通，字文達，平春（今河南信陽西北）人，以功封都亭侯，拜汝南太守。

16 傷娠（shēn）：傷胎。娠，身孕、胎兒。

17 案：察。

18 稍：漸漸。　　小：稍微。

19 故事：慣例。此謂按照慣例。

前當生兩兒,一兒先出,血出甚多,後兒不及生;母不自覺,旁人亦不寤,不復迎,遂不得生。胎死,血脈不復歸,必燥著母脊[1],故使多脊痛。今當與湯,並針一處,此死胎必出。"湯針既加,婦痛急如欲生者。佗曰:"此死胎久枯,不能自出,宜使人探之。"果得一死男,手足完具,色黑,長可尺所[2]。

佗之絕技,凡此類也。

然本作士人,以醫見業[3],意常自悔。後太祖親理,得病篤重[4],使佗專視。佗曰:"此近難濟,恒事攻治,可延歲月。"佗久遠家思歸,因曰:"當得家書[5],方欲暫還耳[6]。"到家,辭以妻病,數乞期不反。太祖累書呼[7],又敕郡縣發遣[8]。佗恃能厭食事[9],猶不上道。太祖大怒,使人往檢:若妻信病[10],賜小豆四十斛[11],寬假限日;若其虛詐,便收送之[12]。於是傳付許獄[13],考驗首服[14]。荀彧請曰[15]:"佗術實工,人命所縣[16],宜含宥之[17]。"太祖曰:"不憂,天下當無此鼠輩耶[18]?"遂考竟佗[19]。佗臨死,出一卷書與獄吏,曰:"此可以活人。"吏

1　燥著母脊:指死胎乾枯後附着于母體後腰部。著,同"着",附着。《本草綱目·人胞》:"兒在胎中,臍系于胞,胞系母脊。"

2　可:大約。　　所:左右。表約數。

3　見業:猶立業。

4　篤重:危重。

5　當:方才。

6　方:正。　　暫:短暫。

7　累:多次。

8　敕(chì):命令。

9　食事:謂食俸祿侍奉人。

10　信:確實。

11　斛(hú):容量單位。古代十斗爲一斛,南宋末年改五斗爲一斛。

12　收:逮捕。

13　傳:遞解。　　許獄:許昌的監獄。建安元年(196),曹操將東漢都城由洛陽遷至許昌(今屬河南)。

14　考驗:審訊驗實。　　首服:招供服罪。

15　荀彧(yù):字文若,潁川潁陰(今河南許昌)人,曹操的謀士。曾任尚書令,參軍國大事。後因反對曹操稱魏公,被迫自殺。

16　縣:同"懸",懸繫,關繫。

17　含宥(yòu):寬恕。

18　鼠輩:鄙視他人之詞。猶言小子。

19　考竟:在獄中處死。

畏法不受,佗亦不彊[1],索火燒之。佗死後,太祖頭風未除。太祖曰:"佗能愈此。小人養吾病[2],欲以自重,然吾不殺此子,亦終當不爲我斷此根原耳。"及後愛子倉舒病困[3],太祖歎曰:"吾悔殺華佗,令此兒彊死也[4]。"

初,軍吏李成苦欬嗽,晝夜不寤[5],時吐膿血,以問佗。佗言:"君病腸癰[6],欬之所吐,非從肺來也。與君散兩錢[7],當吐二升餘膿血訖[8],快[9],自養,一月可小起,好自將愛[10],一年便健。十八歲當一小發,服此散,亦行復差[11]。若不得此藥,故當死[12]。"復與兩錢散,成得藥去。五六歲,親中人有病如成者,謂成曰:"卿今彊健,我欲死,何忍無急去藥[13],以待不祥[14]?先持貸我,我差,爲卿從華佗更索。"成與之。已故到譙[15],適值佗見收[16],忽忽不忍從求[17]。後十八歲,成病竟發,無藥可服,以至於死。

廣陵吳普、彭城樊阿皆從佗學[18]。普依準佗治,多所全濟。佗語普曰:"人體欲得勞動[19],但不當使極爾。動搖則穀氣得消[20],血脈

---

1 彊:"强"的異體字。勉强。
2 養吾病:謂故意拖延病情,不予根治。
3 倉舒:即曹冲,曹操的幼子,字倉舒,病死于建安十三年(208)。
4 彊死:死于非命。
5 寤:當作"寐"。《後漢書·方術傳》作"寐"。
6 癰:"癰"的異體字。
7 錢:指錢匕。用漢代五銖錢抄藥末以不落爲度,爲一錢匕,約今兩克。
8 訖:停止。
9 快:暢快。
10 將愛:將養愛護。
11 行:行將。
12 故:通"固"。一定。
13 去(jǔ):通"弆",收藏。
14 不祥:不吉。此指疾病。
15 已:已而,隨即。   故:特地。
16 適值:正遇到。   見:被。
17 忽忽:即匆匆。倉促貌。忽,"匆"的異體字。
18 彭城:漢代郡國名,治今江蘇徐州。
19 勞動:活動。
20 動搖:猶言活動。   穀氣:水穀之氣。此泛指食物。

流通,病不得生,譬猶戶樞不朽是也[1]。是以古之仙者爲導引之事[2],熊頸鴟顧[3],引輓腰體[4],動諸關節,以求難老。吾有一術,名五禽之戲[5]:一曰虎,二曰鹿,三曰熊,四曰猨[6],五曰鳥。亦以除疾,並利蹄足,以當導引。體中不快,起作一禽之戲,沾濡汗出[7],因上著粉[8],身體輕便,腹中欲食。"普施行之,年九十餘,耳目聰明[9],齒牙完堅。阿善針術。凡醫咸言背及胷藏之間不可妄針,針之不過四分,而阿針背入一二寸,巨闕胷藏針下五六寸[10],而病輒皆瘳[11]。阿從佗求可服食益於人者,佗授以漆葉青黏散[12]。漆葉屑一升,青黏屑十四兩,以是爲率[13]。言久服去三蟲[14],利五藏,輕體,使人頭不白。阿從其言,壽百餘歲。漆葉處所而有[15],青黏生於豐、沛、彭城及朝歌云[16]。

課外閱讀

　　史稱華佗以恃能厭事爲曹公所怒荀文若請曰佗術實工人命繫焉宜議能以**宥**曹公曰憂天下無此鼠輩邪遂**考竟**佗至蒼舒病且死見醫不能生始有悔之之歎嗟乎以操之明略見幾然猶輕殺材能如是文若之智力地望以**的然**之理攻之然猶不能返其恚執柄者之恚真可畏諸亦可慎諸原夫史氏之書于册也是使後之人寬能者之刑納賢者之論而懲暴

1　戶樞:門的轉軸。《呂氏春秋·盡數》:"流水不腐,戶樞不螻,動也。"
2　導引:古代的一種健身除病的養生方法。謂"導氣令和,引體令柔"。
3　熊頸:像熊那樣攀援(樹枝)。一作"熊經"。經,懸挂。　　鴟(chī)顧:像鴟梟那樣左右顧盼。鴟,即鴟梟,常常身不動而頭回顧。
4　引輓:牽引,屈伸。輓,"挽"的异體字。牽挽。
5　五禽之戲:華佗模仿五種動物動作而創造的體操。禽,鳥獸的總稱。
6　猨:"猿"的异體字。猿猴。
7　沾濡:濕潤。
8　著粉:猶撲粉。用以止汗爽身。
9　耳目聰明:耳聰目明。謂視聽靈敏。
10　巨闕:穴位名。在臍上六寸。　　下:指進針。
11　瘳(chōu):病愈。
12　漆葉青黏散:古代藥劑名。能補虛,益精,殺蟲,滋養脾肺腎。漆葉,即漆樹的葉。青黏,即黃精。
13　率(lü):比例,標準。
14　三蟲:指蛔蟲、赤蟲(薑片蟲)和蟯蟲等多種寄生蟲。
15　處所:處處。
16　豐:今江蘇豐縣。　　沛:今江蘇沛縣東。　　朝歌:今河南淇縣。　　云:句末語氣詞。

者之輕殺故自恃能至有悔悉書焉後之惑者復用是爲口實悲哉夫賢能不能無過苟眞于理矣或必有寬之之請彼**壬人**皆曰憂天下無材邪**曾**不知悔之日方痛材之不可多也或必有惜之之歎彼壬人皆曰譬彼死矣將若何曾不知悔之日方痛生之不可再也可不謂大哀乎夫以佗之不宜殺昭昭然不足言也獨病夫史書之義是將推此而廣耳吾觀自曹魏以來執死生之柄者用一恚而殺材能衆矣又烏用書佗之事爲嗚呼前事之不忘期有勸且懲也而暴者復藉口以快意孫權則曰曹孟德殺孔文舉矣孤於虞翻何如而孔融亦以應泰山殺孝廉自譬仲謀近霸者文舉有高名猶以可懲爲故事**矧**它人哉（劉禹錫《劉賓客文集·華佗論》）

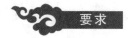

要求

1. 爲上文標點。
2. 解釋畫橫綫詞語。

十三、丹溪翁傳

【導學】　本文節選自《四部叢刊》本《九靈山房集》卷十。作者戴良（1317～1383），字叔能，號九靈山人，浦江（今屬浙江）人，元代學者。他通經史百家之説，愛好醫學，長于詩文，曾任淮南江北等處行中書省儒學提舉。元亡後，隱居四明山。明洪武十五年（1382），被召至南京，以老病辭官不受，下獄死。著有《春秋經傳考》《和陶詩》《九靈山房集》等。《九靈山房集》三十卷，分"山居稿""吴游稿""鄞游稿""越游稿"四部分。其中除《丹溪翁傳》外，尚有《抱一翁（項彦章）傳》《滄洲翁（吕復）傳》和《脾胃論後序》等有關醫學方面的著作多篇。

　　本文較全面地反映了元代著名醫家朱震亨的一生，詳細記叙了朱氏的學醫經歷，説明其不自滿足、不斷進取的治學精神，通過深入研究劉、張、李三家之學，去短用長，創新出"相火易動""陽常有餘，陰常不足"等理論觀點。盛贊朱氏誨人不倦、爲人正直、不慕榮利等高尚品德。

　　丹溪翁者[1]，婺之義烏人也[2]，姓朱氏，諱震亨，字彦修，學者尊之曰丹溪翁。翁自幼好學，日記千言。稍長，從鄉先生治經，爲舉子業[3]。後聞許文懿公得朱子四傳之學[4]，講道八華山[5]，復往拜焉。益聞道德性命之説[6]，宏深粹密[7]，遂爲專門。一日，文懿謂曰："吾

1　丹溪翁：朱震亨，號丹溪翁。宋濂《故丹溪先生朱公石表辭》："先生所居曰丹溪，學者尊之而不敢字，故因其地稱之曰丹溪先生云。"

2　婺（wù）：婺州。今浙江金華地區。　　義烏：今金華代管市。

3　舉子業：應試科舉的學業。舉子，被舉薦的士子。

4　許文懿：元代理學家許謙（1269～1337），字益之，自號白雲山人，金華人。　　朱子四傳：朱子，南宋著名理學家朱熹，字元晦，一字仲晦，號晦庵，徽州婺源人，寓居福建建阳。其學初傳其女婿黃榦，再傳何基，三傳于王柏，四傳于金履祥。許是金的弟子，但亦曾師事王柏，故云"得朱子四傳之學"。

5　八華山：在金華市境。

6　"道德"句：指朱熹的性理學説。朱氏認爲性即是理，人與物的性都是天理的體現；仁義禮智等封建道德是永恒的天理，是人性所固有的，應絶對遵奉。

7　宏深：博大深遠。　　粹密：精湛嚴密。

臥病久，非精於醫者，不能以起之。子聰明異常人，其肯游藝於醫乎[1]？”翁以母病脾，於醫亦粗習，及聞文懿之言，即慨然曰：“士苟精一藝，以推及物之仁[2]，雖不仕於時，猶仕也。”乃悉焚棄向所習舉子業，一於醫致力焉[3]。

時方盛行陳師文、裴宗元所定大觀二百九十七方[4]，翁窮晝夜是習[5]。既而悟曰：“操古方以治今病，其勢不能以盡合。苟將起度量，立規矩，稱權衡[6]，必也《素》《難》諸經乎！然吾鄉諸醫鮮克知之者[7]。”遂治裝出遊[8]，求他師而叩之[9]。乃渡浙河，走吳中，出宛陵，抵南徐，達建業[10]，皆無所遇。及還武林[11]，忽有以其郡羅氏告者。羅名知悌[12]，字子敬，世稱太無先生，宋理宗朝寺人[13]，學精於醫，得金劉完素之再傳[14]，而旁通張從正、李杲二家之説[15]。然性褊甚[16]，恃能厭事，難得意。翁往謁焉，凡數往返，不與接。已而求見愈篤，羅乃進之，曰：“子非朱彥修乎？”時翁已有醫名，羅故知之。翁既得見，遂北面再拜以謁[17]，受其所教。羅遇翁亦甚懽，即授以劉、張、李

1　其：或許。　　　游藝：指從事某種技藝。《論語·述而》：“志於道，據於德，依於仁，游於藝。”

2　及物：即“推己及物”的省稱。謂將心比心，設身處地地爲別人着想。物，指他人。今通作“推己及人”。

3　一：專一。　　　致力：竭盡心力。

4　大觀二百九十七方：指《太平惠民和劑局方》。北宋徽宗大觀年間，由庫部郎中陳師文、裴宗元等將當時太醫局熟藥所的處方校正補充而成，共六卷，凡二十一門，二百九十七方，流傳甚廣。

5　是習：即“習是”。賓語前置。

6　“起度量”三句：謂確立診治疾病的標準。語出《史記·扁鵲倉公列傳》。度量、規矩、權衡，均引申爲法度、準則、標準之義。權，秤錘。衡，秤杆。

7　鮮：少。　　　克：能。

8　治裝：整理行裝。

9　叩：詢問。

10　浙河：指錢塘江。　　　吳中：今江蘇蘇州吳中區。　　　宛陵：今安徽宣城。　　　南徐：今江蘇鎮江。　　　建業：今南京。

11　武林：杭州的別稱，以武林山得名。

12　羅名知悌：羅知悌，杭州名醫，荆山浮屠的弟子。

13　宋理宗：南宋皇帝趙昀，1224～1264 年在位。　　　寺人：宮中近侍。

14　劉完素：字守真，自號通玄處士，河間（今屬河北）人，世稱劉河間，金代著名醫家。著有《素問玄機原病式》等。　　　再傳：羅知悌曾學醫于荆山浮屠，浮屠爲劉完素的門人，故羅氏是劉的再傳弟子。

15　旁：廣泛。《説文》：“旁，溥也。”

16　褊（biǎn）：《説文》：“褊，衣小也。”此引申指心胸狹小。

17　北面：面向北（行拜師之禮）。　　　再拜：拜兩次。古代的一種禮節，表示鄭重恭敬之意。

諸書,爲之敷揚三家之旨[1],而一斷於經[2],且曰:“盡去而舊學[3],非是也。”翁聞其言,涣焉無少凝滯於胸臆[4]。居無何,盡得其學以歸。

　　鄉之諸醫泥陳、裴之學者,聞翁言,即大驚而笑且排,獨文懿喜曰:“吾疾其遂瘳矣乎!”文懿得末疾[5],醫不能療者十餘年,翁以其法治之,良驗。於是諸醫之笑且排者,始皆心服口譽。數年之間,聲聞頓著[6]。翁不自滿足,益以三家之説推廣之。謂劉、張之學,其論臟腑氣化有六,而於濕熱相火三氣致病爲最多[7],遂以推陳致新瀉火之法療之[8],此固高出前代矣。然有陰虛火動[9],或陰陽兩虛濕熱自盛者[10],又當消息而用之[11]。謂李之論飲食勞倦,内傷脾胃,則胃脘之陽不能以升舉[12],并及心肺之氣,陷入中焦,而用補中益氣之劑治之[13],此亦前人之所無也。然天不足於西北,地不滿於東南[14]。天,陽也;地,陰也。西北之人,陽氣易於降;東南之人,陰火易於升。苟不知此,而徒守其法,則氣之降者固可愈,而於其升者亦從而用之,吾恐反增其病矣。乃以三家之論,去其短而用其長,又復

1　敷揚:猶“敷暢”,陳述闡發。

2　一斷於經:謂一概以醫學經典爲標準。

3　而:你的。

4　涣焉:消散貌。　　胸臆:胸中。臆,胸。

5　末疾:四肢的疾病。據《續名醫類案》卷十六載,許氏的末疾因積痰兼冒寒濕而成,以致氣血不暢,行動不便,纏綿十餘年,後由朱氏調治而愈。

6　聲聞(wèn):名聲。

7　“其論”二句:劉完素、張從正論述臟腑感受邪氣,有風寒暑濕燥火六種,其中尤以濕、熱和相火三氣致病爲最多。語見《素問玄機原病式·六氣爲病》。張氏亦宗其説。

8　推陳致新:謂在治療上改革舊法,創製新法。即以寒凉之藥清熱瀉火。

9　陰虛火動:指人體陰津不足、相火妄動的病理現象。

10　“或陰陽”句:凡陰津虛衰,必生内熱;陽氣虛衰,多不化濕。故陰陽兩虛的人,多現濕熱過盛之證。

11　消息:斟酌。消,消減。息,增加。

12　胃脘之陽:指胃氣。李氏認爲胃氣是諸陽升發之本,故云。

13　“補中益氣”句:李氏重脾胃,强調升發脾氣,故在治療上以升陽益氣法調治脾胃。他所創製的補中益氣湯,由黄芪、人參、甘草、當歸、橘皮、白术、升麻、柴胡等藥組成,功能調補脾胃,升陽益氣。見《脾胃論·飲食勞倦所傷始爲熱中論》。

14　“天不足”二句:此就我國地勢與陰陽的關係而言。古人認爲西北地區氣候寒冷屬陰,陰盛而陽不足;東南地區氣候温熱屬陽,陽盛而陰不足。氣候環境如此,人身的陰陽也與之相應。語見《素問·陰陽應象大論》。

參之以太極之理[1]，《易》《禮記》《通書》《正蒙》諸書之義[2]，貫穿《内經》之言，以尋其指歸[3]。而謂《内經》之言火，蓋與太極動而生陽，五性感動之説有合[4]；其言陰道虛，則又與《禮記》之養陰意同[5]。因作相火及陽有餘而陰不足二論，以發揮之。

於是，翁之醫益聞。四方以病來迎者，遂輻湊於道[6]，翁咸往赴之。其所治病凡幾，病之狀何如，施何良方，飲何藥而愈，自前至今，驗者何人，何縣里、主名[7]，得諸見聞，班班可紀[8]。

浦江鄭義士病滯下[9]，一夕忽昏仆，目上視，溲注而汗泄[10]。翁診之，脈大無倫[11]，即告曰：“此陰虛而陽暴絶也，蓋得之病後酒且内[12]，然吾能愈之。”即命治人參膏，而且促灸其氣海[13]。頃之手動[14]，又頃而唇動。及參膏成，三飲之甦矣[15]。其後服參膏盡數斤，病已。

天臺周進士病惡寒[16]，雖暑亦必以綿蒙其首，服附子數百[17]，增劇。翁診之，脈滑而數，即告曰：“此熱甚而反寒也。”乃以辛涼之

---

1 太極之理：古人以太極爲派生萬物的本原，北宋哲學家周敦頤據此繪太極圖，并撰《太極圖説》，以爲“太極動而生陽，靜而生陰”。朱氏采其説，而以相火立論，提出“陽有餘陰不足”的論點。

2 《通書》：指周敦頤的《周子通書》，其内容主要是進一步發揮《太極圖説》中的思想。　　《正蒙》：北宋張載著。以爲宇宙萬物皆原于氣。朱氏的醫學思想，多參合以上諸書的哲理。

3 指歸：意旨所在。

4 五性感動：謂五行各有屬性，動而化生萬物。語見《太極圖説》。朱氏引用爲人的五臟之性，爲物所感，不能不有所動，火即由動而生，因而斷以“相火爲病，出於臟腑”。

5 “其言”二句：“陰道虛”一語見《素問·太陰陽明論》，指人身的精血陰氣最易損耗。朱氏在《格致餘論》中論“陽有餘陰不足”云：“又按《禮記》注曰：‘人惟五十，然後養陰。’”這也是他主張養陰的理論根據之一。

6 輻湊：謂如車輻湊集于轂上。喻聚集。

7 何縣里：何縣何里。里，舊時縣以下的基層行政單位。　　主名：指病人的姓名。

8 班班：明顯貌。　　紀：通“記”，記錄。

9 浦江：今屬浙江。

10 溲注：此謂小便失禁。

11 倫：次序。

12 酒且内：謂飲酒後又行房事。酒，名詞活用作動詞。

13 氣海：穴位名。屬任脉，位于腹正中綫臍下一寸五分處。

14 頃之：不久。

15 甦：“蘇”的異體字。

16 天臺：今屬浙江。

17 百：《格致餘論·惡寒非寒病惡熱非熱病》作“日”。是。

劑，吐痰一升許，而蒙首之綿減半；仍用防風通聖飲之[1]，愈。周固喜甚，翁曰：“病愈後須淡食以養胃，內觀以養神[2]，則水可生，火可降；否則，附毒必發，殆不可救。”彼不能然，後告疽發背死[3]。

一男子病小便不通，醫治以利藥，益甚。翁診之，右寸頗弦滑，曰：“此積痰病也，積痰在肺。肺爲上焦，而膀胱爲下焦，上焦閉則下焦塞，辟如滴水之器[4]，必上竅通而後下竅之水出焉。”乃以法大吐之，吐已，病如失。

一婦人產後有物不上如衣裾[5]，醫不能喻[6]。翁曰：“此子宫也，氣血虛故隨子而下。”即與黃芪當歸之劑，而加升麻舉之[7]，仍用皮工之法[8]，以五倍子作湯洗濯[9]，皺其皮。少選[10]，子宫上。翁慰之曰：“三年後可再生兒，無憂也。”如之。

一貧婦寡居病癩[11]，翁見之惻然[12]，乃曰：“是疾世號難治者，不守禁忌耳。是婦貧而無厚味[13]，寡而無欲，庶幾可療也[14]。”即自具藥療之，病癒。後復投四物湯數百[15]，遂不發動。

翁之爲醫，皆此類也。蓋其遇病施治，不膠於古方[16]，而所療則中；然於諸家方論，則靡所不通。他人靳靳守古[17]，翁則操縱取捨[18]，

1　仍：乃。　　　防風通聖：即防風通聖散。劉完素所製，清熱解毒，解表通裏。

2　內觀：猶“內視”。謂排除雜念。

3　疽(jū)：癰疽。

4　辟：通“譬”。　　　滴水之器：古代文具名。儲水以供磨墨用，又名水滴。

5　衣裾(jū)：衣服的大襟。裾，衣服的前襟。

6　喻：知曉，明白。

7　升麻：有升陽的作用。

8　皮工之法：皮工以五倍子浸水鞣制生皮，使其性柔。五倍子又有收斂作用，朱氏仿皮工以五倍子煎湯浸洗脫垂的子宫，使之收縮。

9　濯(zhuó)：洗滌。

10　少選：不久。

11　癩：惡疾。《諸病源候論》有“癩病候”，相當于麻風病。

12　惻然：悲傷貌。

13　厚味：指膏(脂肪肉食)粱(細糧)之類。

14　庶幾：或許。

15　四物湯：方劑名。由熟地、白芍、當歸、川芎四味藥組成，能補血和氣調經。

16　膠：拘泥。

17　靳靳：固執拘泥貌。

18　操縱取捨：本謂收、放、拿、棄，此喻治療靈活多變，運用自如。

而卒與古合。一時學者咸聲隨影附[1]，翁教之亹亹忘疲[2]。

翁春秋既高[3]，乃徇張翼等所請[4]，而著《格致餘論》《局方發揮》《傷寒辨疑》《本草衍義補遺》《外科精要新論》諸書，學者多誦習而取則焉[5]。

翁簡愨貞良[6]，剛嚴介特[7]；執心以正，立身以誠；而孝友之行[8]，實本乎天質。奉時祀也[9]，訂其禮文而敬涖之[10]。事母夫人也，時其節宣以忠養之[11]。寧歉於己，而必致豐於兄弟，寧薄於己子，而必施厚於兄弟之子。非其友不友[12]，非其道不道。好論古今得失，慨然有天下之憂。世之名公卿多折節下之[13]，翁爲直陳治道，無所顧忌。然但語及榮利事，則拂衣而起[14]。與人交，一以三綱五紀爲去就[15]。嘗曰：天下有道，則行有枝葉；天下無道，則辭有枝葉[16]。夫行，本也；辭，從而生者也。苟見枝葉之辭，去本而末是務[17]，輒怒溢顏面，若將浼焉[18]。翁之卓卓如是[19]，則醫特一事而已。然翁講學行事之

1　聲隨影附：像回聲一樣跟隨，像影子一樣依附。聲，回聲。聲、影，名詞用作狀語。

2　亹（wěi）亹：勤勉不倦貌。

3　春秋：指年齡。

4　徇：依從。

5　則：準則。　　焉：于之。兼詞。

6　簡愨（què）貞良：簡樸、誠摯、堅貞、善良。

7　介特：介立特行。謂行爲耿直清高，不隨波逐流。

8　孝友：孝順父母，友愛兄弟。《詩·小雅·六月》毛傳："善父母爲孝，善兄弟爲友。"

9　時祀：此謂一年四季對祖先的祭祀。

10　禮文：指舉行祭祀的禮節規定。　　敬涖：謂祭祀時對祖先表示敬意和哀泣。

11　時其節宣：謂調節其生活起居，使勞逸有常，氣血宣通。後常以"節宣"指養生之道。

12　非其友不友：不是志同道合的朋友不結交。語見《孟子·公孫丑上》："伯夷非其君不事，非其友不友。"後一"友"，名詞用作動詞。

13　折節：屈身。指降低自己的身份。　　下：下問。指向朱氏請教。

14　拂衣：猶"拂袖"。表示憤怒。

15　三綱五紀：即三綱五常，封建社會的道德標準。三綱，指君臣、父子、夫婦；五常，指仁、義、禮、智、信。　　去就：猶取捨。

16　"天下有道"四句：語見《禮記·表記》。鄭玄注："行有枝葉，所以益德也；言有枝葉，是衆虛華也。枝葉依幹而生，言行亦由禮出。"

17　末是務：即"務末"。追求末節。賓語前置。

18　浼（měi）：沾上污濁。指受到玷污。

19　卓卓：超群獨立貌。

大方[1]，已具吾友宋太史濂所爲翁墓誌[2]，兹故不録，而竊録其醫之可傳者爲翁傳，庶使後之君子得以互考焉。

論曰[3]：昔漢嚴君平[4]，博學無不通，賣卜成都。人有邪惡非正之問，則依蓍龜爲陳其利害[5]。與人子言，依於孝；與人弟言，依於順；與人臣言，依於忠。史稱其風聲氣節[6]，足以激貪而厲俗[7]。翁在婺得道學之源委[8]，而混迹於醫[9]。或以醫來見者，未嘗不以葆精毓神開其心[10]。至於一語一默，一出一處，凡有關於倫理者，尤諄諄訓誨，使人奮迅感慨激厲之不暇[11]。左丘明有云：“仁人之言，其利溥哉[12]！”信矣。若翁者，殆古所謂直諒多聞之益友[13]，又可以醫師少之哉[14]？

課外閱讀

古之醫師必通於三世之書所謂三世者一曰鍼灸二曰神農本草三曰素女脈訣脈訣所以察證本草所以辨藥鍼灸所以祛疾非是三者不可以言醫故記禮者有云醫不三世不服其藥也傳經者既明載其說復斥其非而以父子相承三世爲言何其惑歟夫醫之爲道必志慮淵微機穎明發然後可與於斯雖其父不能必傳其子也吾鄉有嚴生者三世業醫矣其

1　大方：大略。

2　太史：宋濂曾任編修《元史》的總裁，故稱“太史”。　　墓誌：放在墓中刻有逝者傳記的石刻。此指宋濂所撰《故丹溪先生朱公石表辭》。

3　論：亦稱“贊”“評”等，總稱爲“論贊”，是附在史傳後面的總評語。

4　嚴君平：名遵，蜀郡（今成都）人，西漢隱士。在成都街頭賣卜，以忠孝信義教人，終生不仕。著有《道德真經指歸》。

5　蓍（shī）龜：蓍草和龜甲。蓍草用來筮卦，龜甲用來占卜。此謂卜筮的結果。　　利害：偏義于“害”，危害。

6　史：史書。此指《漢書》。　　風聲：風采聲望。　　氣節：志氣節操。

7　激貪而厲俗：指抑制貪婪之風，勸勉良好世俗。厲，同“勵”，勸勉。

8　道學：指理學。　　源委：同“原委”，本指水的發源和聚集之處，引申爲事情的本末。

9　混迹：猶言“置身”。

10　葆精毓（yù）神：保全養育精神。葆，通“保”。毓，養育。　　開：開導，啓發。

11　奮迅：精神振奮，行動迅速。　　激厲：同“激勵”。受到激發而振作。　　不暇：没有時間。此形容心情迫不及待。

12　“仁人之言”兩句：語見《左傳·昭公三年》。溥（pǔ），廣大。

13　直諒多聞：語見《論語·季氏》：“友直，友諒，友多聞，益矣。”諒，誠信。

14　少：輕視。

爲醫專事乎大觀之方他皆憒憒絶弗之省又有朱聘君家世習儒至聘君始以醫鳴醫家諸書則無不精覽一少年病肺氣上喀喀鳴喉中急則唾唾血成縷嚴曰此瘵也後三月死聘君曰非也氣升而腴中失其樞火官司令爍金於爐是之謂肺痿治之生已而果成生一六十翁患寒熱初毛灑淅齒擊上下熱繼之盛如蒸甑嚴曰此痰也不治將瘥聘君曰非也脈淫以芤數復亂息外彊中乾禍作福極是之謂解藥之則瘥不藥則劇已而果劇治乃愈一婦女有㿇疾每吐涎數升腥觸人人近亦㿇嚴曰此寒㿇也法宜溫聘君曰非也陽陰未平氣苞血聚其勢方格靡有攸處是之謂惡阻在法不當治久則自寧且生男言後輒驗夫嚴生之醫三世矣聘君則始習爲之而優劣若是者醫其可以世論否耶嗟夫昔之名醫衆矣若華元化若張嗣伯若許智藏其治證皆入神初不聞其父子相傳也自傳經者惑於是非使禮經之意晦而不白三千年矣世之索醫者不問其通書與否見久於其業者則督督焉從之人問其故則曰是記禮者云爾也其可乎哉葛生某淮之鉅族也明於醫三世之書皆嘗習而通之出而治疾決死生驗差劇若燭照而龜卜無爽也者士或不能具藥輒注之不索其償士君子翕然稱譽之名上丞相府賜七品服俾提舉諸醫官有疾者遂倚之以爲命嗚呼若葛生者其無愧古之醫師者歟（宋濂《宋文憲公全集·贈醫師葛某序》）

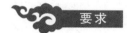

1. 爲上文標點。
2. 文意理解：對“三世之書”的含義，作者的看法與傳統的看法有何不同？

十四、李時珍傳

【導學】　本文選自《白茅堂集》卷三十八,據《四庫全書存目叢書》齊魯書社 1997 年本。作者顧景星(1621～1687),字赤方,號黄公,清代蘄州(今湖北蘄春)人,平生著述甚多,有《讀史集論》《南渡集》《來耕集》等,今存《白茅堂集》四十六卷。李時珍曾與其曾祖父顧闕交游。李時珍(1518～1593)是明代偉大的醫藥學家,對醫藥學的發展做出了重大貢獻。其巨著《本草綱目》生前未能刊行,生平材料傳世亦少。作爲李時珍的同鄉與後輩,顧景星采用李氏遺表,兼補自己所聞,爲李氏作傳。

本文簡述李時珍生平,盛贊其高尚品德,説明其編著《本草綱目》的目的概況,反映了其嚴謹的治學態度,展現了《本草綱目》的輝煌成就。

李時珍,字東璧,祖某,父言聞[1],世孝友,以醫爲業。時珍生,白鹿入室,紫芝産庭,幼以神仙自命。年十四,補諸生[2],三試於鄉,不售[3]。讀書十年,不出户庭。博學,無所弗睨[4],善醫,即以醫自居。富順王嬖庶孽[5],欲廢適子[6],會適子疾,時珍進藥,曰附子和氣湯。王感悟,立適。楚王聞之[7],聘爲奉祠[8],掌良醫所事[9]。世子暴

1　言聞:李時珍父名言聞,字子郁,號月池,明代醫學家。著有《四診發明》八卷,時珍撮其精華,撰成《瀕湖脈學》。

2　補諸生:考取秀才。諸生,明清時指已考取府、州、縣學的各類生員。

3　三試於鄉,不售:三次在鄉試中落榜。明清科舉制度規定,每三年在省城舉行一次鄉試,選拔優秀生員應試,録取者稱爲舉人。

4　睨(guì):看。此指閲讀。

5　富順王:此指第一代富順王朱厚焜。　　嬖(bì):喜愛。　　庶孽:妃妾所生之子。《説文》:"孽,庶子也。"

6　適(dí)子:指正妻所生之子,後寫作"嫡子"。

7　楚王:此指朱元璋第六子朱楨的後代朱英㷿。

8　奉祠:即奉祠正。明代王府中管理宗廟祭祀的官員,正八品。

9　良醫所:王府内的醫療機構。

厥[1]，立活之。薦於朝，授太醫院判[2]。一歲告歸[3]，著《本草綱目》。

年七十六，預定外期[4]，爲遺表[5]，授其子建元。其略曰："臣幼苦羸疾，長成鈍椎[6]。惟耽嗜典籍[7]，奮切編摩[8]，纂述諸家[9]，心殫釐定[10]。伏念本草一書[11]，關係頗重，謬誤實多，竊加訂正，歷歲三十，功始成就。

自炎皇辨百穀[12]，嘗衆草，分氣味之良毒；軒轅師岐伯[13]，遵伯高，剖經絡之本標[14]，爰有《神農本草》三卷[15]。梁陶弘景益以注釋，爲藥三百六十五[16]。唐高宗命李勣重修，長史蘇恭表請增藥一百一十四[17]。宋太祖命劉翰詳較[18]。仁宗再詔補註，增藥一百[19]。唐慎微合爲《證類》[20]，修補諸本，自是指爲全書。

---

1 世子：王侯正妻所生長子。

2 太醫院判：明代太醫院的副主管。

3 告歸：官吏告假回鄉。此指辭官歸鄉。告，請求。

4 外："死"的異體字。

5 遺表：臣子生前寫好死後上奏皇帝的章表。

6 鈍椎（chuí）：喻愚笨。自謙之詞。

7 耽嗜：特別愛好。

8 奮切編摩：振奮精神深入整理研究。切，深切。摩，研究。

9 纂述：編集闡述。

10 心殫釐定：盡心訂正。殫，盡。釐定，整理改定。釐，"厘"的異體字。

11 伏念：猶"伏惟"。古時下對上陳述時，對自己的想法、做法，常前加"伏""竊""愚"等以表謙敬。

12 炎皇：指神農氏。

13 軒轅：即黃帝。《史記·五帝本紀》："黃帝姓公孫，名軒轅。"

14 剖："剖"的異體字。　　本標：此指經絡的起點與終點。

15 爰：于是。

16 "梁陶弘景"兩句：指南朝齊梁時期的醫藥學家陶弘景整理注釋《神農本草經》，又增補魏晉間名醫所用新藥 365 種，成《神農本草經集注》七卷。

17 "唐高宗"兩句：指唐高宗李治命李勣、蘇恭主持編寫《新修本草》。李勣，即唐初大將徐世勣，字懋功，因創建唐王朝有功，封爲英國公，賜姓李，又避太宗李世民諱，故名李勣。蘇恭，即蘇敬，唐代藥學家，向皇帝呈報奏章，請求編寫《新修本草》，宋時避趙匡胤祖父諱，改稱蘇恭。

18 "宋太祖"句：指宋太祖命劉翰與馬志等，將《新修本草》與《蜀本草》（後蜀韓保昇著）校訂成《開寶新詳定本草》。較，通"校"，校訂。

19 "仁宗"兩句：指宋仁宗命掌禹錫、林億、蘇頌等人，在校正醫書局內校訂《開寶本草》，新修成《嘉祐補注神農本草》。

20 "唐慎微"句：指蜀中醫生唐慎微廣泛收集醫藥經史等諸書中有關本草資料，集成《經史證類備急本草》。

　　夷考其間[1]，瑕疵不少。有當析而混者，葳蕤、女萎，二物并入一條；有當併而析者，南星、虎掌，一物分爲二種。生薑、薯蕷[2]，菜也，而列草品；檳榔、龍眼，果也，而列木部。八穀，生民之天，不能辨其種類[3]；三菘[4]，日用之蔬，罔克灼其質名[5]。黑豆、赤菽，大小同條[6]；硝石、芒硝，水火混注[7]。蘭花爲蘭草，卷丹爲百合，寇氏《衍義》之舛謬[8]；黃精即鉤吻，旋花即山薑，陶氏《別錄》之差訛[9]。酸漿、苦耽[10]，草菜重出，掌氏之不審[11]；天花、栝樓，兩處圖形，蘇氏之欠明[12]。五倍子，楂蟲窠也[13]，認爲木實；大蘋草，田字草也，指爲浮萍。似兹之類，不可枚舉。

　　臣不揣愚陋[14]，僭肆刪述[15]，複者芟[16]，缺者補。如磨刀水、潦水、桑柴火、艾火、鎖陽、山奈、土茯苓、番木鱉、金枯[17]、樟腦、蝎虎、狗蠅、白蠟、水蛇、狗寶，今方所用，而古本則無；三七、地羅、九仙子、

1　夷：句首語氣詞。

2　薯蕷：山藥。

3　"八穀"三句：指陶弘景《神農本草經集注》中以黍、稷、稻、粱、禾、麻、菽、麥爲八穀，并言"此八穀也，俗猶莫能辨證"。天，此指人們賴以生存的食物。

4　三菘：牛肚菘、白菘和紫菘。

5　"罔克"句：不能彰顯它的實物和名稱。灼，彰顯。

6　"黑豆"兩句：指《神農本草經》將黑大豆與赤小豆都列入大豆一條。

7　"硝石"兩句：李時珍認爲硝石爲火硝，芒硝爲水硝，不可混淆。芒，"芒"的異體字。

8　寇氏《衍義》：指宋藥物學家寇宗奭（shì）所著《本草衍義》。

9　陶氏《別錄》：指陶弘景所集《名醫別錄》。　　　　 差："差"的異體字。　　　　 訛："訛"的異體字。

10　酸漿、苦耽：酸漿原作"歐漿"，苦耽原作"苦膽"，據金陵本《本草綱目》卷十六"酸漿"條改。二者爲同種植物。

11　掌氏：宋藥物學家掌禹錫。其主持修訂的《嘉祐本草》中，草部列酸漿，菜部又列苦耽。

12　蘇氏：宋藥物學家蘇頌。其編寫的《圖經本草》中，將天花、栝樓畫作兩幅圖。天花粉爲栝樓的根。

13　楂（bèi）蟲：五倍子蚜。五倍子是五倍子蚜寄生在鹽膚木上形成的蟲癭，其形似窠，舊本草中誤認爲是鹽膚木的果實。

14　揣（chuǎi）：估量。

15　僭（jiàn）：超越本分。

16　芟（shān）：刪除。

17　金枯：疑爲金柑。《本草綱目》"金橘"條下，引韓彥直《橘譜》，言金橘一名金柑。此條古本所無，時珍新增。

鼀鼄香[1]、豬腰子、勾金皮之類[2]，方物土苴[3]，而稗官不載[4]。舊藥一千五百一十八，今增三百七十四。分一十六部，五十二卷。正名爲綱，附釋爲目，次以集解、辨疑、正誤，詳其出産、氣味、主治。上自墳典[5]，下至稗記，凡有攸關，靡不收掇[6]。雖命醫書，實賷物理[7]。伏願皇帝陛下，特詔儒臣補著，成昭代之典[8]，臣不與草木同朽。"

萬曆中[9]，敕中外獻書，建元以遺表進，命禮部謄寫[10]，發兩京、各省布政刊行[11]。

晚年，自號瀕湖山人[12]。又著《薖所館詩》《醫案》《脈訣》《五藏圖論》《三焦客難》《命門考》《詩話》[13]。以子建中貴，封文林郎。

顧景星曰：余兒時聞先生軼事，孝友，饒隱德[14]，晚從余曾大父游[15]，讀書以日出入爲期，夜即端坐，其以神仙自命，豈偶然與？詩文他集失傳，惟《本草綱目》行世。蒐羅百氏[16]，採訪四方，始於嘉靖壬子[17]，終于萬曆戊寅[18]，凡二十八年而書成。舊本附方二千九百三十五，增八千一百六十一[19]。

---

1 鼀鼄："蜘蛛"的异體字。

2 勾：原作"句"，據李建元《進〈本草綱目〉疏》改。

3 方物：土産。　　土苴(zhǎ)：猶"土芥"。比喻微賤之物。

4 稗(bǎi)官：原指收集民間街談巷議和傳説的小官。小説家出于稗官，後因稱野史小説爲稗官。此義爲後者。下文"稗記"義同。

5 墳典：《三墳》《五典》。傳説爲遠古時代三皇五帝的書。此指上古重要的著作。

6 掇(duō)：收録。

7 賷："賒"的异體字。　　物理：事物的道理。

8 昭代：政治清明的時代。用以稱頌本朝。

9 萬曆：明神宗朱翊鈞的年號(1573～1620)。

10 禮部：古代中央官署名，爲六部之一，主管禮樂、祭祀及學校科舉等政令的機構。

11 兩京：北京和南京。　　布政：布政司。明代省級行政機構。

12 瀕湖山人：李時珍家鄉蘄春瓦屑垻有雨湖，故取以爲號。

13 "薖所館"句：李時珍的居室名薖所館。其所著除《本草綱目》《瀕湖脈訣》及《奇經八脈考》外，均失傳。脈，"脉"的异體字。

14 饒：富有。　　隱德：指施德于人而不爲人所知。

15 曾大父：曾祖父。大父，祖父。

16 蒐羅：收集。蒐，"搜"的异體字。　　氏，原作"世"，據金陵本《本草綱目》王世貞序改。

17 嘉靖壬子：嘉靖三十一年(1552)。

18 萬曆戊寅：萬曆六年(1578)。

19 八：原脱，據丹波元簡《醫籍考》卷十一"李氏時珍本草綱目"條補。

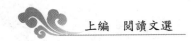

　　贊曰:李公份份[1],樂道遺榮[2];下學上達[3],以師古人;既智且仁,道熟以成[4];遐以媲之[5]?景純通明[6]。

課外閱讀

　　菊春生夏茂秋花冬實備受四氣飽經露霜葉枯不落花槁不零味兼甘苦性稟平和昔人謂其能除風熱益肝補陰蓋不知其得金水之精英尤多能益金水二藏也補水所以制火益金所以平木木平則風息火降則熱除用治諸風頭目其旨深微黄者入金水陰分白者入金水陽分紅者行婦人血分皆可入藥神而明之存乎其人其苗可蔬葉可啜花可餌根實可藥囊之可枕釀之可飲自本至末罔不有功宜乎前賢比之君子神農列之上品隱士采入酒罜騷人餐其落英費長房言九日飲菊酒可以辟不祥神仙傳言康風子朱孺子皆以服菊花成仙荆州記言胡廣久病風贏飲菊潭水多壽菊之貴重如此是豈群芳可伍哉鍾會菊有五美贊云圓花高懸準天極也純黄不雜后土色也早植晚發君子德也冒霜吐穎象貞質也盃中體輕神仙食也西京雜記言采菊花莖葉雜秫米釀酒至次年九月始熟用之(李時珍《本草綱目·菊·發明》)

要求

1.爲上文標點。
2.今譯畫橫綫句子。
3.文意理解:文中指出的菊的功效主治是什麽?

1　份(bīn)份:即"彬彬"。文雅有禮的樣子。份,同"彬"。
2　樂道:指喜歡醫道。　　遺榮:抛棄榮華。
3　下學上達:謂下學普通知識,上通深奧道理。語本《論語·憲問》。
4　道熟:指醫道精深純熟。
5　遐:通"何"。　　媲(pì):匹配。
6　景純:西晉學者郭璞,字景純,博學多聞,注《爾雅》《方言》及《山海經》等。　　通明:陶弘景的字。

十五、《漢書·藝文志》序及方技略

【導學】　本文節選自 1962 年中華書局點校本《漢書》，題目另加。作者班固（32～92），字孟堅，扶風安陵（今陝西咸陽）人，東漢著名史學家、文學家。繼承父親班彪遺願，著述《漢書》，歷時二十餘年。《漢書》稍改《史記》體例，分十二帝紀、八表、十志、七十列傳四個部分，記載了西漢時期高祖劉邦元年（前 206）至王莽地皇四年（23）共二百餘年的歷史，爲我國第一部紀傳體斷代史，爲後世斷代史的寫作開創了先例。《藝文志》是據劉向、劉歆父子的《別錄》《七略》著錄而成，是我國現存最早的目錄學文獻，共收書三十八種（類），五百九十六家，一萬三千二百餘卷，分類簡述其學術思想的源流演變。

　　《藝文志》總序概述了周秦漢時期書籍的變遷經歷，記載了劉向父子奉詔校書的概況。《方技略》爲醫學類目錄學著作，分醫經、經方、神仙、房中四種，每種包括書目和概述兩個部分，概述其内容和作用。所列書目，現大都佚失，但從中可窺知當時醫學著述已相當豐富，對學習理論十分重視，并對醫生提出了嚴格要求。

　　昔仲尼没而微言絶[1]，七十子喪而大義乖[2]。故《春秋》分爲五[3]，《詩》分爲四[4]，《易》有數家之傳[5]。戰國從衡[6]，真僞分争，諸

1　没：同“殁”。死亡。　　微言：含義深遠而精要的言論。顔師古注：“精微要妙之言。”
2　七十子：指孔門弟子七十二賢者，舉其成數，故言七十。　　大義：六經之要義，即儒家的思想學説。　　乖：不一致。
3　“春秋”句：指傳注《春秋》的分爲五家：左氏（左丘明）、公羊氏（公羊高）、穀梁氏（穀梁赤）、鄒氏及夾氏。今存前三家。
4　《詩》分爲四：指傳注《詩經》的分爲魯（魯人申培）、齊（齊人轅固）、韓（燕人韓嬰）、毛（魯人毛亨）四家。今存毛氏一家，世稱《毛詩》。
5　“《易》有”句：指傳注《易經》的有施讎、孟喜、梁丘賀等數家。今皆亡佚。
6　從（zòng）衡：同“縱橫”。指戰國時七國之間合縱連橫的錯雜政治形勢。

子之言紛然殽亂[1]。至秦患之[2]，乃燔滅文章[3]，以愚黔首[4]。漢興，改秦之敗[5]，大收篇籍，廣開獻書之路。迄孝武世[6]，書缺簡脫[7]，禮壞樂崩，聖上喟然而稱曰："朕甚閔焉[8]！"於是建藏書之策[9]，置寫書之官，下及諸子傳說，皆充祕府[10]。至成帝時[11]，以書頗散亡[12]，使謁者陳農求遺書於天下[13]。詔光祿大夫劉向校經傳、諸子、詩賦[14]，步兵校尉任宏校兵書[15]，太史令尹咸校數術[16]，侍醫李柱國校方技。每一書已，向輒條其篇目[17]，撮其指意[18]，錄而奏之。會向卒，哀帝復使向子侍中奉車都尉歆卒父業[19]。歆於是總羣書而奏其《七略》[20]，故有《輯略》[21]，有《六藝略》[22]，有《諸子略》，有《詩賦略》，有《兵書略》，

1　殽（xiáo）亂：雜亂。殽，"淆"的異體字。

2　患：憂慮。

3　燔滅文章：此指秦始皇三十四年（前 213）焚書之事。《史記·秦始皇本紀》："非博士官所職，天下敢有藏《詩》《書》百家語者，悉詣守、尉雜燒之。"燔，焚燒。

4　愚：使動用法。　　黔首：戰國時期和秦代對百姓的稱呼。《史記·秦始皇本紀》："更名民曰黔首。"應劭注："黔，亦黎，黑也。"

5　敗：弊。指秦始皇焚書的弊政。

6　孝武：漢武帝劉徹，前 140～前 87 年在位。　　世：代，時代。

7　書缺簡脫：文字殘缺，書簡散脫。簡，竹簡。

8　閔：憂慮。　　焉：之。代詞。

9　建：公布。　　策：帝王發布的教令文書。

10　祕府：宮廷內部藏秘笈之處。祕，"秘"的異體字。

11　成帝：漢成帝劉驁，前 32～前 7 年在位。

12　頗散亡：嚴重散失。頗，嚴重。

13　謁者：秦漢官名，掌管接待賓客事宜。

14　光祿大夫：官名，掌顧問應對。　　劉向：字子政，沛（今江蘇沛縣）人，西漢經學家、目錄學家、文學家，著有《新序》《說苑》等。　　校：校勘。

15　步兵校尉：漢代武官名，掌宮廷衛隊。

16　太史令：漢代官名，掌管歷史、天文、曆法。　　數術：指天文、曆法、占卜一類書籍。

17　條：分條列出。用如動詞。

18　撮：摘取。　　指意：內容大意。同義複詞。指，同"旨"，意向，要旨。劉向所著各書叙錄彙集後名《別錄》，相當於後世的書目解題，已佚。其子劉歆據此刪繁就簡，編成《七略》。

19　哀帝：漢哀帝劉欣，前 6～前 2 年在位。　　侍中奉車都尉：漢代官名，皇帝近侍，掌御乘輿馬，皇帝出巡時要隨從侍奉。　　歆：劉歆，字子駿。西漢末經學家、目錄學家。　　卒：完成。

20　總：匯總，彙編。　　奏：進呈給皇上。　　七略：劉歆所著書名，爲我國第一部圖書分類目錄學著作，原書已佚。略，概略，概要。

21　《輯略》：各略大序的彙集。其大體相當《漢書·藝文志》所載。黃侃曰："《漢書·藝文志》即本子駿《輯略》。"

22　《六藝略》：經學類。六藝指《易》《書》《詩》《禮》《樂》《春秋》六經。

有《術數略》,有《方技略》[1]。今删其要[2],以備篇籍[3]。

方技略

《黄帝内經》十八卷　　《外經》三十七卷
《扁鵲内經》九卷　　　《外經》十二卷
《白氏内經》三十八卷　《外經》三十六卷
《旁篇》二十五卷
右醫經七家[4],二百一十六卷[5]。

醫經者,原人血脈、經落、骨髓、陰陽、表裹[6],以起百病之本[7],死生之分[8],而用度箴石湯火所施[9],調百藥齊和之所宜[10]。至齊之得[11],猶慈石取鐵[12],以物相使。拙者失理[13],以瘉爲劇[14],以生爲死[15]。

《五藏六府痺十二病方》三十卷[16]
《五藏六府疝十六病方》四十卷
《五藏六府癉十二病方》四十卷
《風寒熱十六病方》二十六卷

1　《術數略》:天文、曆法、占卜類。　　《方技略》:醫藥衛生類。

2　删:選取。顔師古注:"删去浮詞,取其指要也。"段玉裁云:"凡言删劖者,有所去即有所取。如《史記・司馬相如傳》曰:'故删取其要,歸正道而論之。'删取,猶節取也。《藝文志》曰:'今删其要,以備篇籍。'删其要,謂取其要也。"

3　備篇籍:使目録書完備。備,使動用法。

4　右:指以上。

5　二百一十六卷:今計爲一百七十五卷,少四十一卷。

6　原:推原,探求。用作動詞。　　落:通"絡"。

7　起:闡發。　　本:根本。

8　分:分界,界限。

9　度(duó):揣度,估量。　　箴:同"針",針刺。　　石:砭刺。　　湯:湯藥。　　火:灸法。

10　齊和:指藥物的配方和治。

11　至齊之得:最好的藥劑的功能。得,指取得的療效、作用。

12　慈石:磁石。慈,通"磁"。

13　拙者失理:技術拙劣的醫生違背醫理。

14　以瘉爲劇:把輕病治成重病。瘉,"愈"的異體字。指輕病。

15　以生爲死:把能救活的病人治死。生,能救活的病人。

16　痺:"痹"的異體字。

《泰始黃帝扁鵲俞拊方》二十三卷

《五藏傷中十一病方》三十一卷

《客疾五藏狂顛病方》十七卷

《金創瘲瘲方》三十卷

《婦人嬰兒方》十九卷

《湯液經法》三十二卷

《神農黃帝食禁》七卷

右經方十一家[1]，二百七十四卷。

經方者，本草石之寒溫[2]，量疾病之淺深，假藥味之滋[3]，因氣感之宜[4]，辯五苦六辛[5]，致水火之齊[6]，以通閉解結，反之於平[7]。及失其宜者[8]，以熱益熱，以寒增寒，精氣內傷，不見於外[9]，是所獨失也[10]。故諺曰："有病不治，常得中醫[11]。"

《容成陰道》二十六卷[12]　　　《務成子陰道》三十六卷[13]

《堯舜陰道》二十三卷　　　　《湯盤庚陰道》二十卷[14]

《天老雜子陰道》二十五卷[15]　《天一陰道》二十四卷[16]

《黃帝三王養陽方》二十卷　《三家內房有子方》十七卷

1　經方：此指漢代以前的方書。

2　本：根據。　　　草石：指藥物。草，指植物藥。石，指礦物藥。　　　寒溫：泛指藥物的性質。

3　假：憑借。　　　滋：指藥物的作用。

4　因氣感之宜：根據人體對四時氣候感應的適宜情況。如天熱要慎用熱藥，天寒當慎用寒藥之類。參見《素問·六元正紀大論》。

5　辯：通"辨"。　　　五苦六辛：指五臟六腑所適宜的各種性味的藥物。具體説法不一，參見《素問·至真要大論》和《儒門事親·攻裏發表寒熱殊途》。

6　水火之齊：寒涼與溫熱的藥劑。

7　反：同"返"，使……恢復。使動用法。

8　及：至于。　　　失其宜者：指治療失當的醫生。

9　見：同"現"，顯露，表現。

10　所獨失：嚴重錯誤的治法。獨，特別，意為嚴重。失，失誤。

11　中醫：中等水平的醫生。一説，符合醫理。

12　容成：相傳為黃帝的大臣，發明曆法。　　　陰道：古代房中術。

13　務成子：又名巫成，字昭，又稱務成昭，相傳為舜的老師。

14　湯盤庚：殷商君主。

15　天老：相傳為黃帝三公之一。

16　天一：即天乙，成湯之名。

右房中八家，百八十六卷。

房中者，情性之極，至道之際[1]，是以聖王制外樂以禁内情[2]，而爲之節文[3]。《傳》曰[4]："先王之作樂，所以節百事也。"樂而有節，則和平壽考[5]。及迷者弗顧[6]，以生疾而隕性命。

《宓戲雜子道》二十篇[7]　　《上聖雜子道》二十六卷
《道要雜子》十八卷　　　　《黄帝雜子步引》十二卷
《黄帝岐伯按摩》十卷　　　《黄帝雜子芝菌》十八卷
《黄帝雜子十九家方》二十一卷
《泰壹雜子十五家方》二十二卷[8]
《神農雜子技道》二十三卷
《泰壹雜子黄冶》三十一卷[9]

右神僊十家[10]，二百五卷。

神僊者，所以保性命之真，而游求於其外者也[11]。聊以盪意平心[12]，同死生之域[13]，而無怵惕於胸中[14]。然而或者專以爲務，則誕欺怪迂[15]之文彌以益多，非聖王之所以教也。孔子曰："索隱行怪，後世有述焉，吾不爲之矣[16]。"

1　際：會合。

2　外樂：指音樂。　　内情：指情欲或情感。

3　節文：謂制定禮儀，使行之有度。

4　《傳》：指《左傳》，引文見本教材《秦醫緩和》。

5　和平壽考：氣血平和，壽命長久。考，老。

6　迷者：指不懂養生之道、沉迷色欲的人。

7　宓(fú)戲：即伏羲。　　雜子道：神仙家修真養性以求長生不老的方法。

8　泰壹：即泰一。天神名。

9　黄冶：煉丹砂之法。

10　神僊：指神仙家養生術的書籍。僊，"仙"的异體字。

11　游求於其外：指向身外大自然廣求養生之道。

12　盪意平心：净化意念，平定心境。盪，"蕩"的异體字。蕩滌。

13　同死生之域：把死與生的境域視爲相同。同，意動用法。

14　怵惕：恐懼。

15　誕欺怪迂：荒誕、欺詐、怪异、迂曲。

16　"索隱"三句：語見《禮記·中庸》。索隱行怪，謂求隱暗之事，行怪异之道。述，遵循。

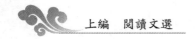

　　凡方技三十六家，八百六十八卷。

　　方技者，皆生生之具[1]，王官之一守也[2]。太古有岐伯、俞拊，中世有扁鵲、秦和，蓋論病以及國，原診以知政[3]。漢興有倉公。今其技術晻昧[4]，故論其書，以序方技爲四種[5]。

課外閱讀

　　醫師掌醫之政令聚毒藥以共醫事凡邦之有疾病者疕瘍者造焉則使醫分而治之歲終則稽其醫事以制其食十全爲上十失一次之十失二次之十失三次之十失四爲下食醫掌和王之六食六飲六膳百羞百醬八珍之齊凡食齊眡春時羹齊眡夏時醬齊眡秋時飲齊眡冬時凡和春多酸夏多苦秋多辛冬多鹹調以滑甘凡會膳食之宜牛宜稌羊宜黍豕宜稷犬宜粱鴈宜麥魚宜苽凡君子之食恒放焉疾醫掌養萬民之疾病四時皆有癘疾春時有痟首疾夏時有痒疥疾秋時有瘧寒疾冬時有漱上氣疾以五味五穀五藥養其病以五氣五聲五色眡其死生兩之以九竅之變參之以九藏之動凡民之有疾病者分而治之死終則各書其所以而入于醫師瘍醫掌腫瘍潰瘍金瘍折瘍之祝藥劀殺之齊凡療瘍以五毒攻之以五氣養之以五藥療之以五味節之凡藥以酸養骨以辛養筋以鹹養脉以苦養氣以甘養肉以滑養竅凡有瘍者受其藥焉獸醫掌療獸病療獸瘍凡療獸病灌而行之以節之以動其氣觀其所發而養之凡療獸瘍灌而劀之以發其惡然後藥之養之食之凡獸之有病者有瘍者使療之死則計其數以進退之（選自《周禮·天官冢宰》）

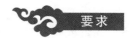

　　1. 爲上文標點。

　　2. 爲上文分段。

1　生生之具：使生命生長不息的工具。前一“生”，使動用法。

2　王官：天子之官。　　　守：職守，職務。

3　“論病”二句：論說國君的病情可以推論出國情，推究國君的證候可以推知國家的政事。語本《國語·晉語八》及《左傳·昭公元年》。

4　晻昧：湮没。晻，“暗”的異體字。

5　序：依次排列。

十六、《傷寒論》序

【導學】　本文選自明代趙開美本《傷寒論》。作者張機（約 150～219），字仲景，南陽郡涅陽（今河南南陽）人，東漢末年著名醫學家，後世尊其爲"醫聖"，相傳曾任長沙太守，故世稱"張長沙"，學醫于同郡名醫張伯祖，盡得其傳。東漢末年戰亂頻仍，災荒不斷，疫氣流行。張仲景勤求古訓，博采衆方，窮究《素問》《靈樞》《難經》等醫藥典籍，結合自己的醫療實踐，成就傳世之作《傷寒雜病論》。書中提出六經分證及辨證論治的治療原則，并將理、法、方、藥有機結合，奠定了中醫臨床理論的基礎，具有很高的學術價值，至今仍指導着臨床實踐，爲歷代醫家必讀之書，故後世稱其爲"方書之祖"。

　　序文盛贊醫藥方術的重要作用，痛斥"惟名利是務"和"不留神醫藥"的居世之士；闡述了作者撰寫《傷寒雜病論》的原因、經過和愿望，批評了當時因循守舊、敷衍塞責的醫療作風；規勸醫生要重視醫德，鑽研醫術。文章情文并茂，寓意深遠，不愧爲醫學典籍序跋中優秀名篇之一。

　　論曰：余每覽越人入虢之診，望齊侯之色，未嘗不慨然歎其才秀也[1]。怪當今居世之士，曾不留神醫藥[2]，精究方術，上以療君親之疾，下以救貧賤之厄[3]，中以保身長全[4]，以養其身。但競逐榮勢，企踵權豪[5]，孜孜汲汲[6]，惟名利是務，崇飾其末[7]，忽棄其本[8]，華其外而悴其內。皮之不存，毛將安附焉[9]？卒然遭邪風之氣[10]，嬰非常

1　秀：優异出衆。

2　曾（zēng）：竟然。

3　厄：病困。

4　中：與前文"上""下"相對而言，指"自身"。

5　企踵：猶"舉踵"，踮起脚跟。意爲仰慕。

6　孜孜汲汲：急急忙忙、迫不及待地。孜孜，努力不倦貌。汲汲，心情急切貌。

7　末：末節。此指名利地位。

8　本：根本。此指身體。

9　"皮之不存"二句：語出《左傳·僖公十四年》。安附，即附安。賓語前置。

10　卒然：突然。卒，通"猝"。

之疾[1]，患及禍至，而方震慄[2]。降志屈節，欽望巫祝[3]，告窮歸天[4]，束手受敗。賚百年之壽命[5]，持至貴之重器[6]，委付凡醫[7]，恣其所措。咄嗟嗚呼！厥身已斃，神明消滅，變爲異物[8]，幽潛重泉，徒爲啼泣。痛夫！舉世昏迷，莫能覺悟，不惜其命，若是輕生，彼何榮勢之云哉？而進不能愛人知人[9]，退不能愛身知己[10]，遇災值禍，身居厄地，蒙蒙昧昧，惷若游魂[11]。哀乎！趨世之士，馳競浮華，不固根本，忘軀徇物[12]，危若冰谷[13]，至於是也！

余宗族素多，向餘二百[14]。建安紀年以來[15]，猶未十稔[16]，其死亡者，三分有二，傷寒十居其七。感往昔之淪喪[17]，傷橫夭之莫救[18]，乃勤求古訓，博采衆方，撰用《素問》《九卷》《八十一難》《陰陽大論》《胎臚藥錄》[19]，并平脈辨證[20]，爲《傷寒雜病論》，合十六卷。雖未能

1　嬰：纏繞，遭受。

2　震慄：震驚戰栗。慄，"栗"的异體字。戰栗。

3　巫祝：古代指從事占卜祭祀的人。巫，指女巫。《説文》："巫，女能事巫行，以舞降神者也。"祝，指男巫。《説文》："祝，祭主贊詞者。"

4　歸天：歸命于天。即聽天由命的意思。

5　賚(jì)：持。

6　重器：寶貴的器物。此喻身體。

7　委付：交付。委，交托。

8　異物：鬼物。指死去的人。司馬貞《索隱》曰："謂死而形化爲鬼，是爲異物。"

9　進：進身爲官。

10　退：隱居爲民。

11　惷："蠢"的异體字。　　游魂：游蕩的鬼魂。喻没有頭腦的無用之人。漢魏之際熟語。

12　徇：謀求，營求。

13　冰谷：謂如履薄冰，如臨深谷。喻身臨險境。語本《詩·小宛》。

14　向：先前，過去。

15　建安：漢獻帝劉協的年號(196～219)。

16　稔(rěn)：年。本義爲穀物成熟。古代穀物一年一熟，故以稔爲年。

17　感：爲……感嘆。動詞的爲動用法。

18　傷：爲……悲傷。動詞的爲動用法。　　橫夭：意外早亡。此指意外早亡的人。橫謂橫死，夭謂夭折。

19　"撰用"句：謂用《素問》等，撰爲《傷寒雜病論》。用，介詞。一説，撰通"選"。《九卷》，《靈樞》的早期名稱，又稱《針經》。《八十一難》，指《難經》。《陰陽大論》，古醫書名，已佚。《胎臚藥錄》，古醫書名，已佚。

20　平：通"辨"。

盡愈諸病，庶可以見病知源[1]。若能尋余所集，思過半矣[2]。

　　夫天布五行，以運萬類，人稟五常[3]，以有五藏，經絡府俞[4]，陰陽會通；玄冥幽微，變化難極。自非才高識妙[5]，豈能探其理致哉[6]？上古有神農、黃帝、岐伯、伯高、雷公、少俞、少師、仲文[7]，中世有長桑、扁鵲，漢有公乘陽慶及倉公。下此以往，未之聞也。觀今之醫，不念思求經旨，以演其所知[8]，各承家技，終始順舊。省病問疾，務在口給[9]；相對斯須[10]，便處湯藥。按寸不及尺，握手不及足；人迎跌陽[11]，三部不參[12]；動數發息，不滿五十[13]。短期未知決診[14]，九候曾無髣髴[15]；明堂闕庭[16]，盡不見察。所謂窺管而已。夫欲視死別生，實爲難矣！

　　孔子云：生而知之者上，學則亞之[17]。多聞博識，知之次也[18]。余宿尚方術[19]，請事斯語。

1　庶：或許。

2　思過半：謂收益多。《易·繫辭下》：“知者觀其彖辭，則思過半矣。”孔穎達疏：“能思慮有益，以過半矣。”

3　五常：五行。

4　府俞：氣府腧穴。府，經氣聚會之處。俞，通“腧”。脉氣灌注之處。

5　自非：若非。

6　理致：此謂道理要旨。

7　“上古”句：岐伯等六人，相傳皆爲黃帝論醫之臣。

8　演：擴充。

9　務：力求，追求。　　口給(jǐ)：言辭敏捷，能説會道。

10　相：特殊副詞，兼指代作用。此指病人。

11　人迎跌陽：皆古代切脉部位名。人迎，結喉兩側頸動脉搏動處。跌陽，足背脛前動脉搏動處。

12　三部：謂上部人迎脉、中部寸口脉、下部跌陽脉的脉象。古代全身遍診法，分上中下三部診脉。

13　“動數”二句：謂于醫生均匀的呼吸間，病人脉搏跳動的次數不滿五十動。古時認爲診脉不滿五十動爲失診。參見《靈樞·根結》。

14　短期：病危將死之期。參見《太素·人迎脉口診》楊上善注。　　決診：確診。

15　九候：古代九處候脉的部位。見《素問·三部九候論》。一說寸、關、尺三部，各分浮、中、沉三種脉象取之，合稱九部脉候。見《難經·十八難》。此指九處候脉部位的脉象。　　髣髴：即“仿佛”，又作“彷彿”，聯綿詞。此謂模糊的印象。

16　明堂闕庭：皆望診部位。明堂，指鼻子。闕，兩眉之間。庭，前額。《靈樞·五色》：“明堂，鼻也。闕者，眉間也。庭者，顏（額）也。”

17　“生而”二句：語本《論語·季氏》。亞，次等。

18　“多聞”二句：語本《論語·述而》。識(zhì)，記。

19　宿：平素。

課外閱讀

　　上醫治未病方無尚也垂經論焉經論醫之奧也中醫治已病於是乎始有方方醫之粗也非其得已視斯民之疾苦故因病以立方耳季世人知醫尚矣習方其簡也窮經其煩也乃率以方授受而求經論者無之舍斯道之奧寶斯道之粗安望其術之神良也余年十五志醫術逮今十有八稔懼辱醫名蚤夜遑遑惟經論是蒐不敢自是游海內者數年就有道者而贊謁之見賤工什九良工什一不惟上古之經論昧焉雖中古之方猶弗達也弗明方之旨與方之證及諸藥升降浮沉寒熱溫平良毒之性與夫宣通補瀉輕重滑澀燥濕反正類從之理而徒執方以療病惡能保其不殃人乎廼為之惄惻取古昔良醫之方七百餘首揆之於經酌以心見訂之於證發其微義編為六卷題之端曰醫方考蓋以考其方藥考其見證考其名義考其事迹考其變通考其得失考其所以然之故匪徒苟然誌方而已君子曰夫夫也弱齡譾陋輕議古人則岷有罪焉爾世有覺者觸目而疵之從而可否之吾幸吾之得師也遊藝者玩索而惜之存而左右之吾幸吾之明與也如山野之阨湖海之遠求良醫而不速得開卷檢方能究愚論而斟酌自藥焉則吾濟人之一念也或者尚論千古末張孫而本軒岐劣羣方而優經論則孟軻氏所謂遊於聖人之門者難為言矣安用夫斯籍之贅也皇明萬曆十二年歲次甲申孟冬月古歙吳崐序（吳崑《〈醫方考〉自序》）

要求

　　1. 為上文標點。
　　2. 文意理解：作者認為"方"與"論"的區別是什麼？

十七、《重廣補注黃帝內經素問》序

【導學】 本文選自 1956 年人民衛生出版社影印明顧從德翻宋本《重廣補注黃帝內經素問》。作者王冰,號啓玄子,唐代中期著名醫學家,生平資料甚少。北宋林億等新校正引《唐人物志》云:"冰仕唐爲太僕令,年八十餘,以壽終。"後世因稱"王太僕"。《素問》一書傳至唐代,内容不全,錯亂甚多,王冰遂立志整理注釋。經十二年時間,撰成《重廣補注黃帝内經素問》,共二十四卷八十一篇。這是繼南朝全元起之後,對《素問》進行的又一次重大的整理注釋。因全本已失,王本就成爲《素問》最古傳本,也是歷代《内經》注本中,流行最廣、影響最大的一部著作;因王冰注釋極爲精當,也是最重要的醫學經典訓詁文獻之一。其注釋已收入清代阮元主編的《經籍籑詁》中。

序文高度評價《内經》的學術價值及其影響,説明整理編次的原因、過程、方法,闡明整理注釋的目的及深遠意義,指出《内經》是"至道之宗""奉生之始",後代名醫莫不得教益于此。同時闡明訓詁爲學經必由之路。

夫釋縛脱艱[1],全真導氣[2],拯黎元於仁壽[3],濟羸劣以獲安者,非三聖道[4],則不能致之矣。孔安國序《尚書》曰[5]:"伏羲、神農、黃帝之書,謂之三墳[6],言大道也。"班固《漢書·藝文志》曰:"《黃帝内經》十八卷。"《素問》即其經之九卷也,兼《靈樞》九卷,迺其數焉[7]。雖復年移代革,而授學猶存。懼非其人[8],而時有所隱,故第七一

---

1 釋縛脱艱:解除疾病的纏繞,擺脱疾病的困苦。艱,困苦。

2 全真導氣:保全真精,通導元氣。

3 黎元:即"黎民",百姓。　　仁壽:長壽。語本《論語·雍也》"知者樂,仁者壽"。

4 三聖道:伏羲、神農、黃帝的醫學之道。相傳伏羲製九針,神農嘗百草,黃帝創醫學。

5 孔安國:西漢經學家,孔子後裔,以研究《尚書》而爲漢武帝時博士。　　序:爲……作序。爲動用法。

6 三墳:三皇之書。墳,大。《左傳·昭公十二年》:"是良史也,子善視之。是能讀《三墳》《五典》《八索》《九丘》。"

7 迺:"乃"的異體字。

8 其人:指合宜的人。《素問·氣交變大論》:"得其人不教,是謂失道;傳非其人,慢泄天寶。"此古人慎傳之道。

卷,師氏藏之¹,今之奉行,惟八卷爾。然而其文簡,其意博²,其理奧,其趣深³。天地之象分,陰陽之候列⁴,變化之由表,死生之兆彰。不謀而遐邇自同⁵,勿約而幽明斯契⁶。稽其言有徵⁷,驗之事不忒⁸。誠可謂至道之宗⁹,奉生之始矣¹⁰。

　　假若天機迅發¹¹,妙識玄通,蔵謀雖屬乎生知¹²,標格亦資於詁訓¹³,未嘗有行不由逕¹⁴,出不由户者也。然刻意研精,探微索隱,或識契真要,則目牛無全¹⁵。故動則有成,猶鬼神幽贊¹⁶,而命世奇傑¹⁷,時時閒出焉。則周有秦公,漢有淳于公,魏有張公、華公,皆得斯妙道者也。咸日新其用¹⁸,大濟蒸人¹⁹,華葉遞榮²⁰,聲實相副。蓋教之著矣²¹,亦天之假也²²。

1　師氏:古代主管貴族子弟教育的官員。

2　愽:“博”的異體字。

3　趣:旨意,旨趣。

4　候:徵候。此指陰陽變化徵候。

5　遐邇:遠近。此指遠近的事理。

6　幽明:此指無形的和有形的事物。　　契:符合。

7　徵:證驗。

8　忒(tè):差錯。

9　宗:本源,根本。

10　奉生:養生。

11　天機:指天資。

12　蔵(chǎn):完善,完備。　　生知:“生而知之”的略語。

13　標格:規範。此指對經文正確理解的標準。　　詁訓:即訓詁。此指對古書的注釋。

14　嘗:“嘗”的異體字。　　行不由逕:行走不經由道路。語本《論語·雍也》。本謂走正路不走小道捷徑。逕,“徑”的異體字。本指小道。此泛指道路。

15　目牛無全:喻技藝達到精深純熟的境界。語本《莊子·養生主》。目,視。用作動詞。

16　贊:“贊”的異體字。幫助。

17　命世:聞名于世。　　奇:“奇”的異體字。

18　新:使……創新。使動用法。

19　蒸人:即“烝民”,民衆。《詩·烝民》:“天生烝民。”傳:“烝,衆。”蒸,通“烝”。《避諱録》:“太宗名世民,唐‘世’以‘代’字代。如‘治世’曰‘治代’,‘世宗’曰‘代宗’是也。‘民’以‘人’‘甿’代,如‘蒸民’曰‘蒸人’。”

20　華葉遞榮:喻醫學事業興旺不衰。華,同“花”。

21　教:指《素問》理論對歷代醫家的哺育教化。

22　假:助。

冰弱齡慕道[1]，夙好養生，幸遇真經，式爲龜鏡[2]。而世本紕繆，篇目重疊，前後不倫[3]，文義懸隔，施行不易，披會亦難[4]。歲月既淹[5]，襲以成弊。或一篇重出，而別立二名[6]；或兩論併吞，而都爲一目[7]；或問荅未已，別樹篇題[8]；或脱簡不書，而云世闕[9]。重《合經》而冠《鍼服》[10]，併《方宜》而爲《欬篇》[11]；隔《虛實》而爲《逆從》[12]，合《經絡》而爲《論要》[13]；節《皮部》爲《經絡》[14]，退至教以先鍼[15]。諸如此流，不可勝數。且將升岱嶽[16]，非逕奚爲？欲詣扶桑[17]，無舟莫適[18]。乃精勤博訪，而并有其人。歷十二年，方臻理要，詢謀得失[19]，深遂夙心。時於先生郭子齋堂[20]，受得先師張公秘本，文字昭晰，義

1　弱齡：弱冠之年，指男子二十歲。《禮記·曲禮上》：“二十曰弱冠。”

2　式：用。　　龜鏡：亦作“龜鑒”。古人以龜卜知吉凶，以鏡照知美醜。喻借鑒。此喻檢驗是非的標準。

3　倫：條理，次序。

4　披會：翻閱領會。

5　淹：久。

6　“或一篇”二句：同一內容的篇章重復出現，却另立兩個篇名。如《離合真邪論》，新校正云：“全元起本在第一卷，名《經合》；第二卷重出，名《真邪論》。”

7　“或兩論”二句：兩篇文章合并，而總題一個篇名。如《刺要論》，新校正云：“按全元起本，在第六卷《刺齊篇》中。”都，總。

8　“或問荅”二句：在一篇中問答未完，就將下文另設篇題。如《陰陽類論》，新校正云：“全元起本從‘雷公曰：請聞短期’以下，別爲一篇，名《四時病類》。”荅，“答”的異體字。

9　“或脱簡”二句：書簡脱落之處未能辨明寫出，却説歷代殘缺。如《逆調論》篇末，王冰指出經文中“三義悉闕而未論，亦古之脱簡也”。

10　重《合經》”句：在重出的《合經》篇首，冠以“鍼服”之名。合經，當作“經合”，全元起本第一卷有《經合論》，第二卷又重出，名《真邪論》。冠，在前面加上。用作動詞。按《素問》無“鍼服”篇名。

11　“併《方宜》”句：指全本將《異法方宜論》并入《欬篇》中。

12　“隔《虛實》”句：指全本將《四時刺逆從論》分成兩部分。據新校正云：“厥陰有餘”至“筋急目痛”，全本放在第六卷，“春氣在經脈”至篇末，全本放在第一卷。

13　“合《經絡》”句：把《診要經終論》合并到《玉版論要》中。經絡，似爲“經終”之訛。

14　“節《皮部》”句：據新校正云：全元起本將《經絡論》附在《皮部論》之末，王氏分出。

15　“退至教”句：指全本把記載有“夫上古聖人之教下也”等語的《上古天真論》退置于九卷，而將論針法的《調經論》《四時刺逆從論》前置于第一卷。

16　岱嶽：泰山的別名。嶽，“岳”的異體字。

17　扶桑：神木名。古代神話中海上日出之處。

18　適：往，到……去。

19　得失：義偏于“得”。收穫。

20　齋堂：書齋，書房。

理環周，一以參詳，群疑冰釋。恐散於末學[1]，絕彼師資[2]，因而撰註，用傳不朽。兼舊藏之卷，合八十一篇二十四卷，勒成一部[3]。冀乎究尾明首，尋註會經，開發童蒙[4]，宣揚至理而已。

　　其中簡脫文斷，義不相接者，搜求經論所有，遷移以補其處；篇目墜缺，指事不明者，量其意趣，加字以昭其義；篇論吞并，義不相涉，闕漏名目者，區分事類，別目以冠篇首[5]；君臣請問[6]，禮儀乖失者，考校尊卑，增益以光其意；錯簡碎文[7]，前後重疊者，詳其指趣[8]，削去繁雜，以存其要；辭理秘密，難粗論述者，別撰《玄珠》[9]，以陳其道。凡所加字，皆朱書其文[10]，使今古必分，字不雜揉。庶厥昭彰聖旨，敷暢玄言，有如列宿高懸[11]，奎張不亂[12]，深泉淨瀅，鱗介咸分。君臣無夭枉之期，夷夏有延齡之望[13]。俾工徒勿誤[14]，學者惟明[15]，至道流行，徽音累屬[16]，千載之後，方知大聖之慈惠無窮。

　　時大唐寶應元年歲次壬寅序[17]。

課外閱讀

臣聞安不忘危存不忘亡者往聖之先務求民之瘼恤民之隱者上主之深仁在昔黃帝

1　末學：此謂後學。

2　師資：此指授學的依據。

3　勒：約束。此指彙總。

4　童蒙：此指初學醫的人。

5　別目：另立篇名。

6　請問：《玉篇·言部》："請，問也。"同義詞連用，此指"問答"。

7　錯簡：書簡次序錯亂。　　碎文：文字殘缺不全。

8　指趣：意向。

9　《玄珠》：指《玄珠秘語》。已佚。現傳《玄珠秘語》十卷，係後人托名之作。

10　朱書：用紅筆書寫。朱，名詞用作狀語。

11　列宿(xiù)：眾星宿。此指二十八宿。

12　奎張不亂：喻篇章結構井然有序。奎張，二十八宿中的奎宿和張宿。

13　夷夏：泛指各族人民。夷，古代指東方的少數民族。夏，古代漢民族自稱。

14　俾：使。　　工徒：指醫生。古代以醫生為治病之工。

15　惟：句中語氣詞，表肯定語氣。

16　徽音：福音。徽，美好。　　累屬(lěi zhǔ)：接連不斷。屬，接續。

17　寶應元年：762年。寶應，唐代宗李豫年號。　　次：值。

之**御極**也以理身緒餘治天下坐於明堂之上臨觀八極考建五常以謂人之生也負陰而抱陽食味而被色外有寒暑之相盪內有喜怒之交侵夭昏札瘥國家代有將欲斂時五福以敷錫厥庶民乃與歧伯上窮天紀下極地理遠取諸物近取諸身更相問難垂法以福萬世於是雷公之**倫**授業傳之而内經作矣歷代寶之未有失墜蒼周之興秦和述六氣之論具明於左史厥後越人得其一二演而述難經西漢倉公傳其舊學東漢仲景撰其遺論晉皇甫謐剌而爲甲乙及隋楊上善纂而爲太素時則有全元起者始爲之訓解闕第七一**通**迄唐寶應中太僕王冰篤好之得先師所藏之卷大爲次註猶是三皇遺文爛然可觀惜乎唐令列之醫學付之執技之流而**薦紳**先生罕言之去聖已遠其術晻昧是以文注紛錯義理混淆殊不知三墳之餘帝王之高致聖賢之能事唐堯之授四時虞舜之齊七政神禹修六府以興帝功文王推六子以敘卦氣伊尹調五味以致君箕子陳五行以佐世其致一也奈何以至精至微之道傳之以至下至淺之人其不廢絕爲已幸矣頃在嘉祐中仁宗念聖祖之遺事將墜于地迺詔通知其學者俾之是正臣等**承乏**典校伏念旬歲遂乃搜訪中外裒集眾本**寖**尋其義正其訛舛十得其三四餘不能具竊謂未足以稱明詔副聖意而又採漢唐書錄古醫經之存於世者得數十家敘而考正焉貫穿錯綜磅礴會通或端本以尋支或**沿流**而討源定其可知次以舊目正繆誤者六千餘字增注義者二千餘條一言去取必有稽考舛文疑義於是詳明以之治身可以消患於未兆施於有政可以廣生於無窮恭惟皇帝撫大同之運擁無疆之休述先志以奉成興微學而永正則和氣可召災害不生陶一世之民同躋于壽域矣國子博士臣高保衡光禄卿直秘閣臣林億等謹上（高保衡等《〈重廣補注黃帝內經素問〉序》）

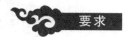

1. 爲上文標點。
2. 解釋畫橫綫詞語。

十八、《類經》序

【導學】 本文選自 1959 年上海科學技術出版社影印本《類經》。作者張介賓（1563～1640），字會卿，號景岳，別號通一子，山陰（今浙江紹興）人，明代著名醫學家。少年從名醫金英學醫，中年從軍，數年後返鄉致力于醫學。治病主張補益真陰元陽，提出"陽非有餘，而陰則常不足"的觀點，是明代温補學派的代表人物之一。其著述學説，對後世醫學影響較大。主要著作有《類經》和《景岳全書》。《類經》三十二卷，是張氏研究《黃帝内經》的成果，歷三十年而成書。張氏將《素問》《靈樞》兩書合而爲一，然後根據内容分爲十二大類，加以注釋及圖解，使之成爲一部編次有特點、注釋有新意的著作，也是學習研究《黃帝内經》的一部重要參考書。

本文盛贊《黃帝内經》的價值，指出歷代醫家注釋《黃帝内經》的不足，説明編撰《類經》的指導思想、緣起經過、分類方法、意義以及編撰目的。

《内經》者，三墳之一。蓋自軒轅帝同岐伯、鬼臾區等六臣互相討論[1]，發明至理[2]，以遺教後世。其文義高古淵微，上極天文，下窮地紀[3]，中悉人事。大而陰陽變化，小而草木昆蟲，音律象數之肇端[4]，藏府經絡之曲折[5]，靡不縷指而臚列焉[6]。大哉！至哉！垂不朽之仁慈，開生民之壽域。其爲德也，與天地同，與日月並，豈直規規治疾方術已哉[7]？

按晉皇甫士安《甲乙經序》曰："《黃帝内經》十八卷。今《鍼經》九卷，《素問》九卷，即《内經》也。"而或者謂《素問》《鍼經》《明堂》三

---

1 六臣：指岐伯、鬼臾區、伯高、少師、少俞、雷公。相傳此六人皆爲黃帝的臣子，皆善醫。

2 發明：闡發説明。

3 地紀：地理。《廣韻》："紀，理也。"亦稱"地維"。

4 象數：指卜筮之術。象，謂灼龜裂紋所顯示之象。數，謂用蓍草分揲所得之數。《左傳·僖公十五年》杜預注："言龜以象示，筮以數告，象數相因而生，然後有占，占所以知吉凶。"

5 曲折：原委本末。

6 縷：詳盡。　臚列：陳列。同義複詞。臚，有次序地擺出來。陳列。

7 直：僅僅。　規規：淺陋拘泥貌。

書,非黃帝書,似出於戰國[1]。夫戰國之文能是乎?宋臣高保衡等敍[2],業已辟之[3]。此其臆度無稽,固不足深辨。而又有目醫爲小道,并是書且弁髦置之者[4],是豈巨慧明眼人歟?觀坡仙《楞伽經》跋云[5]:"經之有《難經》,句句皆理,字字皆法。"亦豈知《難經》出自《內經》,而僅得其什一[6]。《難經》而然,《內經》可知矣。夫《內經》之生全民命,豈殺於《十三經》之啓植民心[7]?故玄晏先生曰:"人受先人之體,有八尺之軀,而不知醫事,此所謂遊魂耳!雖有忠孝之心,慈惠之性,君父危困,赤子塗地[8],無以濟之。此聖賢所以精思極論盡其理也。"繇此言之[9],儒其可不盡心是書乎?奈何今之業醫者,亦置《靈》《素》於罔聞,昧性命之玄要,盛盛虛虛[10],而遺人夭殃,致邪失正,而絕人長命。所謂業擅專門者,如是哉!此其故,正以經文奧衍[11],研閱誠難。其於至道未明[12],而欲冀夫通神運微,仰大聖上智於千古之邈[13],斷乎不能矣。

　　自唐以來,雖賴有啓玄子之註,其發明玄秘盡多,而遺漏亦復不少。蓋有遇難而默者,有於義未始合者[14],有互見深藏而不便檢

1　出於戰國:宋代程頤《伊川先生語録》:"《素問》一書,必出於戰國之末,觀其氣象知之。"

2　"宋臣"句:宋代高保衡、孫奇、林億等奉詔校正《素問》,在其序言中稱《內經》"猶是三皇遺文,爛然可觀"。

3　業:已經。　辟:駁斥。

4　弁(biàn)髦:喻無用之物。弁,緇布冠,即黑色布帽。髦,兒童額前垂髮。古代男子成年行冠禮後,并棄弁髦。

5　坡仙:指蘇軾。　《楞伽(qié)經》:佛經名。全稱《楞伽阿跋多羅寶經》。

6　什一:十分之一。

7　殺(shài):少。《廣雅·釋詁》:"殺,減也。"　《十三經》:指《易》《書》《詩》《周禮》《儀禮》《禮記》《春秋左傳》《公羊傳》《穀梁傳》《論語》《孝經》《爾雅》《孟子》十三部儒家經典。

8　赤子:百姓。　塗地:猶"塗炭",爛泥與炭火。喻災難困苦。

9　繇:通"由"。

10　盛盛虛虛:使實證更實,使虛證更虛。謂診治失誤。前一"盛""虛"爲使動用法。本句及以下三句,語本《素問·五常政大論》。

11　奧衍:深奧繁多。謂內容精深博大。

12　其:如果。

13　邈:遥遠。

14　未始:未嘗。

閱者[1]。凡其闡揚未盡,《靈樞》未註,皆不能無遺憾焉。及乎近代諸家,尤不過順文敷演,而難者仍未能明,精處仍不能發,其何裨之與有?

余初究心是書,嘗爲摘要,將以自資。繼而繹之久[2],久則言言金石,字字珠璣,竟不知孰可摘而孰可遺。因奮然鼓念,冀有以發隱就明,轉難爲易,盡啓其秘而公之於人。務俾後學了然[3],見便得趣,由堂入室[4],具悉本源,斯不致誤己誤人,咸臻至善。於是乎詳求其法,則唯有盡易舊制,顛倒一番,從類分門,然後附意闡發,庶晰其韞[5]。然懼擅動聖經,猶未敢也。

粵稽往古[6],則周有扁鵲之摘難[7],晉有玄晏先生之類分[8],唐有王太仆之補削[9],元有滑攖寧之撮鈔[10],鑒此四君子而後意決。且此非《十三經》之比[11],蓋彼無須類,而此欲醒瞶指迷,則不容不類,以求便也。由是徧索兩經,先求難易,反復更秋[12],稍得其緒[13]。然後合兩爲一,命曰《類經》。類之者,以《靈樞》啓《素問》之微,《素問》發《靈樞》之秘,相爲表裏,通其義也。

兩經既合,乃分爲十二類:夫人之大事,莫若死生,能葆其真[14],合乎天矣,故首曰攝生類。生成之道,兩儀主之[15],陰陽既立,三才

---

1 "互見深藏"句:指經文有前後互見者,前已加注,則後面省略。而前注文深藏于篇卷之中,不便檢索翻閱。

2 繹:探究。

3 了然:清楚,明白。

4 由堂入室:從廳堂進入內室。喻由淺入深,達到高深的境界。語出《論語·先進》。

5 韞(yùn):蘊藏。此指蘊藏的含義。

6 粵:句首語氣詞。無義。

7 摘難:謂秦越人摘取《內經》精旨,設爲問答形式,編撰成《難經》八十一篇。

8 類分:謂皇甫謐將《素問》《針經》《明堂孔穴針灸治要》三部內容,按類編排,撰成《針灸甲乙經》。

9 補削:謂王冰對《素問》進行補删編次注釋,著成《重廣補注黃帝內經素問》。

10 撮鈔:謂元代滑壽摘錄《素問》條文,類編成《讀素問鈔》。鈔,同"抄"。

11 比:類。

12 更(gēng):經歷。 秋:代指年。

13 稍:逐漸。 緒:頭緒。

14 葆:通"保"。

15 兩儀:天地。此指陰陽。

位矣[1]，故二曰陰陽類。人之有生，藏氣爲本，五内洞然[2]，三垣治矣[3]，故三曰藏象類。欲知其内，須察其外，脈色通神，吉凶判矣，故四曰脈色類。藏府治内[4]，經絡治外，能明終始，四大安矣[5]，故五曰經絡類。萬事萬殊，必有本末，知所先後，握其要矣，故六曰標本類。人之所賴，藥食爲天[6]，氣味得宜[7]，五宮強矣[8]，故七曰氣味類。駒隙百年[9]，誰保無恙？治之弗失，危者安矣，故八曰論治類。疾之中人，變態莫測，明能燭幽，二豎遁矣[10]，故九曰疾病類。藥餌不及，古有鍼砭，九法搜玄[11]，道超凡矣，故十曰鍼刺類。至若天道茫茫，運行今古，苞無窮[12]，協惟一[13]，推之以理，指諸掌矣[14]，故十一曰運氣類。又若經文連屬，難以強分，或附見於別門，欲求之而不得，分條索隱，血脈貫矣，故十二曰會通類。匯分三十二卷。此外復附著《圖翼》十五卷[15]。蓋以義有深邃，而言不能該者[16]，不拾以圖，其精莫聚；圖象雖顯，而意有未達者，不翼以説[17]，其奧難窺。自是而條理分，綱目舉，晦者明，隱者見，巨細通融，歧貳畢徹[18]，一展卷而重門洞開，秋毫在目。不惟廣裨乎來學，即凡志切尊生者[19]，欲求兹

1　三才：指天、地、人。語本《周易·説卦》。　　位：位置確立。用作動詞。

2　五内：指五臟。　　洞然：通暢貌。

3　三垣：即紫微垣、太微垣、天市垣。此指人體上、中、下三焦。　　治：正常。

4　治：主宰。

5　四大：此指身體。佛教認爲人身與萬物都由地、水、火、風四大物質構成，故亦指人身。

6　天：指最重要的。《史記·酈生陸賈列傳》："王者以民爲天，而民以食爲天。"

7　氣味：四氣五味，即性味。

8　五宮：指五臟。

9　駒隙百年：謂人生百年如白駒過隙，忽然而已。喻人生短暫。語本《莊子·知北遊》。此謂人的一生。

10　二豎：指疾病。語本《左傳·成公十年》。見本教材《秦醫緩和》。豎，"竪"的異體字。

11　九法：九針之法。亦作"九刺"。語見《靈樞·官針》。

12　苞：通"包"。

13　惟：句中語氣助詞。　　一：指天地自然。

14　指諸掌：即了如指掌。喻事理易明。語本《禮記·仲尼燕居》。諸，之于。

15　《圖翼》：指《類經圖翼》十一卷和《類經附翼》四卷。

16　該：包括。

17　翼：輔助。

18　歧貳：分歧。

19　尊生：猶言養生。

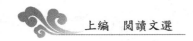

妙，無不信手可拈矣[1]。

是役也，余誠以前代諸賢註有未備，間有舛錯，掩質埋光，俾至道不盡明於世者，迨四千餘祀矣[2]。因敢忘陋效矉[3]，勉圖蚊負[4]，固非敢弄斧班門，然不屑沿街持缽[5]。故凡遇駁正之處，每多不諱，誠知非雅。第以人心積習既久[6]，訛以傳訛，即決長波猶虞難滌[7]，使辨之不力，將終無救正日矣。此余之所以載思而不敢避也[8]。

吁！余何人斯[9]，敢妄正先賢之訓？言之未竟，知必有闞余之謬而隨議其後者[10]。其是其非，此不在余，而在乎後之明哲矣。雖然，他山之石，可以攻玉[11]；斷流之水，可以鑒形[12]；即壁影螢光[13]，能資志士；竹頭木屑，曾利兵家[14]。是編者倘亦有千慮之一得[15]，將見擇於聖人矣，何幸如之！獨以應策多門，操觚隻手[16]，一言一字，偷隙毫端[17]。凡歷歲者三旬，易稿者數四[18]，方就其業。所謂河海一流，泰山一壤[19]，蓋亦欲共掖其高深耳[20]。後世有子雲其憫余勞而錫

1 　信手：隨手。　　拈：取，拿。

2 　迨：及，到。　　祀：年。《爾雅・釋天》：“夏曰歲，商曰祀，周曰年。”

3 　忘陋效矉：意爲像東施效顰那樣。喻己模仿前賢，謙虛之詞。效矉，本喻不善模仿，弄巧成拙。語本《莊子・天運》。矉，同“顰”，皺眉。

4 　蚊負：像蚊子背山。喻力小而任重。語本《莊子・應帝王》。此喻擔負不能勝任的使命。

5 　沿街持缽：此指一味地依賴他人。缽，“鉢”的異體字。僧尼的食器。

6 　第：祇是。

7 　虞：擔憂。

8 　載：通“再”。

9 　斯：句末語氣詞。

10 　闞（kàn）：看到。　　其：指作者自己。

11 　“他山”二句：語見《詩・小雅・鶴鳴》。文中意爲《類經》作用雖微，或許也可有助他人。

12 　鑒：照見。

13 　壁影螢光：此指微弱的光亮。壁影，鑿壁而來的燭光，出自《西京雜記》卷二匡衡苦讀。螢光，螢火蟲的光，出自《晉書・車胤傳》。

14 　“竹頭”二句：（即使是）竹頭木屑這樣的廢用之物，也曾對軍事家起過作用。事見《晉書・陶侃傳》。

15 　千慮之一得：語出《晏子春秋・雜下》：“聖人千慮，必有一失；愚人千慮，必有一得。”

16 　操觚（gū）：執簡。此謂執筆寫作。觚，木簡，古人用以書寫。

17 　偷隙：偷空。　　毫端：筆端。此謂寫作。

18 　數四：指多次。

19 　“河海”兩句：語出《諫逐客書》：“太山不讓土壤，故能成其大；河海不擇細流，故能就其深。”此喻《類經》的內容，表示謙虛。

20 　掖（yè）：助成。

之斤正焉[1]，豈非幸中又幸？而相成之德[2]，謂孰非後進之吾師云[3]。

時大明天啓四年[4]，歲次甲子黃鍾之吉[5]，景岳子自序於通一齋。

課外閱讀

　　二十年來醫家之書盛行於世者張景岳類經趙養葵醫貫然醫貫一知半解耳類經明岐黃之學有王冰之所未盡者即學士大夫亦必累月而後能通之昔在戊寅曾於張平子座上識景岳蓋交臂而失之已酉寓證人書院有蔣一玖者年八十矣欲爲其舅作傳則景岳也景岳名介賓別號通一子越之山陰人也其父爲定西侯客介賓年十四即從遊於京師天下承平奇才異士集於侯門介賓幼而濬齊遂徧交其長者是時金夢石工醫術介賓從之學盡得其傳以爲凡人陰陽但以血氣藏腑寒熱爲言此特後天之有形者非先天之無形者也病者多以後天戕及先天治病者但知有形邪氣不顧無形元氣自劉河間以暑火立論專用寒涼其害已甚賴東垣論脾胃之火必務溫養救正㦯多丹溪出立陰虛火動之論寒涼之弊又復盛行故其註本草獨詳參附之用又慨世之醫者茫無定見勉爲雜應之術假兼備以倖中借和平以藏拙虛而補之又恐補之爲害復制之以消實而消之又恐消之爲害復制之以補若此者以藥治藥尚未遑又安望其及於病耶幸而偶愈亦不知其補之之力攻之之力耶及其不愈亦不知其補之爲害消之爲害耶是以爲人治病沈思病原單方重劑莫不應手霍然一時謁病者輻輳其門沿邊大帥皆遣金幣致之其所著類經綜覈百家剖析微義凡數十萬言歷四十年而後成西安葉秉敬謂之海內奇書班孟堅贊孝宣之治政事文學法理之士咸精其能至於技巧工匠器械自元成間鮮能及之介賓此書若非遭遇神宗之盛亦莫能有也作古方八陣釋古人立方之意作新方八陣析古方之某藥爲某經之用不相凌奪其書晚出今方行世介賓博學於醫之外象數星緯堪輿律呂皆能究其底蘊在遼陽道中聞御馬者歌聲聒耳介賓曰此惡聲也不出五年遼其亡矣已而言驗所親問以近事介賓曰我夜觀乾象宮車殆將晏駕天下從此亦亂矣未幾神宗崩介賓遂返越其年五十八又二十年始卒卒之日自題其像召三子而誨之其門人曰先生乃死耶吾先生故有不死者介賓莞爾而逝自太史公傳倉公件繫其事後之儒者每傲是體以作名醫之傳戴九靈宋景濂其著也而名醫亦復自列其事存爲醫案以待後人遇有病之相同者則傲而治之亦盛心也世風不古以醫負販其術無異於里閭俗師也而不肯以里閭俗師自居雖復殺人如草亦點綴醫案以欺人介

1　錫：通"賜"。　　　斤正：即"斧正"，指正。語本《莊子・徐無鬼》。

2　相成：助成我。相，指代我。

3　後進：後輩。

4　天啓四年：1624年。天啓，明熹宗朱由校年號（1621～1627）。

5　黃鍾：十二律之一，配以仲冬。指農曆十一月。　　　吉：農曆每月初一。

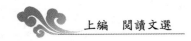

賓醫案散在景岳全書余不敘於篇惡夫蹈襲者之衆也趙養葵名獻可寧波人與介賓同時未嘗相見而議論往往有合者(《續修四庫全書·南雷文定·張景岳傳》)

1. 爲上文標點。
2. 文意理解:張介賓治病能霍然取效的主要原因是什麽?

十九、《温病條辨》敘

【導學】　本文選自清同治庚午(1870)六安求我齋重刻本《温病條辨》。作者汪廷珍(1757～1827)，字瑟庵，山陽(今江蘇淮安)人。清乾隆年間進士，官至禮部尚書，卒諡文端，著有《實事求是齋詩文集》。《温病條辨》共六卷，爲温病學的重要代表著作之一。作者吳瑭(1758～1836)，字鞠通，江蘇淮陰人，清代著名温病學家。吳氏在前人温病研究成就的基礎上，結合自己的醫療實踐，創立了三焦辨證理論，系統地闡述了温病的三焦病機及治療方法，對温病學的發展做出了重要貢獻。

叙文分析温病"病多而方少"的原因，概述歷代"以傷寒之法療六氣之病"所造成的嚴重後果，推崇劉完素等醫家對探究診治温病新途徑做出的成績，盛贊吳瑭對温病學的傑出貢獻。叙文論述了吳瑭所著《温病條辨》一書的重要意義，充分肯定了此書的價值，并鼓勵吳瑭早日公之于世，以救民于水火。

　　昔淳于公有言[1]：人之所病，病病多；醫之所病，病方少[2]。夫病多而方少，未有甚於温病者矣。何也？六氣之中，君相二火無論已[3]，風濕與燥無不兼温，惟寒水與温相反，然傷寒者必病熱[4]。天下之病孰有多於温病者乎？方書始於仲景。仲景之書專論傷寒，此六氣中之一氣耳。其中有兼言風者，亦有兼言温者，然所謂風者，寒中之風，所謂温者，寒中之温，以其書本論傷寒也。其餘五氣，概未之及，是以後世無傳焉。雖然，作者謂聖，述者謂明[5]，學者誠能究其文，通其義，化而裁之，推而行之[6]，以治六氣可也，以治內

1　淳于公：西漢名醫淳于意。參見本教材《扁鵲傳》課外閱讀《扁鵲倉公列傳》。
2　"人之所病"四句：非淳于意所言。詳見本教材《扁鵲傳》。
3　君相二火：指"少陰君火"與"少陽相火"。即六氣中的火與暑。　　已：表確定語氣。相當于"矣"。
4　"傷寒"句：《素問·生氣通天論》："冬傷於寒，春必温病。"
5　作者：首創的人。　　述者：傳述的人。語見《禮記·樂記》。
6　"化而"二句：意爲加以變通。語見《易·繫辭上》。

傷可也。亡如世鮮知十之才士[1]，以闕如爲耻[2]，不能舉一反三，惟務按圖索驥。

　　蓋自叔和而下，大約皆以傷寒之法療六氣之疴[3]，禦風以絺[4]，指鹿爲馬[5]，迨試而輒困[6]，亦知其術之疏也。因而沿習故方，略變藥味，沖和、解肌諸湯紛然著録[7]。至陶氏之書出[8]，遂居然以杜撰之傷寒，治天下之六氣。不獨仲景之書所未言者不能發明，並仲景已定之書盡遭竄易。世俗樂其淺近，相與宗之，而生民之禍亟矣[9]。又有吳又可者[10]，著《瘟疫論》，其方本治一時之時疫[11]，而世誤以治常候之温熱[12]。最後若方中行、喻嘉言諸子[13]，雖列温病於傷寒之外，而治法則終未離乎傷寒之中。惟金源劉河間守真氏者[14]，獨知熱病，超出諸家，所著六書[15]，分三焦論治，而不墨守六經，庶幾幽室一鐙[16]，中流一柱[17]。惜其人樸而少文，其論簡而未暢，其方時亦雜而不精。承其後者又不能闡明其意，裨補其疏。而下士聞道若張

1　亡如：無奈。亡，通“無”。　　知十：“聞一以知十”的略語。意爲觸類旁通，由已知推未知。語出《論語·公冶長》。

2　闕如：缺而不言，指存疑。語見《論語·子罕》。如，詞尾。

3　疴（kē）：病。

4　禦風以絺（chī）：用細葛夏布之衣抵禦嚴冬寒風。喻方法不當，無濟于事。絺，細葛布。

5　指鹿爲馬：語本《史記·秦二世本紀》。此指混淆傷寒與温病。

6　試：試用。指臨床治療。

7　沖和：方劑名。指加減沖和湯。明代陶華在金代張元素九味羌活湯的基礎上加減而成。
　　解肌：方劑名。指柴葛解肌湯，又名乾葛解肌湯。陶華《傷寒六書·殺車捶法》方。

8　陶氏之書：指陶華所著《傷寒六書》，又名《陶氏傷寒全書》。

9　亟（qì）：多，頻繁。

10　吳又可：名有性，姑蘇（今江蘇蘇州吳中區）人，明代著名温病學家。著有《瘟疫論》一書。

11　時疫：流行性傳染病。

12　常候：固定的季節。

13　方中行：名有執，明末醫家。著有《傷寒論條辨》等。　　喻嘉言：名昌，明末清初醫家。著有《傷寒尚論篇》《醫門法律》等。

14　金源：金朝的别稱。

15　六書：指《河間六書》。即劉完素的《黄帝素問宣明方》《素問玄機原病式》《素問病機氣宜保命集》《傷寒直格論方》《傷寒標本心法類萃》，以及馬宗素所撰《傷寒醫鑒》，後人輯稱《河間六書》。

16　鐙：古代照明用具。亦稱錠、釘、燭豆、燭盤。

17　中流一柱：即“中流砥柱”。語本《晏子春秋·諫下》。

景岳之徒[1]，方且怪而訾之[2]。於是其學不明，其說不行。而世之俗醫遇温熱之病，無不首先發表[3]，雜以消導，繼則峻投攻下，或妄用温補，輕者以重，重者以死。倖免則自謂己功，致死則不言己過。即病者亦但知膏肓難挽，而不悟藥石殺人。父以授子，師以傳弟，舉世同風，牢不可破。肺腑無語，冤鬼夜嗥[4]，二千餘年，略同一轍，可勝慨哉！

我朝治洽學明[5]，名賢輩出，咸知泝原《靈》《素》[6]，問道長沙。自吳人葉天士氏《温病論》《温病續論》出[7]，然後當名辨物[8]。好學之士，咸知向方[9]；而貪常習故之流，猶且各是師說，惡聞至論；其粗工則又略知疎節，未達精旨，施之於用，罕得十全[10]。吾友鞠通吳子，懷救世之心，秉超悟之哲[11]，嗜學不厭[12]，研理務精，抗志以希古人[13]，虛心而師百氏。病斯世之貿貿也[14]，述先賢之格言，攄生平之心得[15]，窮源竟委[16]，作爲是書。然猶未敢自信，且懼世之未信之也，藏諸笥者久之[17]。予謂學者之心，固無自信時也。然以天下至多之病，而竟無應病之方，幸而得之，亟宜出而公之[18]。譬如拯溺救焚，豈待整冠束髮？況乎心理無異，大道不孤，是書一出，子雲其人必

---

1 下士聞道：謂下愚之人聽了高明的理論。語出《老子·四十一章》。

2 訾（zǐ）：毀謗，非議。

3 發表：發汗解表。

4 "肺腑"二句：人的臟腑不會說話，祇有被誤治而死的冤鬼在夜間號哭。梁簡文《與湘東王書》："山川而能語，葬師食無所。臟腑而能語，醫師色如土。"嗥，"嗥"的异體字。

5 治洽學明：政治安定，學術昌明。

6 泝："溯"的异體字。

7 葉天士：名桂，字香岩，清代名醫，著名温病學家。　　"温病論"七字：指葉桂門人顧景文記錄整理而成的《温熱論》。

8 當名辨物：根据事物的名稱，辨明事物的實質。語本《易·繫辭下》。名、物指温病的名與實。

9 向方：趨向正道，遵循正確的方向。

10 十全：指滿意的療效。詳見《周禮·天官冢宰》。

11 哲：明智，聰慧。

12 厭：滿足。

13 抗志：高尚其志。　　希：仰慕。

14 貿貿：目不明貌。此指蒙昧無知。

15 攄（shū）：抒發。

16 窮源竟委：徹底地探究事物的始末。委，水之下游。

17 笥（sì）：竹箱子。此指書箱。　　之：語氣助詞。

18 亟（jí）：急，趕快。

當旦暮遇之，且將有闡明其意，裨補其疏，使夭札之民咸登仁壽者。此天下後世之幸，亦吳子之幸也。若夫《折楊》《皇荂》[1]，听然而笑[2]，《陽春》《白雪》，和僅數人，自古如斯。知我罪我，一任當世，豈不善乎？吳子以爲然，遂相與評騭而授之梓[3]。

嘉慶十有七年壯月既望[4]，同里愚弟汪廷珍謹序[5]。

課外閱讀

夫立德立功立言聖賢事也瑭何人斯敢以自任緣瑭十九歲時父病年餘至於不起瑭愧恨難<u>名</u>哀痛欲絕以爲父病不知醫尚復何顏立天地間遂購方書伏讀於苫塊之餘至張長沙外逐榮勢內忘身命之論因慨然棄舉子業專事方術越四載<u>猶子</u>巧官病溫初起喉痹外科吹以冰硼散喉遂閉又徧延諸時醫治之大抵不越雙解散人參敗毒散之外其於溫病治法茫乎未之聞也後至發黃而死瑭以初學未敢妄贊一詞然於是證亦未得其要領蓋張長沙悲宗族之死作玉函經爲後世醫學之祖<u>奈</u>玉函中之卒病論亡於兵火後世學者無從傚效遂至各起異說得不償失又越三載來游京師檢校四庫全書得<u>明季</u>吳又可溫疫論觀其議論宏闊實有發前人所未發遂專心學步焉細察其法亦不免支離駁雜大抵功過兩不相掩蓋用心良苦而學術未精也又徧考晉唐以來諸賢議論非不珠璧琳琅求一美備者蓋不可得其何以傳信於來茲瑭進與病謀退與心謀<u>閱</u>春秋然後有得然未敢輕治一人癸丑歲都下溫役大行諸友強起瑭治之大抵已成壞病倖存活數十人其死於世俗之手者不可勝數嗚呼生民何辜不死於病而死於醫是有醫不若無醫也學醫不精不若不學醫也因有志采輯歷代名賢著述去其駁雜取其精微<u>間</u>附己意以及<u>考驗</u>合成一書名曰溫病條辨然未敢輕易落筆又歷六年至於戊午吾鄉汪瑟庵先生促瑭曰來歲己未濕土正化二氣中溫屬大行子<u>盍</u>速成是書或者有益於民生乎瑭愧不敏未敢自信恐以救人之心獲欺人之罪轉相傚效至於無窮罪何自贖哉然是書不出其得失終未可見固不揣固陋<u>黽勉</u>成章就正海內名賢指其疵謬歷爲駁正將萬世賴之無窮期也淮陰吳瑭自序（吳瑭《〈溫病條辨〉自序》）

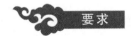
要求

1. 爲上文標點。
2. 解釋畫橫綫詞語。

---

1 《折楊》《皇荂》：皆古代通俗樂曲名。語出《莊子·天地》。荂，同“華”。

2 听（yín）然：笑貌。

3 評騭（zhì）：評定。騭，定。　　授之梓：交付雕版。指刊印。梓，雕書印刷的木板。

4 嘉慶十有七年：公元 1812 年。　　壯月：農曆八月的別稱。

5 里：鄉。

二十、養生論

【導學】　本文選自文淵閣《四庫全書》本《嵇中散集》卷三。作者嵇康（223～263），字叔夜，譙郡銍（今安徽宿州市西南）人，三國魏文學家、思想家，"竹林七賢"之一。曾任魏中散大夫，世稱嵇中散。嵇康崇尚老莊思想，信奉服食養生之道，主張回歸自然，厭惡煩瑣禮教。因對執政的司馬氏不滿，被司馬昭殺害。有《嵇中散集》十卷傳世。

　　本文提出了"導養得理"可以長壽的觀點，論述了精神與形體相互依存的關係，并通過飲食、環境、藥物等事例，論述了各方面對養生的影響，指出祇要"修性保神"與"服食養身"相結合，就可取得長壽的效果。

　　世或有謂神仙可以學得，不死可以力致者；或云上壽百二十，古今所同，過此以往，莫非妖妄者。此皆兩失其情[1]。請試粗論之。

　　夫神仙雖不目見，然記籍所載，前史所傳，較而論之[2]，其有必矣。似特受異氣，禀之自然，非積學所能致也。至於導養得理[3]，以盡性命，上獲千餘歲，下可數百年，可有之耳。而世皆不精，故莫能得之。

　　何以言之？夫服藥求汗，或有弗獲；而愧情一集，渙然流離[4]。終朝未餐[5]，則囂然思食[6]；而曾子銜哀，七日不饑[7]。夜分而坐[8]，

1　兩：并。
2　較：明白，清楚。《廣雅·釋詁四》："較，明也。"王念孫疏證："較之言皎皎也。"
3　導養：導氣養性。道家的養生術。《論衡·道虛》："道家或以導氣養性，度世而不死。"
4　渙然流離：大汗淋漓。渙，水盛貌。流離，猶"淋漓"。
5　終朝：整個早晨。李善注："《毛詩》曰：'終朝采綠。'終朝，謂從旦至食時。"
6　囂然：飢餓腹空貌。囂，通"枵"，空虛。《爾雅·釋天》："枵，虛也。"
7　"曾子"二句：《禮記·檀弓上》："曾子謂子思曰：'伋，吾執親之喪也，水漿不入於口者七日。'"曾子，即曾參，孔子弟子，以孝著稱。銜，含。此謂心懷。
8　夜分：夜半。

則低迷思寢[1]；内懷殷憂[2]，則達旦不瞑[3]。勁刷理鬢[4]，醇醴發顔[5]，僅乃得之；壯士之怒，赫然殊觀[6]，植髮衝冠[7]。由此言之，精神之於形骸，猶國之有君也。神躁於中，而形喪於外[8]，猶君昏於上，國亂於下也。

夫爲稼於湯之世[9]，偏有一漑之功者，雖終歸於燋爛[10]，必有一漑者後枯。然則，一漑之益固不可誣也[11]。而世常謂一怒不足以侵性，一哀不足以傷身，輕而肆之，是猶不識一漑之益，而望嘉穀於旱苗者也。是以君子知形恃神以立，神須形以存[12]，悟生理之易失[13]，知一過之害生。故修性以保神，安心以全身，愛憎不棲於情，憂喜不留於意，泊然無感[14]，而體氣和平[15]，又呼吸吐納[16]，服食養身，使形神相親，表裏俱濟也。

夫田種者[17]，一畝十斛，謂之良田，此天下之通稱也。不知區種可百餘斛[18]。田、種一也，至於樹養不同[19]，則功收相懸[20]。謂商無十倍之價，農無百斛之望，此守常而不變者也。

1　低迷：昏昏沉沉，迷迷糊糊。

2　殷：深。

3　瞑（mián）：同“眠”。李善注：“瞑，古眠字。”

4　勁刷：髮梳。吕向注：“勁刷，謂梳也。”　鬢：“鬢”的异體字。

5　醇醴：味厚的美酒。此泛指酒。

6　赫然殊觀：指容貌大變。赫然，發怒貌。

7　植：竪立。《集韵》：“植，立也。”

8　喪：“喪”的异體字。指失去常情。

9　湯：商代的開國國君。傳説商湯時曾連續七年大旱。

10　燋：同“焦”，乾枯。

11　誣：輕視。劉良注：“誣，輕也。”

12　須：依賴。與上文“恃”互文同義。

13　生理：生機。一説養生之道。

14　泊然：恬淡無欲貌。張銑注：“泊然，無營欲貌。無感，謂哀樂不能在懷也。”

15　體氣和平：即“體平氣和”。謂身體健康，氣血調和。

16　吐納：古代的一種養生方法。由口徐徐吐出濁氣，由鼻緩緩吸入清氣。

17　田種（zhòng）：散播漫種的耕種方法。

18　區種：相傳商湯時，伊尹始創區種法。氾勝之《農書》：“大區方深各六寸，相距七寸。一畝三千七百區，區三升，畝得百斛也。”是一種較田種先進的種植方法。

19　樹養：種植管理。

20　功收：功效、收穫。明嘉靖本、《文選》均作“功收”，別本作“功效”。

　　且豆令人重[1]，榆令人瞑[2]，合歡蠲忿[3]，萱草忘憂[4]，愚智所共知也。薰辛害目[5]，豚魚不養[6]，常世所識也。蝨處頭而黑[7]，麝食柏而香[8]，頸處險而癭[9]，齒居晉而黃[10]。推此而言，凡所食之氣[11]，蒸性染身，莫不相應。豈惟蒸之使重而無使輕，害之使暗而無使明，薰之使黃而無使堅，芬之使香而無使延哉[12]？

　　故神農曰"上藥養命，中藥養性"者[13]，誠知性命之理，因輔養以通也。而世人不察，惟五穀是見，聲色是耽[14]，目惑玄黃[15]，耳務淫哇[16]。滋味煎其府藏，醴醪鬻其腸胃[17]，香芳腐其骨髓，喜怒悖其正氣，思慮銷其精神，哀樂殃其平粹[18]。夫以蕞爾之軀[19]，攻之者非一塗[20]；易竭之身，而外內受敵。身非木石，其能久乎？

1　且：句首語氣詞。　　豆令人重：服大豆，令人身體遲重。《神農本草經》："黑大豆，久服令人身重。"

2　榆令人瞑：《神農本草經》言榆皮、葉皆能"療不眠"。李善注引《博物志》："啖榆則瞑，不欲覺也。"

3　合歡：《神農本草經》："合歡味甘平，主安五藏，和心志，令人歡樂無憂。"　　蠲(juān)：消除。

4　萱草：同"諼草""蕿草"。古人認爲它可以使人忘憂。

5　薰辛：此指大蒜。薰，通"葷"。《文選》李善注引《養生要》曰："大蒜多食，葷辛害目。"

6　豚魚：即河豚魚。其肝臟、血液和卵巢有劇毒。李時珍言其"不中食"。

7　"蝨處頭"句：李善注："《抱朴子》曰：今頭蝨着身，皆稍變而白；身蝨處頭，皆漸化而黑。則是玄素無定質，移易存乎所漸。"蝨，"虱"的異體字。黑，變黑，用作動詞。下文"香""瘦""黃"亦用作動詞。

8　"麝食柏"句：《名醫別錄》言麝"常食柏葉……五月得香"。柏，"柏"的異體字。

9　"頸處險"句：人生活在山區，頸部易生瘿瘤。李善注："《淮南子》曰：險阻之氣多癭。"《吕氏春秋·盡數》："輕水所，多禿與癭人。"險，通"岩"。山崖。

10　"齒居晉"句：人居住在晉地，牙齒容易變黃。《本草綱目·果部》："啖棗多，令人齒黃生䘌。"

11　凡："凡"的異體字。　　氣(xì)：同"餼"。此指食物。

12　芬：猶"薰"，香氣侵襲。用作動詞。　　延：延年。李善注："《方言》曰：延，年長也。"一說延當爲"脡"，生肉醬。泛指腥臭味。

13　"上藥"二句：《神農本草經·序錄》："上藥一百廿種爲君，主養命以應天，無毒，多服久服不傷人。欲輕身益氣，不老延年者，本上經。中藥一百廿種爲臣，主養性以應人。無毒有毒，斟酌其宜。欲遏病補虛羸者，本中經。"養命，延長壽命。養性，調養身體。

14　耽：沉溺。

15　玄黃：《易經》有"天玄而地黃"句，後用來指天地。此指自然界出產的美味。

16　淫哇：淫邪之聲。

17　醴醪：酒。醴，甜酒。醪，汁渣混合的酒。　　鬻：當從《文選》作"鬻"，"煮"的異體字。原注："一作'煮'。"

18　殃：損害。　　平粹：寧静純和的情緒。

19　蕞(zuì)爾：小貌。爾，詞尾。

20　塗：通"途"，途徑。

其自用甚者[1]，飲食不節，以生百病，好色不倦，以致乏絕，風寒所災，百毒所傷，中道夭於眾難。世皆知笑悼，謂之不善持生也。至于措身失理，亡之於微，積微成損，積損成衰，從衰得白，從白得老，從老得終，悶若無端[2]。中智以下，謂之自然。縱少覺悟，咸歎恨於所遇之初，而不知慎眾險於未兆。是猶桓侯抱將死之疾，而怒扁鵲之先見，以覺痛之日，爲受病之始也。害成於微，而救之於著，故有無功之治；馳騁常人之域，故有一切之壽[3]。仰觀俯察，莫不皆然。以多自證，以同自慰，謂天地之理，盡此而已矣。縱聞養生之事，則斷以所見，謂之不然；其次狐疑，雖少庶幾[4]，莫知所由[5]；其次自力服藥，半年一年，勞而未驗，志以厭衰[6]，中路復廢。或益之以畎澮[7]，而泄之以尾閭[8]，欲坐望顯報者；或抑情忍欲，割棄榮願，而嗜好常在耳目之前，所希在數十年之後，又恐兩失，內懷猶豫，心戰於內，物誘於外，交賒相傾[9]，如此復敗者。

夫至物微妙，可以理知，難以目識。譬猶豫章生七年，然後可覺耳[10]。今以躁競之心，涉希静之塗[11]，意速而事遲，望近而應遠，故莫能相終。

夫悠悠者既以未效不求[12]，而求者以不專喪業[13]，偏恃者以不兼無功，追術者以小道自溺。凡若此類，故欲之者萬無一能成也。

1　自用：自以爲是。
2　悶若無端：糊里糊塗地不知道衰亡的原因。悶若，愚昧貌。若，詞尾。無端，沒有頭緒。
3　一切：一般的，普通的。　　壽："壽"的異體字。
4　庶幾：庶慕養生的精妙。庶，庶慕。幾，"幾"的異體字。微，此指養生的精妙。
5　"其次"十二字：一斷作"其次狐疑雖少，庶幾莫知所由"。意爲懷疑雖少，莫知所從。庶幾，幾乎，差不多。張銑注："言狐疑之心雖少，近不知養生之所由何如。"
6　以：通"已"。已經。
7　畎澮（quǎn kuài）：田間水溝。喻補益少。畎，田間水溝。澮，細小的水流。
8　尾閭：古代傳說中海水所歸聚之處。喻消耗多。
9　交：近。指"嗜好"，即眼前的物質享受。　　賒：遠。指"所希"，即養生的長遠效驗。　　傾：排斥。
10　豫章：釣樟與樟木。二木形似，初難分別。李善注："《淮南子》曰：'豫章之生，七年可知。'"《本草綱目·樟》："豫、章，乃二木名，一類二種也。豫，即釣樟。"
11　希静：無聲。指清心寡欲的修養。《老子》："聽之不聞，名曰希。"
12　悠悠：眾多。
13　專："專"的異體字。

善養生者則不然矣，清虚静泰[1]，少私寡欲。知名位之傷德，故忽而不營，非欲而强禁也；識厚味之害性，故棄而弗顧，非貪而後抑也。外物以累心不存[2]，神氣以醇泊獨著[3]。曠然無憂患[4]，寂然無思慮。又守之以一[5]，養之以和，和理日濟，同乎大順[6]。然後蒸以靈芝，潤以醴泉[7]，晞以朝陽[8]，綏以五絃[9]，無爲自得[10]，體妙心玄，忘歡而後樂足，遺生而後身存[11]。若此以往，庶可與羨門比壽[12]，王喬爭年[13]，何爲其無有哉！

課外閱讀

一人之身。一國之象。胷臆之設。猶宫室也。支體之位。猶郊境也。骨節之分。猶百川也。**腠理**之間。猶四**衢**也。神猶君也。血猶臣也。氣猶民也。故志人能理其身。亦猶明君能治其國。夫愛其民。所以安其國。愛其氣。所以全其身。民弊即國亡。氣衰即身謝。是以志人上士。當施醫藥於未病之間。不追修施於既敗之後。故知國難保而易喪。氣難清而易濁。審**機權**可以安社稷。制嗜慾可以保性命。若能攝生者。當先除六害。然後可以**延駐**。何名六害。一曰薄名利。二曰禁聲色。三曰廉貨財。四曰損滋味。五曰屏虚妄。六曰除疽妬。六者若存。則養生之道徒設耳。蓋未見其有益也。雖心希妙理。口念真經。咀嚼英華。吸呼景象。不能補其促矣。誠者所以保和全真。當須少思。少念。少笑。少言。少喜。少怒。少樂。少愁。少惡。少好。少事。少機。夫多思則神散。多念則心勞。多笑則臟腑上翻。多

---

[1] 清虚静泰：心地清净虚無，行動安和。

[2] 累：使……受累。

[3] 醇泊：謂心神清虚。醇，通"純"。

[4] 曠然：開朗貌。

[5] 一：道，理。《老子》："是以聖人抱一爲天下式。"

[6] 大順：自然。語見《老子·六十五章》。

[7] 醴泉：甘美的泉水。

[8] 晞（xī）：曬。

[9] 綏：安。　　五絃：指音樂。絃，"弦"的异體字。

[10] 無爲：清静虚無，順應自然。　　自得：恬然自得。

[11] "忘歡"二句：呂向注："忘其歡則形不勞，故樂足；不勞形則曰遺生，故身存也。"遺生，忘却自我的存在。

[12] 庶：差不多。　　羨門：古代傳説中的仙人。事見《史記·秦始皇本紀》等。

[13] 王喬：即王子喬，傳説中的仙人。一説名晋，相傳爲周靈王太子，由浮丘公引上嵩山修煉，三十餘年後成仙而去。見《列仙傳》。

言則氣海虛脱。多喜則膀胱納客風。多怒則腠理奔浮血。多樂則心神邪蕩。多愁則頭面燋枯。多好則氣智潰溢。多惡則精爽奔騰。多事則筋脉乾急。多機則智慮沉迷。兹乃伐人之生。甚於斤斧。蝕人之性。猛於犲狼。無久行。無久坐。無久立。無久臥。無久視。無久聽。不飢勿強食。不渴勿強飲。不飢強食則脾勞。不渴強飲則胃脹。體欲常勞。食欲常少。勞則勿過。少勿令虛。冬則朝勿虛。夏則夜勿飽。早起不在雞鳴前。晚起不過日出後。心內澄則真神守其位。氣內定則邪物去其身。行欺詐則神悲。行爭競則神沮。輕侮於人當<u>減筭</u>。殺害於物必傷年。行一善則魂神歡。搆一惡則魄神喜。魂神欲人生。魄神欲人死。常欲寬泰自居。恬淡自守。則身形安静。災病不生。<u>仙録</u>必書其名。死籍必消其咎。養生之理。盡在此矣。至於煉瓊丹而補腦。化金液以留神。此上真之妙道。非食穀啖血越分而修之。萬人之中。得者殊少。深可誡焉。(《老子養生要訣》選自宋代李昉《太平御覽‧方術部》，參校《抱朴子》)

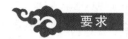

1. 解釋畫橫綫詞語。
2. 了解老子的養生思想。

二十一、大醫精誠

【導學】　本文選自文淵閣《四庫全書》本《備急千金要方》卷一。作者孫思邈(約581～682,或541～682),京兆華原(今陝西銅川市耀州區)人,唐代著名醫藥學家。精通諸子百家,善言老莊,兼通佛典,精于醫藥,事迹詳見《舊唐書·孫思邈傳》。著有《備急千金要方》《千金翼方》各三十卷。《四庫全書總目》曰:"思邈嘗謂人命至重,貴於千金,一方濟之,德踰於此。故所著方書以千金名。凡診治之訣,針灸之法,以至導引養生之術,無不周悉。猶慮有闕遺,更撰《翼方》輔之。"《備急千金要方》簡稱《千金要方》或《千金方》,保存了唐代以前許多珍貴的醫學文獻資料,被譽爲中國最早的臨床百科全書,對後世醫家影響極大。

　　本文論述了大醫的兩個重要標準,也是有關醫德的兩個重要問題:一是"精",二是"誠"。"精"指醫術精湛,"誠"指品德高尚。對爲醫者提出了兩個基本要求。

　　張湛曰[1]:"夫經方之難精[2],由來尚矣[3]。"今病有內同而外異,亦有內異而外同,故五藏六腑之盈虛,血脈榮衛之通塞[4],固非耳目之所察,必先診候以審之[5]。而寸口關尺,有浮沈絃緊之亂[6];俞穴流注[7],有高下淺深之差;肌膚筋骨,有厚薄剛柔之異。唯用心精微者,始可與言於茲矣。今以至精至微之事[8],求之於至麤至淺之思[9],其不殆哉？若盈而益之,虛而損之,通而徹之,塞而壅之,寒而

1　張湛:字處度,高平(郡治在山東金鄉西北)人,東晉學者。曉養性之術,撰有《養生要集》《列子注》等。

2　經方:《漢書·藝文志》載"經方十一家",今一般指《傷寒論》等著作中的方劑。此泛指醫道。

3　尚:久遠。《小爾雅·廣詁》:"尚,久也。"

4　榮衛:營衛。榮,通"營"。營氣。

5　候:證候。此指脉候。

6　浮沈絃緊:四種脉象。《脉經》:"浮脉,舉之有餘,按之不足。""沈脉,舉之不足,按之有餘。""弦脉,舉之無有,按之如弓弦狀。""緊脉,數如切繩狀。"沈,同"沉"。絃,"弦"的異體字。

7　俞:通"腧",腧穴。　　流注:謂經絡氣血運行灌注。

8　今:若,如果。

9　麤:"粗"的異體字。

冷之，熱而溫之，是重加其疾。而望其生，吾見其死矣。故醫方卜筮[1]，藝能之難精者也，既非神授，何以得其幽微？世有愚者，讀方三年，便謂天下無病可治[2]；及治病三年，乃知天下無方可用。故學者必須博極醫源[3]，精勤不倦，不得道聽途説，而言醫道已了，深自誤哉！

凡大醫治病，必當安神定志，無欲無求，先發大慈惻隱之心[4]，誓願普救含靈之苦[5]。若有疾厄來求救者，不得問其貴賤貧富，長幼妍媸[6]，怨親善友[7]，華夷愚智[8]，普同一等，皆如至親之想，亦不得瞻前顧後，自慮吉凶，護惜身命。見彼苦惱，若己有之，深心悽愴[9]，勿避嶮巇、晝夜[10]、寒暑、飢渴、疲勞，一心赴救，無作功夫形迹之心[11]。如此可爲蒼生大醫，反此則是含靈巨賊。自古名賢治病，多用生命以濟危急[12]，雖曰賤畜貴人[13]，至於愛命，人畜一也。損彼益己，物情同患[14]，況於人乎[15]！夫殺生求生，去生更遠。吾今此方所以不用生命爲藥者，良由此也。其蝱蟲、水蛭之屬[16]，市有先死者，則市而用之[17]，不在此例。只如雞卵一物，以其混沌未分[18]，必有大

1　卜筮(shì)：占卜。《尚書·洪範》："擇建立卜筮人。"孔傳："龜曰卜，蓍曰筮。"

2　可：值得。

3　極：窮究。

4　大慈：佛教用語。指心腸極其慈善。龍樹菩薩《大智度論》卷二十七："大慈與一切衆生樂，大悲拔一切衆生苦。"　　惻隱：憐憫。《孟子·公孫丑上》："惻隱之心，仁之端也。"

5　含靈：古時認爲人是萬物之靈長，故稱人類爲"含靈"。

6　妍媸(yán chī)：美醜。妍，美。媸，醜。

7　善友：交往關係一般者謂善，密切者謂友。

8　華夷：華，指漢族民衆。夷，此指漢族以外的各族民衆。

9　悽愴(chuàng)：悲傷。悽，"凄"的異體字。

10　嶮巇(xiǎn xī)：指險峻崎嶇的山地。嶮，"險"的異體字。　　晝夜：偏義複詞，義偏于"夜"。

11　功夫：亦作"工夫"，時間。此指拖延時間。　　形迹：客套。此指婉言推托。

12　生命：活物。

13　賤畜貴人：謂以畜物爲低賤，以人類爲高貴。賤、貴，皆意動用法。

14　物情：生物之情。　　患：厭恨。

15　於人：《醫心方》引作"聖人"。

16　蝱："虻"的異體字。

17　市：買。用作動詞。

18　混沌：古人想象中天地未分時的狀態。此指鷄雛成形前的狀態。

段要急之處[1]，不得已隱忍而用之。能不用者，斯爲大哲[2]，亦所不及也。其有患瘡痍、下痢[3]，臭穢不可瞻視，人所惡見者，但發慚愧悽憐憂恤之意[4]，不得起一念蒂芥之心[5]，是吾之志也。

夫大醫之體[6]，欲得澄神內視[7]，望之儼然[8]，寬裕汪汪[9]，不皎不昧[10]。省病診疾，至意深心；詳察形候，纖毫勿失；處判針藥，無得參差[11]。雖曰病宜速救，要須臨事不惑，唯當審諦覃思[12]，不得於性命之上，率爾自逞俊快[13]，邀射名譽[14]，甚不仁矣！又到病家，縱綺羅滿目[15]，勿左右顧眄[16]；絲竹湊耳[17]，無得似有所娛；珍羞迭薦[18]，食如無味；醽醁兼陳[19]，看有若無。所以爾者[20]，夫壹人向隅，滿堂不樂[21]，而況病人苦楚，不離斯須。而醫者安然懽娛，傲然自得，茲乃人神之所共恥[22]，至人之所不爲[23]。斯蓋醫之本意也。

1　大段：重要。唐時熟語。

2　大哲：才能識見遠超尋常的人。哲，哲人。聰明智慧的人。

3　瘡痍：瘡瘍。痍，創傷。

4　慚："慚"的异體字。　　悽憐：悲傷憐憫。　　憂恤：憂慮。

5　蒂芥：又作"芥蒂"，細小的梗塞物。此喻心中的不快。蒂，"蔕"的异體字。

6　體：風度。

7　澄神：精神安定。　　內視：目不旁視。此謂排除一切雜念。

8　儼然：莊嚴貌。

9　寬裕：氣度寬宏。　　汪汪：水寬廣貌。此喻心胸寬廣。

10　不皎不昧：謂不亢不卑。皎，明亮，引申爲突出、傲慢。昧，昏暗，此謂卑微。

11　參差：不齊貌。此引申爲差錯。

12　審諦：全面審察。審，周詳。諦，審察。　　覃(tán)思：深入思考。覃，深。

13　率爾：輕率貌。爾，詞尾。　　俊快：才能過人，動作敏捷。

14　邀射：追求。同義複用。

15　綺(qǐ)羅：綾羅綢緞。此指穿着綺羅的人。綺，"綺"的异體字。

16　顧眄(miǎn)：左顧右盼。顧，回視。眄，斜視。

17　絲竹：指音樂。

18　珍羞：珍奇美味的食物。羞，同"饈"。　　迭薦：交替進獻。《説文》："迭，更迭也。"《玉篇》："薦，進獻也。"

19　醽醁(líng lù)：古代美酒名。

20　爾：如此。

21　"壹人"二句：語本劉向《説苑·貴德》："今有滿堂飲酒者，有壹人獨索然向隅而泣，則滿堂之人皆不樂矣。"此喻一人有病，全家不樂。

22　恥："耻"的异體字。

23　至人：道德高尚的人。此指大醫。

夫爲醫之法，不得多語調笑，談謔諠譁[1]，道說是非，議論人物，衒燿聲名[2]，訾毀諸醫，自矜己德[3]，偶然治差一病，則昂頭戴面[4]，而有自許之貌，謂天下無雙。此醫人之膏肓也[5]。

老君曰[6]：“人行陽德[7]，人自報之；人行陰德[8]，鬼神報之。人行陽惡，人自報之；人行陰惡，鬼神害之。”尋此貳途[9]，陰陽報施[10]，豈誣也哉[11]？所以醫人不得恃己所長，專心經略財物[12]，但作救苦之心，於冥運道中[13]，自感多福者耳。又不得以彼富貴，處以珍貴之藥，令彼難求，自衒功能，諒非忠恕之道[14]。志存救濟[15]，故亦曲碎論之[16]，學者不可恥言之鄙俚也[17]。

課外閱讀

夫清濁剖判上下攸分三才肇基五行俶落萬物淳朴無得而稱燧人氏出觀斗極以定方名始有火化伏羲氏作因之而畫八卦立庖廚滋味既興痾瘵萌起大聖神農氏愍黎元之多疾遂嘗百藥以救療之猶未盡善黃帝受命創制九針與方士岐伯雷公之倫備論經脉旁通問難詳究義理以爲經論故後世可得依而暢焉春秋之際良醫和緩六國之時則有扁鵲

1　談謔(xuè)：談笑。謔，開玩笑。　　　諠譁：喧嘩。諠，“喧”的異體字。譁，“嘩”的異體字。

2　燿：“耀”的異體字。

3　矜(jīn)：誇耀。

4　戴面：仰面。驕傲貌。

5　膏肓：此喻醫生不可救藥的惡習。

6　老君：即老子。姓李，名耳，字伯陽。春秋時期思想家，道家學派創始人。唐高宗時尊老子爲“太上玄元皇帝”。武后時改稱“老君”。

7　陽德：公開有德于人的行爲。

8　陰德：暗中有德于人的行爲。

9　尋：探求。

10　陰陽報施：即上文所云陽施則有陽報，陰施則有陰報。

11　誣：欺騙。

12　經略：謀取。

13　冥：陰間。

14　諒：確實。　　　忠恕之道：儒家的倫理思想。《論語·里仁》：“曾子曰：夫子之道，忠恕而已矣。”朱熹注：“盡己之謂忠，推己之謂恕。”

15　救濟：救世濟民。

16　曲碎：瑣碎。

17　恥：以……爲恥。意動用法。　　　鄙俚：粗俗。

漢有仲景倉公魏有華佗並皆探賾索隱窮幽洞微用藥不過二三灸炷不逾七八而疾無不愈者晉宋以來雖復名醫間出然治十不能愈五六良由今人嗜慾太甚立心不常婬放縱逸有闕攝養所致耳余緬尋聖人設教欲使家家自學人人自曉君親有疾不能療之者非忠孝也末俗小人多行詭詐倚傍聖教而爲欺給遂令朝野士庶咸恥醫術之名多教子弟誦短文構小策以求出身之道醫治之術闕而弗論吁可怪也嗟乎深乖聖賢之本意吾幼遭風冷屢造醫門湯藥之資罄盡家產所以青衿之歲高尚茲典白首之年未嘗釋卷至於切脉診候採藥合和服餌節度將息避慎一事長於已者不遠千里伏膺取決至於弱冠頗覺有悟是以親鄰中外有疾厄者多所濟益在身之患斷絕醫門故知方藥本草不可不學吾見諸方部帙浩博忽遇倉卒求檢至難比得方訖疾已不救矣嗚呼痛夭枉之幽厄惜墮學之昏愚乃博採羣經刪裁繁重務在簡易以爲備急千金要方一部凡三十卷雖不能究盡病源但使留意於斯者亦思過半矣以爲人命至重有貴千金一方濟之德踰于此故以爲名也未可傳於士族庶以貽厥私門張仲景曰當今居世之士曾不留神醫藥精究方術上以療君親之疾下以救貧賤之厄中以保身長全以養其生而但競逐榮勢企踵權豪孜孜汲汲惟名利是務崇飾其末而忽棄其本欲華其表而悴其內皮之不存毛將安傅進不能愛人知物退不能愛躬知已卒遇風邪之氣嬰非常之疾患及禍至而後震慄身居死地**蒙蒙**昧昧戇若遊魂降志屈節欽望巫祝告窮歸天束手受敗齎百年之壽命將至貴之重器委付庸醫恣其所措咄嗟暗悔歎身已斃神明消滅變爲異物幽潛重泉徒爲一悲痛夫舉世昏迷莫能覺悟自盲若是夫何榮勢之云哉此之謂也(《四庫全書・備急千金要方・本序》)

要求

1. 爲上文標點。
2. 文意理解:作者因何撰著《備急千金要方》? 本書的命名反映了作者怎樣的思想?

二十二、贈賈思誠序

【導學】　本文選自《宋文憲公全集》卷四十四，據中華書局《四部備要》本。作者宋濂（1310～1381），字景濂，號潛溪，又號白牛生，浦江（今浙江）人，元末明初著名文學家。官至翰林學士，明開國的典章制度，多參與制訂，并主修《元史》。洪武十三年（1380），因長孫牽連左丞相胡惟庸謀反案，舉家被流放茂州，次年病逝于流放途中的夔州（今重慶奉節）。明武宗時追諡"文憲"。著有《宋學士全集》七十五卷。

　　本文贊揚張君"勤民成疾"的美德，表彰賈思誠待患者"如手足之親"的高尚醫德。借此抨擊了苛虐的官政和庸俗的醫風。

　　同里張君以書來謂濂曰[1]："壬辰之秋[2]，兵發中原，大江之南，所在皆繹騷[3]。時惟伯嘉納公持部使者節來菭浙東[4]，慎簡羣材[5]，官而任之[6]，以保障乎一方。余雖不敏，公不以為無似[7]，俾攝録事判官[8]。判官職在撫治一城生聚[9]，凡其捍禦綏輯之策[10]，不憚晝夜而勤行之，以酬公知遇之萬一[11]。然節宣之功不加[12]，日積月深，以

1　同里：同鄉。

2　壬辰：公元 1352 年。

3　所在：到處。　　繹騷：奔走相告所引起的騷動。

4　伯嘉納：人名，元朝貴族的後代。　　部使者：官名。　　節：符節。　　來菭：來臨。菭，"莅"的異體字。

5　簡：選擇。　　羣材：各種人才。

6　官而任之：用官職來委任他們。官，名詞活用作狀語。

7　無似：不肖，不賢。自謙之詞。

8　攝：代理。　　録事判官：官名。掌管文書的屬官。

9　撫治：治理。　　生聚：繁殖人口，積蓄物資。此指百姓。

10　捍禦：防衛。　　綏輯：安撫和睦。

11　酬：報謝。　　知遇：賞識重用。

12　節宣：節制宣散。此指養生。

勞而致疾。疾之初作，大熱發四體中[1]，繼之以昏仆。迨其甦也[2]，雙目運眩[3]，耳中作秋蟬鳴，神思恍惚，若孑孑然離羣而獨立[4]，若御驚飆而游行太空[5]，若乘不繫之舟以簸蕩於三峽四溟之間[6]，殊不能自禁。聞丹溪朱先生彥脩醫名徧四方，亟延治之。先生至，既脈曰：'内搖其真[7]，外勞其形，以虧其陰，以耗其生，宜收視返聽於太虛之庭[8]，不可專藉藥而已之也。'因屬其高第弟子賈君思誠留以護治之[9]。賈君即視余如手足之親[10]，無所不致其意：慮余怒之過也[11]，則治之以悲；悲之過也，則治之以喜；喜之過也，則治之以恐；恐之過也，則治之以思；思之過也，則治之以怒。左之右之[12]，扶之掖之[13]，又從而調柔之。不特此也，其逆厥也[14]，則藥其湧泉以寤之[15]；其怔忡也[16]，則按其心俞而定之[17]。如是者數年，不可一朝夕離去。寧食不鮮羞[18]，衣不裼裘[19]，何可一日以無賈君？寧士不魯鄒[20]，客不公侯[21]，何可一日以無賈君？余疾於是乎告瘳，而賈君有功於余者

---

1 四體：四肢。指身體。

2 其：第一人稱代詞，我。

3 運眩：昏花。

4 孑孑：孤单貌。

5 御：駕。　驚飆（biāo）：暴風。

6 繫：拴縛。　三峽四溟：泛指峽灣河海。溟，海。

7 搖：擾動。　真：真氣，正氣。

8 收視返聽：謂無視無聞。　太虛之庭：天空。此指清静虛無的境界。

9 屬：同"嘱"，托付。　高第：即高弟。　護治：照料治療。

10 手足：比喻兄弟。

11 慮余怒之過也：以下十句意思是從精神上加以調理。慮，考慮。

12 左右：即佐佑。幫助。

13 扶掖：幫助扶持。

14 逆厥：突然昏倒，不省人事。

15 藥：名詞用作動詞，針刺。　湧泉：穴位名，位于足底。　寤：使動用法，使……醒。

16 怔忡：心跳劇烈。

17 按：按摩。　心俞：穴位名。　定：使動用法，使……安定。

18 鮮羞：鮮美的食品。

19 裼（xī）裘：漂亮的衣服。裼，皮衣上的罩衣。

20 魯鄒：指孔子、孟子那樣的聖人。孔子爲魯國人，孟子爲鄒國人，故云。

21 客：客卿。　公侯：當公侯。用如動詞。

甚大矣！子幸賜之一言，多賈君之善[1]，而昭余之不敢忘德於賈君[2]。不識可不可乎[3]？"

余發張君之書[4]，重有感焉。世之爲民宰者，恆飽食以嬉，其視吾民之顛連[5]，漠然若秦越肥瘠之不相維繫[6]，非惟不相維繫，又鹽其髓、刳其膏而不知止[7]，孰有如張君勤民成疾者乎[8]？世之醫者，酬接之繁，不暇雍容[9]，未信宿輒謝去[10]，至有視不暇脈[11]，脈不暇方，而不可挽留者，孰有如賈君調護數年之久而不生厭者乎？是皆可書。余方執筆以從文章家之後，此而不書，烏乎書[12]？

雖然，今之官政苛虐，敲撲椎繫[13]，惟日不足。吾民病此久矣。我瞻四方，何林林乎[14]！州邑之閒，其有賢牧宰能施刀圭之劑以振起之者乎[15]？設有是，余雖不敏，猶能研墨濡毫[16]，大書而不一書。是爲序。

課外閱讀

余嘗與修元史考其故實見士之行義於鄉能濟人之急者皆具録焉或謂死喪疾病之相救助固鄉黨朋友之事非甚難能者夫何足書余則以爲自世教衰人於父子昆弟之恩猶

1　多：贊揚。
2　昭：表明。
3　識：知道。
4　發：啓。
5　顛連：困苦。
6　漠然：冷淡貌。　　秦越肥瘠：春秋時秦越兩國，一在西北，一在東南，相去遥遠。比喻疏遠隔膜，各不相關。肥瘠，胖瘦。　　維繫：關聯。
7　鹽（gǔ）：吸飲。　　刳：剖挖。　　膏：脂肪。
8　勤民：爲民勞苦。勤，爲動用法。
9　不暇雍容：没有時間使儀容態度從容不迫。
10　信宿：過兩夜。　　謝：辭别。
11　視：看病。
12　"此而"二句：這件事如果不寫，還有什麽可寫呢？
13　敲撲椎繫：指敲詐殘害百姓。
14　林林：紛紜衆多。
15　牧宰：泛指官吏。　　刀圭之劑：藥劑。這裏借指救治弊政的方法。
16　濡毫：以筆蘸墨。指寫作。

或薄焉其視他人之危能援手投足以拯之者於世果多得乎不多則君子宜與之不可使遂泯也乃采其尤卓卓者爲著於篇自退伏鄉里聞有斯人之風者猶復爲興慕焉一日趙子貞氏謁余城南言曰近僕自淮南攜累而東歸也奔走水陸之艱觸冒霜露之慘既抵家而俱病焉蓋老稚數口無免者呻吟呀嚶僵臥滿室湯粥之奉不時郵問之友不至相視眄然爲溝壑矣醫師何子才日來視之療治周勤藥裹成績僕有慚心而子才無倦色既彌月而皆起焉今以衰暮之年與老婦幼孫復得相依以保其生者皆子才之賜也顧無以報願惠一言識區區之感焉余以子貞家素貧固非常有德於子才而子才亦非有冀於子貞者乃活其闔門於瀕死豈非以濟人之急爲心而世無不多得者乎若是固不可使無聞也然余文思荒落不能張子才之賢姑序以復於子貞氏子才能存此心而不息義聲積著則固有當代之執筆者書矣

（高啓《鳧藻集・贈醫師何子才序》）

要求

1. 爲上文標點并分段。

2. 文意理解：

① 作者因何要"張子才之賢"？

② 你認爲本文中宜弘揚的做法有哪些？

二十三、病家兩要説

【導學】　本文選自 1959 年上海科技出版社影印岳峙樓版《景岳全書》卷三。作者張介賓,簡介見本教材《〈類經〉序·導學》。《景岳全書》是一部綜合性醫書,成書于 1624年,爲作者一生臨床經驗的總結。全書六十四卷。首爲《傳忠録》三卷,次《脈神章》三卷,次爲《傷寒典》《雜證謨》《婦人規》《小兒則》《痘疹詮》《外科鈐》,凡四十一卷。又《本草正》二卷,記録藥味三百種,以人參、附子、熟地、大黄爲藥中四維,更推人參、地黄爲良相,大黄、附子爲良將。次《新方》二卷,《古方》九卷,皆分八陣:曰補,曰和,曰寒,曰熱,曰固,曰因,曰攻,曰散。又別輯《婦人小兒痘疹外科方》四卷。

　　本文對不知醫的病家提出了需要注意的兩件要事:一忌浮言,二知真醫。文中分析了相信浮言的危害和延請真醫的重要性,并提出真醫的標準以及了解真醫的方法。

　　醫不貴于能愈病,而貴于能愈難病;病不貴於能延醫,而貴于能延真醫。夫天下事,我能之,人亦能之,非難事也;天下病,我能愈之,人亦能愈之,非難病也。惟其事之難也,斯非常人之可知;病之難也,斯非常醫所能療。故必有非常之人,而後可爲非常之事;必有非常之醫,而後可療非常之病。弟以醫之高下[1],殊有相懸。譬之升高者,上一層有一層之見,而下一層者不得而知之;行遠者,進一步有一步之聞,而近一步者不得而知之。是以錯節盤根,必求利器[2],《陽春》《白雪》,和者爲誰? 夫如是,是醫之于醫尚不能知,而矧夫非醫者[3]! 昧真中之有假,執似是而實非。鼓事外之口吻[4],發言非難;撓反掌之安危,惑亂最易。使其言而是[5],則智者所見畧

1　弟:“第”的异體字。衹是。

2　“錯節”二句:比喻要治療錯綜複雜的疾病,必須求助高明的醫生。

3　矧(shěn):何况。

4　鼓:鼓動,鼓弄。　　口吻:口舌。

5　使:假使,如果。假設連詞。

同，精切者已算無遺策[1]，固無待其言矣；言而非，則大隳任事之心[2]，見幾者寧袖手自珍[3]，其爲害豈小哉！斯時也，使主者不有定見，能無不被其惑而致悮事者[4]？鮮矣！此浮言之當忌也[5]。

又若病家之要，雖在擇醫，然而擇醫非難也，而難於任醫；任醫非難也，而難於臨事不惑，確有主持[6]，而不致朱紫混淆者之爲更難也[7]。倘不知此，而偏聽浮議，廣集羣醫，則騏驥不多得，何非冀北駑羣？帷幄有神籌[8]，幾見圯橋傑竪[9]？危急之際，奚堪庸妄之悮投[10]？疑似之秋，豈可紛紜之錯亂？一着之謬[11]，此生付之矣。以故議多者無成，醫多者必敗。多，何以敗也？君子不多也。欲辨此多，誠非易也。然而尤有不易者，則正在知醫一節耳。

夫任醫如任將，皆安危之所關。察之之方，豈無其道？弟欲以慎重與否觀其仁，而怯懦者實似之；穎悟與否觀其智，而狡詐者實似之；果敢與否觀其勇，而猛浪者實似之[12]；淺深與否觀其博[13]，而强辯者實似之。執拗者若有定見[14]，誇大者若有奇謀。熟讀幾篇，便見滔滔不竭；道聞數語，謂非鑿鑿有憑？不反者，臨涯已晚；自是

1　遺策：失策。

2　隳（huī）：毀壞。　　任事：指擔當醫事的醫生。

3　見幾：洞察事情發生前細微的徵象。幾，細微的迹象。此指疾病的徵兆。

4　悮：“誤”的異體字。

5　浮言：沒有根據的話。

6　主持：主張，主意。

7　朱紫混淆：混淆真假。語出《論語·陽貨》“惡紫之奪朱也”。朱色爲正色，紫色近朱而爲雜色。喻正邪、是非、優劣等。

8　“帷幄”句：在軍帳中有神機妙算。《史記·留侯世家》：“運籌策帷幄中，決勝千里外，子房功也。”帷幄，軍帳。籌，計謀，謀劃。

9　圯（yí）橋傑竪：指張良。秦朝末年，張良在圯橋遇黃石公，得《太公兵法》。事見《史記·留侯世家》和《漢書·張良傳》。圯橋，故址在今江蘇省邳州市南。竪，孺子，小子。傑，“杰”的異體字。

10　妄：“妄”的異體字。

11　着：計策，手段。

12　猛浪：亦作“孟浪”，魯莽，草率。

13　淺深：義偏于“深”。

14　執拗：固執任性。拗，“拗”的異體字。

者,到老無能。執兩端者[1],冀自然之天功;廢四診者,猶瞑行之瞎馬[2]。得穩當之名者,有躭閣之悞[3];昧經權之纱者[4],無格致之明[5]。有曰專門,決非通達,不明理性,何物聖神?又若以己之心度人之心者,誠接物之要道,其於醫也則不可,謂人己氣血之難符[6];三人有疑從其二同者,爲決斷之纱方,其於醫也亦不可,謂愚智寡多之非類。凢此之法[7],何非徵醫之道?而徵醫之難,于斯益見。然必也小大方圓全其才[8],仁聖工巧全其用[9],能會精神於相與之際,燭幽隱于玄冥之間者,斯足謂之真醫,而可以當性命之任矣。惟是皮質之難窺[10],心口之難辨[11],守中者無言[12],懷玉者不衒,此知醫之所以爲難也。故非熟察於平時,不足以識其蘊蓄;不傾信于臨事,不足以盡其所長。使必待渴而穿井,鬭而鑄兵[13],則倉卒之間,何所趨賴[14]?一旦有急,不得已而付之庸劣之手,最非計之得者。子之所慎,齋戰疾[15]。凢吾儕同有性命之慮者,其毋忽于是焉!噫!惟是伯牙常有也,而鍾期不常有[16];夷吾常有也,而鮑叔不常有[17]。

1　執兩端:抓住兩頭,或過或不及。此謂處方施治模棱兩可。

2　瞑:通"暝",黑夜。

3　躭:"耽"的异體字。　　閣:通"擱"。

4　經權:義偏于"權",謂權變。　　纱:"妙"的异體字。

5　格致:"格物致知"的略語。意爲研究事物道理而獲取知識。

6　謂:通"爲",因爲。

7　凢:"凡"的异體字。

8　小大方圓:即心小、膽大、行方、智圓。見《孫思邈傳》。

9　仁聖工巧:猶"神聖工巧",指望聞問切四診。語本《難經·六十一難》"望而知之謂之神,聞而知之謂之聖,問而知之謂之工,切而知之謂之巧"。

10　皮質:義偏于"質",謂本質。

11　心口:義偏于"心"。

12　守中:篤守正道。

13　"渴而"二句:《素問·四氣調神大論》:"夫病已成而後藥之,亂已成而後治之,譬猶渴而穿井,鬭而鑄錐,不亦晚乎?"鬭,"鬥"的异體字。

14　何所趨賴:即"所趨賴何"。主謂倒裝。趨賴,依賴。

15　"子之"句:意爲孔子慎重對待的事是齋戒、戰爭和疾病。語見《論語·述而》。

16　伯牙:即俞伯牙,春秋時人,善彈琴。　　鍾期:即鍾子期,春秋時人,善于領會伯牙的琴聲,是伯牙的知音。見《吕氏春秋·本味》和《列子·湯問》。

17　夷吾:管仲,名夷吾,字仲,春秋時政治家。曾任齊卿,輔助齊桓公成就霸業。　　鮑叔:鮑叔牙,春秋時齊國大夫。以知人著稱,曾舉薦管仲爲齊卿。見《史記·管晏列傳》。

此所以相知之難，自古苦之，誠不足爲今日怪。倘亦有因予言而留意于未然者，又孰非不治已病治未病，不治已亂治未亂之明哲乎[1]！惟好生者畧察之！

課外閱讀

　　景岳全書六十四卷明張介賓撰是書首爲傳忠録三卷統論陰陽六氣及前人得失次脈神章三卷録診家要語次爲傷寒典襖證謨婦人規小兒則痘疹詮外科鈐凡四十一卷又本草正二卷採藥味三百種以人參附子熟地大黃爲藥中四維更推人參地黃爲良相大黃附子爲良將次新方二卷古方九卷皆分八陣曰補曰和曰寒曰熱曰固曰因曰攻曰散又別輯婦人小兒痘疹外科方四卷終爲其命名皆沿明末纖佻之習至以傷寒爲典襖證爲謨既借經名且不符字義尤爲乖謬其持論則謂金元以來河間劉守真立諸病皆屬於火之論丹溪朱震亨立陽有餘陰不足及陰虛火動之論後人拘守成方不能審求虛實寒凉攻伐動輒貽害是以力救其偏謂人之生氣以陽爲主難得而易失者惟陽既失而難復者亦惟陽因專以溫補爲宗頗足以糾鹵莽滅裂之弊於醫術不爲無功至於沿其說者不察證候之標本不究氣血之盛衰概補概溫謂之王道不知誤施參桂亦足戕人則矯枉過直其失與寒凉攻伐等矣大抵病情萬變不主一途用藥從病之宜亦難拘一格必欲先立一宗旨以統括諸治未有不至於偏者元許衡魯齋集有論梁寬甫病証書曰近世諸醫有主易州張氏者有主河間劉氏者張氏用藥依準四時陰陽而增損之正內經四氣調神之義醫而不知此妄行也劉氏用藥務在推陳致新不使少有拂鬱正造化新新不傷之意醫而不知此無術也然而主張氏者或未盡張氏之妙則瞑眩之劑終不敢投至失幾後時而不救者多矣主劉氏者或未悉劉氏之蘊則刼效目前陰損正氣貽禍于後日者多矣能用二家之長而無二家之弊則治庶幾乎其言至爲明切夫扶陽抑陰天之道也然陰之極至于龍戰陽之極亦至于亢龍使六陰盛於坤而一陽不生于復則造化息矣使六陽盛於乾而一陰不生于姤則造化亦息矣素問曰亢則害承乃制聖人立訓其義至精知陰陽不可偏重攻補不可偏廢庶乎不至除一弊而生一弊也乾隆四十三年七月恭校上（紀昀等《四庫全書總目提要·景岳全書》）

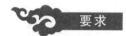

　　1. 用"。"爲上文斷句。

　　2. 文意理解：文中對張介賓的學説是如何評價的？

1　"不治"二句：《素問·四氣調神大論》："是故聖人不治已病治未病，不治已亂治未亂，此之謂也。"

二十四、汗下吐三法該盡治病詮

【導學】　本文選自嘉靖辛丑（1541）步月樓本《儒門事親》卷二。作者張從正（約1156～1228），字子和，號戴人，睢州考城（今河南蘭考）人，金代著名醫學家，金元四大家之一，攻下派代表人物。張氏繼承劉完素的醫學思想，治病以祛邪爲主，用藥偏于寒凉，善用汗下吐三法。其著作《儒門事親》十五卷，成書于1228年，以"唯儒者能明其理，而事親者當知醫"思想而命名其書，主要闡述運用汗下吐三法的理論和臨證經驗，并列舉二百多則病例説明其療效，頗具參考價值。

本文即對汗吐下三法的解釋文章。文章論述邪氣是致病之因以及祛邪所以扶正的觀點，説明汗吐下三法的理論依據，認爲三法可兼衆法，集中反映了張氏的學術思想。

人身不過表裏，氣血不過虛實。表實者裏必虛，裏實者表必虛，經實者絡必虛，絡實者經必虛，病之常也。良工之治病，先治其實，後治其虛，亦有不治其虛時。粗工之治病，或治其虛，或治其實，有時而幸中，有時而不中。謬工之治病，實實虛虛[1]，其誤人之迹常著，故可得而罪也。惟庸工之治病，純補其虛，不敢治其實，舉世皆曰平穩，誤人而不見其迹。渠亦不自省其過[2]，雖終老而不悔，且曰："吾用補藥也，何罪焉？"病人亦曰："彼以補藥補我，彼何罪焉？"雖死而亦不知覺。夫粗工之與謬工[3]，非不誤人，惟庸工誤人最深，如鯀湮洪水[4]，不知五行之道。

夫補者人所喜，攻者人所惡。醫者與其逆病人之心而不見用，

1　實實虛虛：使實證更實，使虛證更虛。前一"實""虛"爲使動用法。

2　渠：他。

3　之：句中助詞。

4　鯀（gǔn）湮（yān）洪水：鯀用堵的辦法治理洪水。鯀，傳説是夏禹之父，奉唐堯之命治理洪水，用築堤堵水之法，九年未平，被舜殺死于羽山。一説三年未平，被虞舜放逐，死于羽山。湮，堵塞。

不若順病人之心而獲利也，豈復計病者之死生乎？嗚呼！世無真實，誰能別之？今予著此吐汗下三法之詮[1]，所以該治病之法也[2]，庶幾來者有所憑藉耳[3]。

夫病之一物，非人身素有之也。或自外而入，或由內而生，皆邪氣也。邪氣加諸身[4]，速攻之可也，速去之可也，攬而留之，可乎？雖愚夫愚婦，皆知其不可也。及其聞攻則不悅，聞補則樂之。今之醫者曰："當先固其元氣，元氣實，邪自去。"世間如此妄人，何其多也！

夫邪之中人，輕則傳久而自盡，頗甚則傳久而難已，更甚則暴死。若先論固其元氣，以補劑補之，真氣未勝[5]，而邪已交馳橫騖而不可制矣[6]。惟脈脫、下虛、無邪、無積之人，始可議補；其餘有邪積之人而議補者，皆鯀堙洪水之徒也。

今予論吐、汗、下三法，先論攻其邪，邪去而元氣自復也。況予所論之三法，識練日久[7]，至精至熟，有得無失，所以敢為來者言也。

天之六氣，風、暑、火、濕、燥、寒；地之六氣，霧、露、雨、雹、冰、泥；人之六味，酸、苦、甘、辛、鹹、淡。故天邪發病，多在乎上；地邪發病，多在乎下；人邪發病，多在乎中。此為發病之三也。處之者三，出之者亦三也。諸風寒之邪，結搏皮膚之間，藏於經絡之內，留而不去，或發疼痛走注[8]，麻痹不仁，及四肢腫癢拘攣，可汗而出之；風痰宿食，在膈或上脘，可涌而出之；寒濕固冷[9]，熱客下焦，在下之病，可泄而出之。《內經》散論諸病[10]，非一狀也；流言治法，非一階

1　詮：解釋。此指文章。

2　該：包括。

3　庶幾：希望。

4　諸：于。介詞。

5　勝：充足。

6　交馳橫騖（wù）：謂邪氣盛實擴散。橫，紛雜。騖，亂跑。

7　識練：四庫本作"諳練"。諳練，熟習。

8　走注：即風痹。又稱行痹。症見游走性疼痛。

9　固冷：即痼冷。指真陽不足，陰寒之邪久伏體內所致病症。

10　散：分別。

也[1]。《至真要大論》等數篇言運氣所生諸病,各斷以酸苦甘辛鹹淡以總括之[2]。其言補,時見一二;然其補,非今之所謂補也,文具於《補論》條下[3]。如辛補肝,鹹補心,甘補腎,酸補脾,苦補肺[4]。若此之補,乃所以發腠理,致津液,通血氣。至其統論諸藥[5],則曰:辛甘淡三味爲陽,酸苦鹹三味爲陰。辛甘發散,淡滲泄,酸苦鹹涌泄[6]。發散者歸於汗,涌者歸於吐,泄者歸於下。滲爲解表,歸於汗;泄爲利小溲[7],歸於下。殊不言補[8]。乃知聖人止有三法,無第四法也。

然則,聖人不言補乎?曰:蓋汗下吐,以若草木治病者也[9]。補者,以穀肉果菜養口體者也[10]。夫穀肉果菜之屬,猶君之德教也[11];汗下吐之屬,猶君之刑罰也。故曰:德教,興平之粱肉[12];刑罰,治亂之藥石。若人無病,粱肉而已;及其有病,當先誅伐有過[13]。病之去也,粱肉補之,如世已治矣,刑措而不用。豈可以藥石爲補哉?必欲去大病大瘵[14],非吐汗下未由也已。

然今之醫者,不得盡汗下吐法,各立門墻[15],誰肯屈己之高而一問哉?且予之三法,能兼衆法,用藥之時,有按有蹻[16],有揃有導[17],有減有增,有續有止。今之醫者,不得予之法,皆仰面傲笑曰:"吐

1　流:分散,分別。　　　階:途徑。

2　斷:分別。

3　具:陳述。

4　"辛補肝"五句:辛補肝,辛味藥補肝。按中醫五行理論,肺屬金,肝屬木,金能克木。辛味藥入肺,增強肺金之力,能克制肝木之病。即作者所言祛邪可以扶正。故云。餘"鹹補心"等仿此。

5　統:概括。

6　"辛甘淡"五句:詳見《素問·至真要大論》。

7　小溲:小便。

8　殊:完全。

9　若:此。代詞。

10　口體:義偏于"體"。身體。

11　德教:道德教化。

12　興平:昌盛太平。指太平時期。

13　有過:有過錯的。指病邪。

14　瘵(zhài):病。

15　門墻:師門。

16　按蹻:指按摩。王冰《素問·異法方宜論》注:"按,謂抑按皮肉;蹻,謂捷舉手足。"

17　揃(jiǎn):揃搣(miè)。按摩頰旁的一種養生方法。　　導:導引。古代養生方法。

者,瓜蒂而已矣;汗者,麻黃、升麻而已矣;下者,巴豆、牽牛、朴硝、大黃、甘遂、芫花而已矣。"既不得其術,從而誣之,予固難與之苦辯,故作此詮。

所謂三法可以兼衆法者,如引涎、漉涎、嚏氣、追淚[1],凡上行者,皆吐法也;炙、蒸、熏、渫、洗、熨、烙、針刺、砭射、導引、按摩[2],凡解表者,皆汗法也;催生下乳、磨積逐水、破經泄氣[3],凡下行者,皆下法也。以余之法,所以該衆法也。然予亦未嘗以此三法,遂棄衆法,各相其病之所宜而用之[4]。以十分率之[5],此三法居其八九,而衆法所當纔一二也。

或言《內經》多論鍼而少論藥者,蓋聖人欲明經絡。豈知鍼之理,即所謂藥之理。即今著吐汗下三篇,各條藥之輕重寒溫於左[6]。仍於三法之外,別著《原補》一篇[7],使不預三法。恐後之醫者泥於補,故置之三篇之末,使用藥者知吐中有汗,下中有補,止有三法。《內經》曰:"知其要者,一言而終。"是之謂也。

課外閱讀

儒門事親十五卷金張從正撰從正字子和號戴人睢州考城人興定中召補太醫尋辭去與麻知幾常仲明輩講求醫理輯為此書有說有辨有記有解有誡有箋有詮有式有斷有論有疏有述有衍有訣有十形三療有六門三法名目頗煩碎而大旨主於用攻其曰儒門事親者以為惟儒者能明其理而事親者當知醫也從正宗河間劉守真用藥多寒涼其汗吐下三法當時已多異議故書中辨謗之處為多丹溪朱震亨亦譏其偏後人遂并其書置之然病情萬狀各有所宜當攻不攻與當補不補厥弊維均偏執其法固非竟斥其法亦非也惟中間

---

1 漉(lù)涎:使唾液滲出。　　嚏氣:打噴嚏。謂以藥入鼻孔取嚏,以通氣開竅。　　追淚:逐出眼淚。指把藥物嗅入鼻孔取淚。
2 渫(xiè):除去污穢。　　砭射:砭刺。用砭石治療。
3 磨積:消除積滯。　　破經:通經。
4 相(xiàng):視,觀察。
5 率:計算比例。用作動詞。
6 條:列舉。用作動詞。　　左:相當于"後"。
7 《原補》:即《儒門事親》卷二之《推原補法利害非輕說》。該篇在《凡在上者皆可吐式》《凡在表者皆可汗式》《凡在下者皆可下式》三篇之後,故下文云"置之三篇之末"。

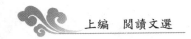
負氣求勝不免太激欲矯庸醫恃補之失或至于過直又傳其學者不知察脉虛實論病久暫概以峻利施治遂致爲世所藉口要之未明從正本意耳乾隆四十三年三月恭校上（紀昀《四庫全書總目·儒門事親》）

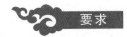
要求

1. 爲上文標點。
2. 文意理解：《儒門事親》是怎樣成書的？其內容包括哪些？

二十五、小兒則總論

【導學】　本文選自《景岳全書》。作者張介賓,簡介見本教材《〈類經〉序·導學》。《景岳全書》規模宏偉,內容全面。全輯共六十四卷,其中卷四十至卷四十一爲《小兒則》,共三十七篇,前十篇爲總論,以下分論各證。《小兒則總論》即在前十篇之內。小兒則的"則"是守則、法則的意思。"總論"是相對"各論"而言,等于"卷首語""導論"。本文從整體上闡述醫治小兒病的守則。

　　小兒之病,古人謂之啞科。以其言語不能通,病情不易測,故曰:寧治十男子,莫治一婦人;寧治十婦人,莫治一小兒。此甚言小兒之難也。

　　然以余較之,則三者之中,又惟小兒爲最易。何以見之?蓋小兒之病,非外感風寒,則內傷飲食,以至驚風、吐瀉及寒熱、疳癖之類,不過數種,且其臟氣清靈,隨撥隨應[1],但能確得其本而撮取之[2],則一藥可愈,非若男婦損傷積痼癥頑者之比[3]。余故謂其易也。

　　第人謂其難,謂其難辨也;余謂其易,謂其易治也。設或辨之不真[4],則誠然難矣。然辨之之法,亦不過辨其表裏、寒熱、虛實,六者洞然[5],又何難治之有[6]?

　　故凡外感者,必有表證而無裏證,如發熱、頭痛、拘急、無汗或因風搐搦之類是也[7]。內傷者,止有裏證而無表證,如吐瀉、腹痛、

1　撥:治療。

2　撮取:摘取。意爲有針對性地治療。

3　之比:之類。

4　設或:如果。同義詞複用。

5　洞然:清楚明瞭。

6　何難治之有:有何難治。賓語前置。

7　搐搦:手足抽搐。

脹滿、驚疳、積聚之類是也[1]。熱者必有熱證，如熱渴、躁煩、秘結、癰瘍之類是也。寒者必有寒證，如清冷、吐瀉、無熱、無煩、惡心、喜熱者是也。凡此四者，即表裏寒熱之證，極易辨也。然於四者之中，尤惟虛實二字，最爲緊要。蓋有形色之虛實，有聲音之虛實，有脈息之虛實。如體質强盛與柔弱者有異也，形色紅赤與青白者有異也，聲音雄壯與短怯者有異也[2]，脈息滑實與虛細者有異也。故必内察其脈候，外觀其形氣，中審其病情，參此數者而精察之，又何虛實之難辨哉？

必其果有實邪、果有火證[3]，則不得不爲治標。然治標之法，宜精簡輕鋭，適當其可，及病則已，毫毋犯其正氣，斯爲高手。但見虛象，便不可妄行攻擊，任意消耗。若見之不真，不可謂姑去其邪，諒亦無害[4]。不知小兒以柔嫩之體，氣血未堅，臟腑甚脆，略受傷殘，萎謝極易。一劑之謬尚不能堪，而況其甚乎！矧以方生之氣，不思培植，而但知剥削[5]，近則爲目下之害，遠則遺終身之羸，良可嘆也！凡此者，實求本之道，誠幼科最要之肯綮[6]。雖言之若無奇異，而何知者之茫然也！故余於篇端，首以爲言。然非有冥冥之見者[7]，固不足以語此。此其所以不易也。

《陰陽應象大論》曰："善診者，察色按脈，先別陰陽。審清濁而知部分[8]，視喘息、聽聲音而知所苦，觀權衡規矩而知病所主[9]。"按此論雖通言診法之要，然尤於小兒爲最切也[10]。

1　驚疳：見《嬰童百問》。即心疳。是指以時時驚煩，咬牙弄舌，口舌生瘡，面色紅，白睛有紅絲，口渴心煩，睡喜伏卧，納呆消瘦，或見發熱汗出爲主要表現的疳證。五疳之一。

2　怯：弱。

3　必：如果。

4　諒：料想。

5　剥削：摧殘，傷害。

6　肯綮（qìng）：筋骨連接處。比喻關鍵。

7　冥冥：高妙深遠。《素問·徵四失論》王冰注："冥冥言玄遠也。"

8　部分：指疾病的部位。

9　權衡規矩：指常人與春夏秋冬四時相應的脈象。《素問·脈要精微論》："四變之動，脈與之上下。以春應中規，夏應中矩，秋應中衡，冬應中權。"

10　切：切合。

課外閱讀

　　聖人之所以全民生也五穀爲養五果爲助五畜爲益五菜爲充而毒藥則以之攻邪故雖甘草人參誤用致害皆毒藥之類也古人好服食者必有奇疾猶之好戰勝者必有奇殃是故兵之設也以除暴不得已而後興**藥之設也以攻疾亦不得已而後用**其道同也故病之爲患也小則耗精大則傷命隱然一敵國也以草木之偏性攻臟腑之偏勝必能知彼知己多方以制之而後無喪身殞命之憂是故傳經之邪而先奪其未至則所以斷敵之要道也橫暴之疾而急保其未病則所以守我之巖疆也挾宿食而病者先除其食則敵之資糧已焚合舊疾而發者必防其並則敵之内應既絕辦經絡而無泛用之藥此之謂嚮導之師**因寒熱而有反用之方此之謂行間之術**一病而分治之則用寡可以勝衆使前後不相救而勢自衰數病而合治之則並力搗其中堅使離散無所統而衆悉潰病方進則不治其太甚固守元氣所以老其師病**方衰則必窮其所之更益精銳所以搗其穴**若夫虛邪之體攻不可過本和平之藥而以峻藥補之衰散之日不可窮民力也實邪之傷攻不可緩用峻厲之藥而以常藥和之富強之國可以振威武也然而選材必當器械必良克期不愆布陣有方此又不可更僕數也孫武子十三篇治病之法盡之矣（徐大椿《醫學源流論》）

要求

1. 爲上文加標點并劃分段落。
2. 文中“更僕數”是什麽意思？
3. 今譯畫橫綫的句子。

二十六、《黄帝内經》二則

【導學】《黄帝内經》包括《素問》和《靈樞》兩個部分。一般認爲此書非出于一個時代，亦非出于一人之手，而是由戰國至秦漢間衆多醫家編撰而成，是我國現存最早的中醫理論奠基之作。《素問》着重闡述了陰陽、藏象、經絡、病因、病機、診法、治則等基礎理論，原書九卷，第七卷早佚，唐代王冰據“舊藏之卷”（實即《陰陽大論》）將其補足，益以注釋，分編爲二十四卷。《靈樞》早稱《九卷》，至皇甫謐又稱《針經》，《靈樞》之名始見于唐代王冰《〈重廣補注黄帝内經素問〉序》。《靈樞》論述了臟腑經絡、病因病機、病證診法等內容，重點闡述了經絡腧穴、針具刺法及治療原則等。原書九卷，現存最早版本乃南宋史崧以家藏舊本校勘出版的二十四卷本。明代馬蒔《靈樞注證發微》等可資參考。

第一則《異法方宜論》選自 1956 年人民衛生出版社影印明代顧從德翻刻宋本《黄帝内經素問》。內容論述由于受地理環境及氣候的影響，五方之民生活習慣各有差異，因而在體質、生理及疾病發生上各具特點，治療方面也相應産生了不同的治法。因此，治病必須因地、因人制宜。不同方法，各有所宜，故以“異法方宜”名篇。第二則《師傳》選自 1956 年人民衛生出版社影印明代趙府居敬堂刊本《靈樞經》。主要討論了如何通過問診掌握病人病情及生活上的順逆情況，以達到適用治療的目的，并論述了問診、望診對診治疾病、了解臟腑功能的重要意義。以其內容重要，被認爲是先師傳授的寶貴心得，故以“師傳”名篇。

（一）異法方宜論

黄帝問曰：醫之治病也，一病而治各不同，皆愈，何也？歧伯對曰：地勢使然也[1]。

故東方之域，天地之所始生也[2]。魚鹽之地，海濱傍水，其民食

1　歧伯：校點本作“岐伯”。　　　地勢：地理形勢。王冰注：“謂法天地生長收藏及高下燥濕之勢。”
2　始生：東方與春相應，春主生，故云始生。王冰注：“法春氣也。”

魚而嗜鹹，皆安其處，美其食。魚者使人熱中[1]，鹽者勝血[2]，故其民皆黑色踈理，其病皆爲癰瘍，其治宜砭石。故砭石者，亦從東方來。

西方者，金玉之域，沙石之處，天地之所收引也[3]。其民陵居而多風[4]，水土剛強，其民不衣而褐薦[5]，其民華食而脂肥[6]。故邪不能傷其形體，其病生於內[7]，其治宜毒藥[8]。故毒藥者，亦從西方來。

北方者，天地所閉藏之域也[9]。其地高，陵居，風寒冰冽。其民樂野處而乳食，藏寒生滿病[10]，其治宜灸焫[11]。故灸焫者，亦從北方來。

南方者，天地所長養[12]，陽之所盛處也。其地下，水土弱，霧露之所聚也。其民嗜酸而食胕[13]，故其民皆緻理而赤色[14]，其病攣痺，其治宜微鍼。故九鍼者[15]，亦從南方來。

中央者，其地平以濕[16]，天地所以生萬物也衆[17]。其民食雜而不勞[18]，故其病多痿厥寒熱，其治宜導引按蹻[19]。故導引按蹻者，亦從中央出也。

1　熱中：熱積于中。王冰注：“魚發瘡，則熱中之信。”

2　勝血：耗傷陰血。王冰注：“鹽發渴，則勝血之徵。”

3　收引：西方与秋相应，秋主收，故云收引。王冰注：“法秋氣也。引，謂牽引，使收斂也。”

4　陵居：依山陵而居。姚止庵注：“西民穴居，至今猶然，以陵爲居，故曰陵居，詩言陶穴是矣。”

5　“不衣”句：不穿中原人衣服而披毛布，睡草席。王冰注：“不衣絲綿，故曰不衣。褐，謂毛布也。薦，謂細草也。”衣、褐、薦，皆用作動詞。

6　華食：進食鮮美的食品。王冰注：“華謂鮮美，酥酪骨肉之類也。”

7　內：內傷。王冰注：“內，謂喜怒悲憂恐及飲食男女之過甚也。”

8　毒藥：泛指藥物。王冰注：“能攻其病，則謂之毒藥。”

9　閉藏：北方與冬相應，冬主藏，故云閉藏。王冰注：“法冬氣也。”

10　滿：脹滿。張景岳注：“藏寒多滯，故生脹滿等病。”

11　灸焫（ruò，又音 rè）：指各種灸法。王冰注：“火艾燒灼，謂之灸焫。”

12　長養：南方與夏相應，夏主長，故云長養。王冰注：“法夏氣也。”

13　胕（fǔ）：通“腐”。張景岳注：“胕，腐也。物之腐者如豉鮓麴醬之屬是也。”

14　緻（zhì）：緻密，細緻。張景岳注：“緻，密也。”

15　九鍼：古代醫療所用的九種針具，即鑱針、圓針、鍉針、鋒針、鈹針、圓利針、毫針、長針、大針。見《靈樞·九針十二原》。

16　地平以濕：王冰注：“東方海，南方下，西方北方高，中央之地平以濕，則地形斯異，生病殊焉。”以，而。

17　“生萬物”句：王冰注：“法土德之用，故生物衆。”《太素·知方地》作“天地所生物色者衆”。

18　勞：辛勞。

19　導引按蹻（qiāo）：古代用來保健和治病的方法，類似現代的氣功、按摩、健身操等。王冰注：“導引，謂搖筋骨，動支節。按，謂抑按皮肉。蹻，謂捷舉手足。”

故聖人雜合以治，各得其所宜。故治所以異而病皆愈者，得病之情，知治之大體也。

（二）師　傳

黃帝曰：余聞先師，有所心藏，弗著于方[1]，余願聞而藏之，則而行之[2]，上以治民，下以治身，使百姓無病，上下和親[3]，德澤下流[4]，子孫無憂，傳于後世，無有終時，可得聞乎？岐伯曰：遠乎哉，問也。夫治民與自治[5]，治彼與治此，治小與治大，治國與治家，未有逆而能治之也，夫惟順而已矣。順者，非獨陰陽脈論氣之逆順也，百姓人民，皆欲順其志也。黃帝曰：順之奈何？岐伯曰：入國問俗[6]，入家問諱，上堂問禮，臨病人問所便[7]。黃帝曰：便病人奈何？岐伯曰：夫中熱消癉[8]，則便寒；寒中之屬，則便熱。胃中熱，則消穀，令人縣心善饑[9]。臍以上皮熱，腸中熱，則出黃如糜。臍以下皮寒[10]，胃中寒，則腹脹。腸中寒，則腸鳴飧泄[11]。胃中寒，腸中熱，則脹而且泄。胃中熱，腸中寒，則疾饑，小腹痛脹。黃帝曰：胃欲寒飲[12]，腸欲熱飲，兩者相逆，便之奈何？且夫王公大人，血食之君，驕恣從欲輕人[13]，而無能禁之，禁之則逆其志，順之則加其病，便之奈何？治之何先？岐伯曰：人之情，莫不惡死而樂生，告之以其敗，語之以其善，導之以其所便，開之以其所苦，雖有無道之人，惡有不聽者乎？

1　方：古代書寫用的木板。此泛指書。《儀禮·聘禮》：“百名以上書於策，不及百名書于方。”鄭玄注：“策，簡也；方，板也。”

2　則：效法，依照。

3　和親：和睦親愛。《禮記·樂記》：“是故樂……父子兄弟同聽之，則莫不和親。”

4　德澤：恩惠。《韓非子·解老》：“有道之君，外無怨讎於鄰敵，而內有德澤於人民。”

5　自治：《太素·順養》作“治自”，據上文當作“治身”。

6　入國問俗：意爲進入別國的國都先要詢問當地的風俗習慣，以免抵牾。《禮記·曲禮上》：“入竟（境）而問禁，入國而問俗，入門而問諱。”

7　便：适宜，合宜。張景岳注：“便者，相宜也。”

8　消癉（dān）：即消渴病。表現爲多飲、多食、多尿、消瘦等症。癉，熱也。

9　縣心：心懸不寧。縣，同“懸”。　　饑：通“飢”，飢餓。

10　寒：一説，當爲“熱”。

11　飧：“飧（sūn）”的异體字。

12　胃欲寒飲：原作“胃欲寒饑”。據《甲乙經》《太素》改。

13　從：同“縱”。

黃帝曰：治之奈何？歧伯曰：春夏先治其標，後治其本；秋冬先治其本，後治其標。黃帝曰：便其相逆者奈何？歧伯曰：便此者，食飲衣服，亦欲適寒溫，寒無凄愴[1]，暑無出汗。食飲者，熱無灼灼[2]，寒無滄滄[3]。寒溫中適，故氣將持，乃不致邪僻也。

黃帝曰：《本藏》以身形支節䐃肉[4]，候五藏六府之小大焉[5]。今夫王公大人、臨朝即位之君而問焉，誰可捫循之而後荅乎[6]？歧伯曰：身形支節者，藏府之蓋也[7]，非面部之閱也。黃帝曰：五藏之氣，閱於面者，余已知之矣；以肢節知而閱之，奈何？歧伯曰：五藏六府者，肺爲之蓋[8]，巨肩陷咽[9]，候見其外。黃帝曰：善。歧伯曰：五藏六府，心爲之主，缺盆爲之道，骺骨有餘[10]，以候髑骬[11]。黃帝曰：善。歧伯曰：肝者，主爲將，使之候外[12]，欲知堅固，視目小大。黃帝曰：善。歧伯曰：脾者，主爲衛，使之迎糧，視脣舌好惡，以知吉凶。黃帝曰：善。歧伯曰：腎者，主爲外，使之遠聽，視耳好惡，以知其性。黃帝曰：善。願聞六府之候。歧伯曰：六府者，胃爲之海，廣骸、大頸、張胷，五穀乃容。鼻隧以長，以候大腸。脣厚、人中長，以候小腸。目下果大[13]，其膽乃橫。鼻孔在外，膀胱漏泄。鼻柱中央起，三

---

1 凄愴：寒冷貌。亦作凄滄。《素問·五常政大論》：“凄滄數至，木伐草萎。”王冰注：“凄滄，大涼也。”

2 灼灼：火燒貌。形容食物太熱。

3 滄滄：涼貌。形容食物太涼。

4 《本藏》：《靈樞》篇名。　　䐃(jùn)肉：突起的肌肉。䐃，肌肉的突起部分。

5 候：診察。

6 捫循：撫摩。指按摸檢查。循，通“揗”，撫摸。《素問·離合真邪論》：“必先捫而循之。”王冰注：“捫循，謂手摸。”　　荅：同“答”。

7 蓋：覆蓋物。喻形體有保護內臟的作用。

8 蓋：肺居上部，遮蔽心肝等臟，故謂之蓋。《素問·痿論》：“肺者，藏之長也，爲心之蓋也。”

9 巨肩陷咽：兩肩高突，咽喉內陷。《靈樞·本藏》：“巨肩反膺陷喉者，肺高。”張景岳注：“胸突而向外者，是爲反膺。肩高胸突，其喉必縮，是爲陷喉。”

10 骺骨：肩端骨。即胸骨上方鎖骨內側端。骺，當從《二十二子》本作“骺”，音 guā。清代沈彤《釋骨》言：“此骺骨乃謂缺盆骨兩旁之端，即肩端骨也。”《說文·骨部》：“骺，骨耑也。”一說骺，音 kū。謂膝骨之名。見《類經·藏象類》。

11 髑骬(hé yú)：胸骨劍突。俗稱蔽心骨。

12 候：守護。《釋名·釋言語》：“候，護也，司護諸事也。”

13 果：通“裹”，眼胞。張景岳注：“果，裹同，目下囊裹也。”

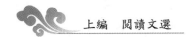

焦乃約。此所以候六府者也。上下三等[1]，藏安且良矣。

課外閱讀

　　黃帝曰嗚呼遠哉閔閔乎若視深淵若迎浮雲視深淵尚可測迎浮雲莫知其際聖人之術爲萬民式論裁志意必有法則循經守數按循醫事爲萬民副故事有五過四德汝知之乎雷公避席再拜曰臣年幼小蒙愚以惑不聞五過與四德比類形名虛引其經心無所對帝曰凡未診病者必問嘗貴後賤雖不中邪病從内生名曰脱營嘗富後貧名曰失精五氣留連病有所并醫工診之不在藏府不變軀形診之而疑不知病名身體日減氣虛無精病深無氣洒洒然時驚病深者以其外耗於衛内奪於榮良工所失不知病情此亦治之一過也凡欲診病者必問飲食居處暴樂暴苦始樂後苦皆傷精氣精氣竭絶形體毀沮暴怒傷陰暴喜傷陽厥氣上行滿脈去形愚醫治之不知補寫不知病情精華日脱邪氣乃并此治之二過也善爲脈者必以比類奇恒從容知之爲工而不知道此診之不足貴此治之三過也診有三常必問貴賤封君敗傷及欲侯王故貴脱勢雖不中邪精神内傷身必敗亡始富後貧雖不傷邪皮焦筋屈痿躄爲攣醫不能嚴不能動神外爲柔弱亂至失常病不能移則醫事不行此治之四過也凡診者必知終始有知餘緒切脈問名當合男女離絶菀結憂恐喜怒五藏空虛血氣離守工不能知何術之語嘗富大傷斬筋絶脈身體復行令澤不息故傷敗結留薄歸陽膿積寒炅粗工治之亟刺陰陽身體解散四支轉筋死日有期醫不能明不問所發唯言死日亦爲粗工此治之五過也凡此五者皆受術不通人事不明也故曰聖人之治病也必知天地陰陽四時經紀五藏六府雌雄表裏刺灸砭石毒藥所主從容人事以明經道貴賤貧富各異品理問年少長勇怯之理審於分部知病本始八正九候診必副矣治病之道氣内爲寶循求其理求之不得過在表裏守數據治無失俞理能行此術終身不殆不知俞理五藏菀熟癰發六府診病不審是謂失常謹守此治與經相明上經下經揆度陰陽奇恒五中決以明堂審於終始可以橫行(《黃帝内經素問·疏五過論》)

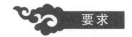

　　1. 用"。"爲上文斷句。
　　2. 文意理解：文中探討的臨床診治中的五種過錯各是什麼？

---

[1] 上下三等：全身和面部的上、中、下三部分勻稱。三等，三停。頭、腰、足爲身之三停。自髮際至印堂、山根至準頭、人中至地閣爲面之三停。

二十七、醫案四則

【導學】　醫案是疾病診療過程的記録。古人醫案往往選擇複雜多變的病例，在敘述診療過程的同時，加以議論，表明記録者對相關問題的認識。第一則醫案選自清代光緒癸未(1883)吴江李齡壽藏版《古今醫案按·痢》。《古今醫案按》十卷，成書于1778年。編者俞震，字東扶，號惺齋，嘉善(今屬浙江)人，清代雍正、乾隆年間名醫。本文通過患者自述，説明朱丹溪以先補後攻之法治愈痢疾，乃洞悉病情之故。第二則醫案選自1959年人民衛生出版社校訂本《醫貫·痢疾論》。《醫貫》作者趙獻可，字養葵，號醫巫閭子，鄞縣(今屬浙江)人，明代著名醫學家。選文爲徐陽泰所撰，自述了趙氏辨證精當，治愈其夫婦暴痢、喘逆諸症的過程。第三則醫案選自1957年人民衛生出版社影印信述堂藏版《續名醫類案·吐血》。編者魏之琇(1722～1772)，字玉璜，號柳洲，錢塘(今浙江杭州)人，清代醫學家。《續名醫類案》六十卷，成書于1770年。文章叙述了沈明生"舍症從脉"，以"血脱益氣"之法治愈吐血的經過。第四則醫案選自1925年上海世界書局石印本《薛生白醫案·遺精》。作者薛雪(1681～1770)，字生白，號一瓢，晚年自號牧牛老朽，清代著名醫學家。文章論述了不取補本之法，而以攻標之法治療遺精的道理。

(一)

葉先生名儀[1]，嘗與丹溪俱從白雲許先生學。其記病云：

歲癸酉秋八月[2]，予病滯下，痛作，絶不食飲。既而困憊，不能起床，乃以衽席及薦闕其中[3]，而聽其自下焉。時朱彦修氏客城中，以友生之好[4]，日過視予，飲予藥，但日服而病日增。朋游譁然議

1　葉儀：字景翰，元明之際金華(今屬浙江)人。與朱震亨一同受業于許謙。著有《南陽雜稿》。
2　癸酉：此指1333年。
3　衽席：床席。衽，"袵"的异體字。卧席。　　薦：墊席。　　闕：通"缺"，使動用法。
4　友生：朋友。此指同學。

之[1]，彦修弗顧也。浹旬病益甚[2]，痰窒咽如絮，呻吟亘晝夜[3]。私自虞，與二子訣，二子哭，道路相傳謂予死矣。彦修聞之，曰："吁，此必傳者之妄也。"翌日天甫明，來視予脈，煮小承氣湯飲予[4]。藥下咽，覺所苦者自上下，凡一再行，意泠然[5]，越日遂進粥，漸愈。

　　朋游因問彦修治法，答曰："前診氣口脈虛，形雖實而面黃稍白。此由平素與人接言多，多言者中氣虛，又其人務竟已事[6]，恒失之饑而傷於飽，傷於飽，其流爲積[7]，積之久爲此證。夫滯下之病，謂宜去其舊而新是圖，而我顧投以參、术、陳皮、芍藥等補劑十餘貼[8]，安得不日以劇？然非浹旬之補，豈能當此兩貼承氣哉？故先補完胃氣之傷，而後去其積，則一旦霍然矣[9]。"眾乃斂衽而服[10]。

（二）

　　不肖體素豐[11]，多火善渴[12]，雖盛寒，床頭必置茗碗，或一夕盡數甌[13]，又時苦喘急。質之先生[14]，爲言此屬鬱火證，常令服茱連丸[15]，無恙也。丁巳之夏[16]，避暑檀州[17]，酷甚，朝夕坐冰盤間[18]，或飲冷香

1　朋游：猶朋友。

2　浹旬：一旬。十天。浹，滿。

3　亘：延續不斷。

4　小承氣湯：《傷寒論》方。主治傷寒陽明腑實證。

5　泠（líng）然：清涼貌。

6　竟：完成。

7　流：變化。

8　顧：反而。

9　一旦：忽然。　　霍然：消散貌。

10　斂衽：整理衣襟。表示恭敬。

11　不肖：不才，不賢。謙辭。

12　善：多。

13　甌（ōu）：盆盂類瓦器。

14　質：詢問。

15　茱連丸：方名。《證治準繩》方，以茱連散研丸。功用瀉火，降逆止嘔。

16　丁巳：此指 1617 年。

17　檀州：地名。今之北京密雲。

18　冰盤：内置碎冰，其上擺列瓜果等食品的盛器。

薷湯[1]，自負清暑良劑[2]。孟秋痢大作，初三晝夜下百許次，紅白相雜，絕無渣滓，腹脹悶，絞痛不可言。或謂宜下以大黃，先生弗顧也，竟用參、朮、薑、桂漸愈。猶白積不止，服感應丸而痊[3]。後少嘗蟹螯[4]，復瀉下委頓[5]，仍服八味湯及補劑中重加薑桂而愈[6]。夫一身曆一歲間耳，黃連苦茗，曩不輟口[7]，而今病以純熱瘥。向非先生[8]，或投大黃凉藥下之，不知竟作何狀。又病室孕時[9]，喘逆不眠，用逍遙散立安[10]，又患便血不止，服補中黑薑立斷[11]，不再劑。種種奇妙，未易殫述。噫！先生隔垣見人，何必飲上池水哉？聞之善贈人者以言[12]，其永矢勿諼者亦以言[13]。不肖侏儒未足爲先生重[14]，竊以識明德云爾[15]。

四明弟子徐陽泰頓首書狀[16]。

（三）

沈明生治孫子南媳[17]，賦質瘦薄，脈息遲微，春末患吐紅。以爲脾虛不能攝血，投歸脾數劑而止[18]。慮後復作，索丸方調理，仍以歸

1　香薷湯：方名。《和劑局方》方。以香薷散水煎取汗。功用發汗解表，祛暑化濕和中。

2　自負：自恃。

3　感應丸：方名。《和劑局方》方。功用溫補脾胃，消積導滯。

4　螯：節肢動物變形的步足。末端兩歧，開合如鉗。

5　委頓：疲乏困頓。

6　八味湯：方名。《楊氏家藏方》方。功用溫補脾腎，順氣固澀。

7　曩：先前。

8　向：如果。用於既往事件的假設。

9　室：妻子。

10　逍遙散：方名。《和劑局方》方。功用疏肝解鬱，健脾和營。

11　黑薑：即炮薑。

12　"善贈"六字：語本《荀子·非相》："贈人以言，重于金石珠玉。"

13　"永矢"八字：語本《詩·衛風·考槃》："獨寐寤言，永矢勿諼。"矢，通"誓"。諼，忘記。

14　侏儒：本指身材特別矮小的人，此用爲自謙之辭。亦作"朱儒"。

15　識：通"誌（志）"。記。　　明德：完美的德行。

16　四明：寧波府的別稱。

17　沈明生：名時譽，華亭（今上海松江）人，明末清初醫家。著有《醫衡》《醫衡病論》等。

18　歸脾：方名，即歸脾湯。《濟生方》方。功用健脾益氣，補血養心。

脾料合大造丸中數味與之[1]。復四五日後，偶值一知醫者談及，乃駭曰："諸見血爲熱，惡可用參、耆、河車溫補耶？血雖止，不日當復來矣。"延診，因嘔令停服，進以花粉、知母之屬。五六劑後，血忽大來，勢甚危篤。此友遂斂手不治[2]，以爲熱毒已深，噬臍無及[3]。子南晨詣，慍形於色，咎以輕用河車，而盛稱此友先識，初不言曾服涼藥[4]，且欲責效於師[5]，必愈乃已。沈自訟曰[6]："既係熱症，何前之溫補，如鼓應桴[7]，今衹增河車一味，豈遂爲厲如是[8]？且斤許藥中，乾河車僅用五錢，其中地黄、龜板滋陰之藥反居大半，纔服四五日，每服三錢，積而計之，河車不過兩許耳。"遂不復致辨[9]。往診其脈，較前轉微，乃笑曰："無傷也，仍當大補耳。"其家咸以爲怪，然以爲繫鈴解鈴[10]，姑聽之。因以歸脾料倍用參、耆，一劑而熟睡，再劑而紅止。於是始悟血之復來，由於寒涼速之也[11]。

因歎曰：醫道實難矣！某固不敢自居識者，然舍症從脈，得之先哲格言；血脱益氣，亦非妄逞臆見。今人胸中每持一勝算[12]，見前人用涼，輒曰："此寒症也，宜用熱。"見前人用熱，則曰："此火症也，應用涼。"因攻之不靈，從而投補；因補者不效，隨復用攻。立意翻新，初無定見。安得主人病患一一精醫察理，而不爲簧鼓動搖哉[13]？

1　料：量詞。用于中藥配製丸藥，處方劑量的全份。　　大造丸：方名，又名河車大造丸，《景岳全書》方。功用補腎填精，健脾益氣養血。

2　斂手：縮手，表示不敢妄爲。

3　噬臍無及：比喻無能爲力。語本《左傳·莊公六年》："亡鄭國者，必此人也，若不早圖，後君噬齊，其及圖之乎？"噬，咬。

4　初：從來。

5　責：要求。

6　訟：辯解。

7　如鼓應桴：好像桴鼓相應。喻效驗迅捷。桴，鼓槌。

8　厲：禍害。

9　致：盡。　　辨：通"辯"。

10　繫鈴解鈴：佛教禪宗語。謂虎項金鈴唯繫者能解。比喻誰做的事有了問題，仍須由誰去解決。語本《指月録》卷二十三。

11　速：招致。

12　勝算：能够制勝的計謀。

13　簧鼓：動聽的言語。簧，樂器中用以發聲的薄片。語本《詩·小雅·巧言》："巧言如簧，顏之厚矣。"

在前人,蒙謗之害甚微;在病者,受誤之害甚鉅[1]。此張景岳"不失人情"之論所由作也[2]。

(四)

　　素來擾虧根本,不特病者自嫌,即操醫師之術者,亦跋前疐後之時也[3]。值風木適旺之候[4],病目且黃,已而遺精淋濁,少間則又膝脛腫痛不能行。及來診時,脈象左弦數,右搏而長,面沉紫而時時作嘔[5]。靜思其故,從前紛紛之病,同一邪也,均爲三病[6],次第纏綿耳[7]。由上而下,由下而至極下,因根本久撥之體[8],復蒸而上爲胃病,是腎胃相關之故也[9]。倘不稍爲戢除一二[10],但取回陽返本,竊恐劍關苦拒,而陰平非復漢有也[11]。謹擬一法,略效丹溪,未識如何。

　　羚羊角　木瓜　酒炒黃柏　伏龍肝[12]　生米仁[13]　橘紅　馬料豆[14]

課外閱讀

　　沈明生治給諫姜如農長君勉中患衄不已去血盈斗一月後衄止復患囊癰六脈如絲

1　鉅:"巨"的异體字。

2　"張景岳"七字:指張景岳在《類經·脈色類》中爲《素問·方盛衰論》"不失人情"一語所作按語。

3　跋前疐後:比喻進退兩難。語本《詩·豳風·狼跋》。跋,踩。疐,"躓"的古字,絆倒。

4　"風木"六字:此指農曆二月。風木,指春天。

5　面:"面"的异體字。　　沉紫:深紫。

6　均:分。

7　纏綿:病久不愈。纏,"纏"的异體字。

8　撥:此指擾動。

9　腎胃相關:語本《素問·水熱論》:"腎者,胃之關也。"

10　戢:止息。

11　"劍關"十一字:景元四年(263),蜀帥姜維固守劍關,魏鎮西將軍鄧艾自陰平道,經江油、綿竹,直趨成都滅蜀。以此比喻單純的治本方式不可取。劍關,劍閣道,古道路名,爲諸葛亮所築,在今四川劍閣縣東北大小劍山之間,爲川陝間的主要通道。陰平,古道路名,自今甘肅文縣穿越岷山山脉,繞出劍閣之西,直達成都,路雖險阻,但最爲徑捷。

12　伏龍肝:"竈心土"的別稱。

13　生米仁:"薏苡仁"的別稱。

14　馬料豆:野生黑豆,入藥。《本草綱目》和《本草彙言》稱"稆豆",《本經逢原》稱"細黑豆""料豆"等。

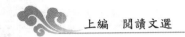
精神困憊始猶健飯漸至饘粥不入先後醫友但云虛而當補莫測病根所在於是參芪不效桂附隨之愈補而形愈虛愈溫而氣愈弱最後沈至時屆冬至矣據脈與症亦謂大虛無疑獨念桂附大熱姑用補中益氣嘗之毫無進退忽猛省曰吾亦踵其悮矣食雖不入而大便秘結症類虛寒而口渴喜飲蓋衄血之來本因邪火上熾乃遽用血脫益氣之法衄雖止而熱移於下發爲囊癰癰既潰瘍科又泥寒藥不能收口之誠亦務溫補周旋左右者目擊病人尪羸又聞衆口稱虛强令進食以久臥牀褥之體恣嗛肥甘不爲運動是以藥食並壅內熱外寒此病中之病初非衄與癰所致宜其愈補而愈不靈也先哲云：脈浮者穀不化又云大實有羸狀誤補益疾其斯之謂歟遂力主淸潤疏解以硝黃爲前矛而大便立通以芩芍爲後勁而飲食漸進如絲之脈一線添長久冷之軀一陽來復不惟衄血不作且令瘡口易收孰謂從脈可以舍症不思而得病情哉向非翻然易轍轉敗爲功人惟知補之不效而已又安知效之不在補也此事難知如此（魏之琇《續名醫類案·衄血》）

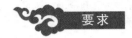

1. 爲上文標點。
2. 文意理解：本文的主旨是什麼？

二十八、醫話四則

【導學】　醫話是中醫著述載體之一,是醫家以筆記、短文、隨筆等形式,闡述其臨床心得體會以及其他問題的著述,屬于醫學小品文,是中醫著作的重要組成部分。其特點是形式多樣,短小活潑,或夾叙夾議地説理,或扼要生動地述事,内容豐富,含義深刻,意味深長。

第一則醫話選自《吴醫彙講》卷一《書方宜人共識説》,據乾隆壬子(1792)刊本。《吴醫彙講》由清代乾隆年間醫家唐大烈主編,是國内最早具有刊物性質的醫學文獻,從 1792 年到 1801 年共刊出 11 卷,發表江浙地區 41 位醫家 94 篇文稿。《書方宜人共識説》作者顧文烜,字雨田,號西疇,吴縣(今屬江蘇)人,乾隆年間醫家。本文希望醫生書寫藥方醫案時,"字期清爽,藥期共曉",以免耽誤病情,貽害病人。第二則醫話選自《醫經餘論・論讀書》,據嘉慶十七年(1812)刊本。作者羅浩,字養齋,新安(今安徽徽州)人,清代醫家,著有《醫經餘論》《診家索隱》。《醫經餘論》一卷,成書于 1812 年,是一部醫話專著,包括論師道、論讀書、論脉等 24 篇。所論多爲作者攻讀醫籍與臨床實踐的心得體會,間有醫書文字或人物事迹之考釋内容。本文力陳讀書之病,認爲不善讀書,其弊甚于不讀書。第三則醫話選自《冷廬醫話》卷二,據 1937 年上海大東書局《中國醫學大成》本。作者陸以湉,字薪安,一字定圃,桐鄉(今屬浙江)人,晚清醫家。本文説明醫生診病,必須全面觀察,用心思考,病因才能找到,施治才能奏效。第四則醫話選自《對山醫話》卷一,所據版本同上。作者毛對山,字祥麟,上海人,清末醫家。本文作者通過親身經歷,説明憑脉決症雖是一種有效的診病手段,但若對脉象主觀臆斷,不加分析,則不免失誤。

(一)

國家徵賦,單曰易知[1];良將用兵,法云貴速。我儕之治病亦然[2]。嘗見一醫方開小草,市人不知爲遠志之苗,而用甘草之細小

---

[1]　易知:即"易知由單"。明清時代徵收田賦前發給納税户的通知單。單上寫明田地等級、人口多少、應繳税額等,以使税户容易知曉。亦稱由帖、由單。此取其"易明"之義。

[2]　我儕(chái):我輩。儕,輩,類。

者[1]。又有一醫方開蜀漆[2]，市人不知爲常山之苗，而令加乾漆者。凡此之類——如寫玉竹爲萎蕤，乳香爲薰陸，天麻爲獨摇草，人乳爲蟠桃酒，鴿糞爲左蟠龍，竈心土爲伏龍肝者[3]——不勝枚舉。但方書原有古名[4]，而取用宜乎通俗。若圖立異矜奇[5]，致人眼生不解，危急之際，保無誤事？

又有醫人工於草書者，醫案人或不識，所係尚無輕重[6]，至於藥名，則藥鋪中人豈能盡識草書乎？孟浪者約署撮之而貽誤，小心者往返詢問而羈延[7]。

可否相約同人，凡書方案，字期清爽[8]，藥期共曉？

（二）

古今醫書，汗牛充棟[9]。或矜一得之長，或爲沽名之具，其書未必盡善，學者亦難博求。然其中果有精義，則不容以不閱矣。然讀醫書者，每有四病：一在於畏難。《内》《難》經爲醫書之祖，而《内》《難》經之理，精妙入神，則舍去而覽易解之方書，以求速於自見[10]。即讀《内經》，或取删節之本，文義不貫，或守一家之説，至道難明：其病一也。一在於淺嘗。署觀書之大意，自負理明[11]，不知醫道至微至奥。前賢之書，闡明其理，博大精深，不獨義非膚廓[12]，即其辭亦古茂[13]，若草率以觀，既不能識其精妙，且誤記誤會，遂有毫釐千里之失：其病二也。一在於篤嗜古人，不知通變。執《傷寒》《金匱》

1　甘草之細小者：細小的甘草。定語後置。

2　蜀漆：即常山的嫩枝葉。

3　竈心土：久經柴草熏燒的土竈底部中心的焦黄土塊。別名伏龍肝。

4　但：儘管。

5　立異：標异于衆。　　矜奇：誇耀奇特。

6　輕重：偏義複詞，義偏于“重”。緊要。

7　羈延：指耽擱時間。羈，停留。

8　期：必定。

9　汗牛充棟：謂書籍存放時可堆至屋頂，運輸時可使牛馬累得出汗。形容書籍之多。語本柳宗元《文通先生陸給事墓表》。

10　自見（xiàn）：顯示自己。

11　負：恃。

12　膚廓：謂文辭空泛而不切合實際。

13　古茂：古雅美盛。

之説，不得隨時應變之方，不考古今病情之異，膠柱鼓瑟，以爲吾能法古，治之不愈，即咎古人之欺我也。甚至讀張子和書而用大攻大伐，讀薛立齋書而用大溫大補，不知二公南北殊途，施治各異，且其著書之意，亦不過指示後人見證之有宜大攻大伐、大溫大補者，非以此即可概天下病也，乃不能深求其意而妄守之：其病三也。一在於不能持擇[1]。廣覽羣書，胸無定見，遇症即茫然莫之適從[2]。寒熱溫涼之見，交橫於前；遲疑恐懼之心，一時莫定。甚至用不經之語[3]，以爲有據，而至當不易之理，反致相遺，其誤人若此：其病四也。有此四病，則醫書讀與不讀等。然不讀書，其心必虛，尚可即病以推求；讀書者自必言大而夸，據書以爲治，而害人之患伊於胡底矣[4]。可不懼哉！

（三）

太平崔默庵醫多神驗[5]。有一少年新娶，未幾出痘，徧身皆腫，頭面如斗。諸醫束手[6]，延默庵診之。默庵診症，苟不得其情，必相對數日沈思，反復診視，必得其因而後已[7]。診此少年時，六脈平和，惟稍虛耳，驟不得其故[8]。時因肩輿道遠腹餓[9]，即在病者榻前進食。見病者以手擘目[10]，觀其飲啖，蓋目眶盡腫，不可開合也[11]。問："思食否？"曰："甚思之，奈爲醫者戒余勿食何？"崔曰："此症何礙於食？"遂命之食。飲啖甚健，愈不解。

久之，視其室中，牀榻桌椅漆器熏人，忽大悟，曰："余得之矣！"

1　持擇：選擇。

2　適從：猶依從。

3　不經：荒誕不合常理。

4　伊於胡底：謂不知將弄到什麼地步，即不堪設想的意思。《詩·小雅·小旻》："我視謀猶，伊於胡底。"鄭玄箋："於，往；底，至也。"

5　太平：地名。今安徽當塗。

6　束手：捆住雙手。喻無計可施。

7　已：止。

8　驟：急切間。

9　肩輿：轎子。亦稱平肩輿。此謂坐轎。

10　擘：分開。

11　開合：偏義複詞，義偏于"開"。

亟命別遷一室，以螃蟹數觔生搗[1]，徧敷其身。不一二日，腫消痘現，則極順之症也[2]。蓋其人爲漆所咬[3]，他醫皆不識云。

（四）

余初讀《靈》《素》諸書，覺其經義淵深，脈理錯雜，每若望洋意沮[4]。繼復併心壹志，徧覽前賢注釋，有所疑，則鎮日默坐苦思而力索之[5]，乃漸通五運六氣、陰陽應象之理[6]。每調氣度脈，浪決人死生[7]，亦時或有驗。

憶昔避兵鄉里，對巷有吳某晨起方灑掃，忽仆地不語，移時始醒[8]。延余診視，仍能起坐接談。按脈則勢急而鋭，真有"發如奪索"者[9]，蓋腎氣敗也。危期當不越宿[10]。遽辭以出[11]，人咸不之信[12]。詎日未昃[13]，而氣絶矣。又布商周某，偶感微疾，就余診視。余曰："今所患勿藥可愈。惟按心脈獨堅[14]，濕痰阻氣，氣有餘即是火，火鬱不散當發癰。"時周腦後生細瘡，累累若貫珠[15]。余曰："君以此無所苦，一旦勃發，爲害非淺，亟宜慎之[16]。"彼終不爲意。及明春，果以腦後毒發而死。據此，則憑脈決證，似乎如響斯應矣[17]。

豈知脈理微茫，又有不可臆斷者。余有戚某過余齋，形色困

1　觔："斤"的異體字。

2　則：乃是。

3　爲漆所咬：被漆傷害。

4　望洋：即"望洋興嘆"義。喻力不從心，無可奈何。望洋，聯綿詞。亦作"望羊""望陽"等，仰視貌。語見《莊子·秋水》。　　意沮：心情沮喪。

5　鎮日：整天。

6　陰陽應象：謂人體臟腑陰陽與四時五行陰陽的現象對應聯繫。

7　浪：輕率。自謙説法。

8　移時：過了一會兒。

9　奪索：爭奪之繩索。形容脉象引長而堅勁。語出《素問·平人氣象論》。

10　危期：此指死期。

11　遽：急忙。

12　不之信：不信之。賓語前置。

13　詎：豈料。　　昃(zè)：日西斜。

14　心脈：左手寸脉。

15　累累：連接成串貌。　　貫珠：串珠。

16　慎：活用作動詞，謹慎地對待。

17　如響斯應：像回聲應聲一樣。喻應驗迅速無誤。響，回聲。斯，語中助詞。

憊,詢知患咳經月[1],行動氣喘,故來求治。診其脈至而不定,如火薪然[2]。竊訝其心精已奪[3],草枯當死[4]。戚固寒士,余以不便明言,特贈二金[5],惟令安養,時已秋半。及霜寒木落[6],往探之,而病已痊。細思其故,得毋來診時日已西沉,行急而咳亦甚,因之氣塞脈亂,乃有此象歟?然惟於此而愈不敢自信矣[7]。

課外閱讀

　　爲醫者非博極群書不可第有學無識遂博而不知反約則書不爲我用我反爲書所縛矣泥古者愚其與不學無術者相去幾何哉柯氏有讀書無眼遂致病人無命之歎夫人非書不通猶人非飯不活也然食而化雖少吃亦長精神食而不化雖多吃徒增疾病所以讀書要識力始能有用吃飯要健運始能有益奈毫無識力之人狃於如菜作齏之語涉獵一書即爾懸壺應世且自誇曰儒理喻氏所謂業醫者愈衆而醫學愈荒醫品愈陋不求道之明但求道之行此猶勉強吃飯縱不停食而即死亦爲善食而形消黃玉楸比諸酷吏蝗螟良不誣也更有文理全無止記幾個成方遂傳衣鉢而世其家業草菅人命恬不爲羞尤可鄙矣語云用藥如用兵善用兵者岳忠武以八百人破楊幺十萬不善用兵者趙括以二十萬人受坑於長平噫是非才學識三長兼具之豪傑斷不可以爲醫也父兄之爲其子弟擇術者尚其察諸(王士雄《潛齋醫話·勸醫說》)

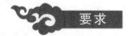

要求

　　1. 爲上文標點。
　　2. 文意理解:喻氏因何言"業醫者愈衆,而醫學愈荒,醫品愈陋"?

1　經月:一個月。

2　如火薪然:像火剛燃燒那樣搖晃不定。薪,《太素》《甲乙經》并作"新",當是。然,"燃"的古字。

3　奪:失。

4　草枯當死:《素問·大奇論》:"脈見如火薪然,是心精之予奪也,草乾而死。"草枯,草枯的季節。指深秋。

5　二金:指二兩銀子。

6　木:指樹葉。

7　惟:思。

下編　基礎知識

第一章　工具書

　　工具書是指廣泛收集某一範圍的知識資料并按一定的方式加以編排,供人查檢的圖書。它具有解釋疑難、輔助自學、指示門徑、提供綫索、搜集資料的作用。工具書的種類很多,從其功用特點來分,主要有字典、詞典、書目、索引、文摘、類書、叢書、政書、年鑒、手册、年表等。對各類工具書的特點有所了解,熟練使用紙質工具書,是學習研究者必備的一項基本功,也是對學習研究者的一項基本要求。

第一節　工具書的編排與檢索

　　使用工具書,除了要了解工具書的種類,還要了解工具書的編排與檢索方法,以達到熟練使用的目的。漢字有形、音、義三要素,與之相應的漢語工具書編排主要有三種類型,即形序編排法、音序編排法、義序編排法。其中形序編排包括部首、筆畫、四角號碼編排等,音序編排包括聲韻、漢語拼音、注音字母編排等。現代的工具書主要采用部首編排、音序編排、筆畫編排以及主題分類編排等方法。

　　我國第一部字典《説文解字》是按 540 部首編排的,《康熙字典》分爲 214 部首。下面以《康熙字典》爲例,簡要介紹部首編排與部首檢字方法。

　　漢字除一小部分是"獨體字"以外,大多數是由幾個部分組成的"合體字"。把那些有一個相同部分的字編在一起,成爲一部,那個共有的部分作爲首字,就叫部首,即一部之首的意思。《康熙字典》把所收的 47 035 個漢字分成 214 個部首,又根據十二地支,把全書分成子、丑、寅、卯、辰、巳、午、未、申、酉、戌、亥十二集,每集又分上中下,再把 214 個部首按筆畫數目從少到多分屬在十二集裹。具體分配如表 1-1 所示。

表 1-1　《康熙字典》部首編排

子集	一至二畫	一丨丶丿乙二人儿入冫几刀力勹十卜厶又等部
丑集	三畫	口囗土士夕大女等部
寅集	三畫	子宀寸小尸山巛工己巾幺广弋弓彡彳等部
卯集	四畫	心戈户手支文斗斤方等部
辰集	四畫	日曰月木欠止歹殳比毛气等部
巳集	四畫	水火爪父爻爿片牙牛犬等部
午集	五畫	玄玉瓜瓦甘田疒白皮皿目矢石示禾穴立等部
未集	六畫	竹米糸缶网羊羽老而耳肉臣自至臼舌舟艮色等部
申集	六畫	艸虍虫血行衣襾等部
酉集	七畫	見角言谷豆豕豸貝赤走足身車辛辰辵邑酉里等部
戌集	八至九畫	金長門阜隶隹雨青非面革韋韭音頁風飛食首香等部
亥集	十至十七畫	馬骨高髟鬥鬯鬲鬼魚鳥鹵鹿麥麻黃黍黑黹黽鼎鼓鼠齊齒龍龜龠等部

爲方便記憶，有人將上述內容編成歌訣：

一二子中三丑寅，四卯辰巳五午尋，

六在未申七在酉，八九同戌餘亥存。

意思是說，部首筆畫是一畫二畫的字，就到子集中查找，三畫的字，到丑寅兩集中查找，依次類推。像查檢《康熙字典》時這種按部首查字的方法，就叫部首檢字法。使用部首檢字法查檢按部首編排的工具書時，要注意以下幾點：

1.分析確定形符

以形符爲主，是字典歸部的原則，所以要學會分析漢字的結構，以確定形符。如江、肺、鮭、蛾，形符在左邊；刺、頸、攻、鵝，形符在右邊；露、菊、爸、崖，形符居上；膏、斧、霧、慕，形符居下；圍、病、閥、裹，外形內聲；悶問聞辦，內形外聲；裁、穎、聖、騰，形在一角等。

2.熟悉部首的變體

所謂部首的變體，是指一個部首在漢字中的不同位置而發生變化的形體。如《康熙字典》中有"變形十八部"：

阜陽网罟邑宗都，辵道肉肝艸府蘇，

神示被衣心自性，利刀足路玉元珠，

雷還雨也火還照，建復又乎手復摸，

教支妙圓歸净盡，獨留彑犬吠韓㹴。

意思是説，左边的“阝”是“阜”的變體，查字時要查八畫的部首“阜”；“罒”是“网”的變體，要查六畫的“网”（注：“詈”，會意字，当查“言”部；“罪”“罹”等字查“网”部）；右边的“阝”是“邑”的變體，要查七畫的“邑”；後面依次是：辶—辵，月—肉，艹—艸，礻—示，衤—衣，忄—心，刂—刀，⻊—足，⺩—玉，⻗—雨，灬—火，廴—廴，扌—手，攵—攴，犭—犬。共説明了十八個變形部首。另外，還有些變形部首，如亻（人）、⺗（心）、氵（水）、爫（爪）、⺮（竹）等，查字時都要注意按部首字查找。

3.有些字本身就是部首，不能拆開查找

如子、心、竹、网、羽、艸、行、衣、門、馬、鳥、鹿、黄、鼓、鼠、龍、龜等，本身就是一個部首。對本身是部首的字，可查看字典所列部首熟知。

4.有些不易分析部首的難查字，可到“難查字表”或“檢字表”裏查找

如“互、凶、乘”三字，查《康熙字典》“檢字”，即知其部首分别是“二、凵、丿”。檢字表用筆畫檢字法查檢。

5.了解各種字典、詞典的部首差异

東漢許慎的《説文解字》，首創部首編排法，分漢字部首 540 部。明代梅膺祚的《字彙》并爲 214 部，以後的《康熙字典》、《中華大字典》、新舊《辭源》、舊《辭海》、《中文大辭典》等均沿用。

1979 年重訂出版的新《辭海》，以 214 部爲基礎，删、并、分、改、增，合計部首 250 個，有“部首調整情况表”可查。1986 年出版的《漢語大字典》《漢語大辭典》，也以 214 部爲基礎，通過删并，確立部首 200 個，同時調整了一些單字的歸部，可查其“部首排檢法説明”。

第二節　工具書的使用

研究中醫藥學，需要查找的工具書很多，包括中醫藥專業工具書、文史哲工具書等。下面將常用的工具書按字典、詞典、目録、索引、年表、類書和叢書等類排列，加以簡要介紹。

一、字典、詞典

字典是解釋字的形音義及其用法的工具書。詞典（又稱辭書）是解釋詞的意義及其用法的工具書。在漢語裏，字與詞是兩個不同的概念，一個字可能是一個詞（單音詞），也可能不是一個詞，因此有字典與詞典之分。但二者也不是截然分開的，如字典有時也收語詞，詞典一般以單音詞（字）爲詞頭。

《説文解字》　簡稱《説文》，東漢許慎撰，成書于公元 121 年，是我國第一部字典。全書共有 15 篇，包括正文 14 篇，卷末叙目 1 篇。收字 9 353 個，另有重文 1 163 個，分爲 540 部首。書中每字先列小篆，兼收古文、籀文，保存了篆文的寫法和漢以前的古

音古訓;闡述了"六書"的概念,并以"六書"理論分析書中漢字,爲古文字學、漢語詞源學及古音學研究提供了重要參考資料,是研讀先秦古籍的重要工具書。後人注《説文》的著作甚多,以清代段玉裁的《説文解字注》和朱駿聲的《説文通訓定聲》等較爲著名。現通行本是中華書局 1963 年影印的大徐本(宋代徐鉉整理本),該本在每個篆字(字頭)之上增加楷體,卷末附新編"檢字",依楷體筆畫排次,查檢方便。

　　《康熙字典》　清代張玉書、陳廷敬等奉敕編纂,依據明代《字彙》《正字通》兩書加以增訂,成書于康熙五十五年(1716)。全書收單字47 035個,另有古文(古體字)1 995個。以部首分類,分爲 214 部。釋字體例爲先音後義,每字之下,先列《唐韻》《廣韻》《集韻》《韻會》等歷代主要韻書的反切,有時加注直音;後釋字義,一般先引《説文》説明本義,再引古籍原文及其注釋以解釋各個義項。若有所考辨,則加"按"字附于句末。如字有古體即列于該字之下,重文、別體、俗字、訛字則附于注後。其版本有木刻本、石印本、影印本等,現通行本是中華書局 1958 年影印同文書局本,後附王引之的《字典考證》。《康熙字典》保留了研究古文字的重要資料,是古代字書的集大成者,但其引文錯誤較多,使用時要參考字典的《備考》《補遺》《考證》等,以免其誤。

　　《漢語大字典》　徐中舒主編,湖北辭書出版社、四川辭書出版社 1986 年出版第一卷,至 1990 年出齊八卷,是爲一版。共收楷書單字56 000個左右,按 200 部首分部編排,在傳統的《康熙字典》214 部首的基礎上,删 8 部,并 6 部,立爲 200 部;單字歸部基本同《康熙字典》,原歸部明顯不妥者略加調整。繁簡字并收并用,釋文和現代例證用簡化字,其餘用繁體字。字形方面,有古文字的單字,楷書字頭下,選列能夠反映字形源流演變的、有代表性的甲骨文、金文、小篆和隸書的形體,并根據需要,酌附字形解説;字音方面,注音分現代音、中古音、上古音三段,現代音據漢語拼音方案標注,中古音收列中古反切,上古音標注上古韻部;字義方面,按照本義、引申義、通假義的順序排列。第二版《漢語大字典》修訂工作啓動于 1999 年,于 2010 年出版,收楷書單字60 370個。該書集古今字書之大成,是我國目前收字較多、規模最大、形音義最完備的大型漢語字典,被譽爲"共和國的《康熙字典》"。

　　《古漢語常用字字典》　商務印書館 1979 年出版。該書收古漢語常用字3 700多個(不包括異體字),另附録《難字表》收有2 600多字。釋義方面,先列本義或基本義,然後列引申義、假借義。一些字條下標明"[注意]",指出詞義在歷史發展中應當注意的地方;標注"[辨]",用于古今易混字、同義詞或近義詞的辨析。至 2016 年,修訂出版第 5 版,根據《通用規範漢字表》全面調整了字頭和釋義用字,收古漢語常用字與複音詞 12 500 多條。附録有《中國歷代紀元表》《古代漢語語法簡介》《怎樣學習古代漢語》等,可供讀者查閱參考。該書是學習古漢語必備的參考書。

　　《爾雅》　作者不可考,大約創作于戰國,成書于西漢初年,是我國第一部訓詁專書,也是第一部詞典。今本《爾雅》共 3 卷,收詞語4 300多個,分2 091個條目,按所釋詞内容分爲 19 篇。前 3 篇爲釋詁、釋言、釋訓,解釋普通字詞義;其餘釋親、釋宫、釋器、釋樂、釋天、釋地、釋丘、釋山、釋水、釋草、釋木、釋蟲、釋魚、釋鳥、釋獸、釋畜 16 篇,解釋人事、天文、地理、動物、植物等方面的名稱。該書內容豐富，是閱讀先秦古籍的一部重要工具書，被列爲儒家經典之一。但因年代久遠，不易看懂，須參考後人注疏。著名的有晉代郭璞《爾雅注》，北宋邢昺《爾雅疏》，清代邵晉涵《爾雅正義》和郝懿行《爾雅義疏》。現代周祖謨《爾雅校箋》和徐朝華《爾雅今注》，閱讀查檢比較方便。

《辭源》　有新舊《辭源》之別。舊《辭源》由陸爾奎等主編，正編 1915 年出版，續編 1931 年出版，合印本 1939 年出版。所收詞語不及《辭海》多，解釋也不及其詳，標點衹用圈點，例證不注篇名，但有的詞目《辭海》未收。新《辭源》(修訂本)1979 年由商務印書館陸續出版，凡 4 册。該版删去了舊《辭源》中的現代社會科學、自然科學和應用技術方面的詞語，增加了古漢語詞語，修改了不正確的注釋，抽換并增補了較多例證，對出處加注了作者、篇名和卷次，從而成爲一部閱讀古籍的專用工具書。全書共收詞目 100 000 條左右，包括古漢語的普通詞彙、成語典故、人物著作、歷史名物、古代地名等。注音用漢語拼音，并加反切等。釋義注意詞語的來源和演變，凡見于《説文解字》的大都引用，基本以本義、引申義、通假義爲序。該書繁體排印，仍沿用 214 部部首編排法，各册正文前有按筆畫編排的《難檢字表》，正文後附有《四角號碼索引》，第四册後又附有全書的《拼音索引》，便于查檢。

《漢語大詞典》　羅竹風主編，漢語大詞典出版社出版(1986 年由上海辭書出版社出版第一卷)。這是一部大型的、歷史性的漢語語文詞典，按照"古今兼收，源流并重"的歷史原則編纂，強調"語文性"和"歷史性"。該書收錄漢語的一般語詞，着重從語詞的歷史演變過程加以全面闡述。單字以有文獻例證者爲限，没有例證的僻字、死字一般不收列。共收詞目約 370 000 條。單字按部首編排，與《漢語大字典》相同，共立 200 部。繁體字、簡化字并用，單字條目采用繁體字。全書正文 12 卷，另有附錄索引 1 卷。每卷有《難檢字表》《部首檢字表》。附錄有《中國歷代度制演變測算簡表》《中國歷代量制演變測算簡表》《中國歷代衡制演變測算簡表》《公制計量單位進位和換算表》《歷代帝王紀年干支紀年公元紀年對照表》《兩晉南北朝時期的十六國政權簡表》《五代時期的十國政權簡表》等，并附有《單字筆畫索引》《單字漢語拼音索引》，方便使用。

《故訓匯纂》　宗福邦、陳世鐃、蕭海波主編，商務印書館 2003 年出版。它是在清代阮元主編的《經籍籑詁》基礎上，全面系統地彙輯先秦至晚清古籍訓詁資料的大型語文工具書。全書 1 300 萬字，收錄了經史子集四部中訓詁資料比較集中的精品 220 多種，所收資料包括本文訓詁、義訓、形訓、聲訓、通假、异體、同源關係，以及具有异體、通假、同源、同義代用關係的典籍异文等。一個字在歷代辭書中的訓釋，以及隨文釋義的故訓，大多彙集于此，使讀者"尋檢一字而歷代訓釋一覽無遺，查閱一訓而諸書用例歷歷在目"。該書按《康熙字典》214 部首排列字目，并附《單字漢語拼音索引》和《難檢字筆畫索引》，方便查檢。《故訓匯纂》主要是提供給專業人員使用的專門用書，使用前需了解訓詁原理，使用中也要注意參照原文出處，查檢原文。

《中醫大辭典》(第 2 版)　《中醫大辭典》編輯委員會編，人民衛生出版社 2005 年出版。它是在 1995 年人民衛生出版社出版的《中醫大辭典》第 1 版的基礎上，再版修訂而成。全書共收載醫史人物、文獻、中醫基礎、中藥、方劑、穴位、臨床各科及醫學單字38 505條，較第 1 版增加2 217條。釋文一般先定義，後解釋。各類辭目，一般注明出處，以便查核。若出處確切，且爲原始文獻所載者，冠以"出"字；雖有出處，但不能確定爲原始文獻者，冠以"見"字。《中醫大辭典》是一部較全面反映中醫學術，供醫療、教學和科研工作者使用的大型綜合性中醫工具書。

　　《中醫藥學名詞》（2004）　中醫藥學名詞審定委員會編，科學出版社 2005 年出版。該書是全國科學技術名詞審定委員會審定公布的，關於中醫藥學基本名詞方面的工具書，內容包括總論、醫史文獻、中醫基礎理論、診斷學、治療學、中藥學、方劑學、針灸學、推拿學養生學康復學、內科疾病、外科疾病、婦科疾病、兒科疾病、眼科疾病、耳鼻喉科疾病、肛腸科疾病、皮膚科疾病和骨傷科疾病 18 部分，共 5 283條。正文按中文名詞所屬學科的相關概念體系排列，定義一般衹給出基本內涵，注釋則扼要説明其特點。中文後給出了與該詞概念相對應的英文名。這些名詞是科研、教學、生產、經營以及新聞出版等部門應遵照使用的中醫藥學規範名詞。

　　《中醫藥學名詞》（內科學 婦科學 兒科學 2010）　中醫藥學名詞審定委員會編，科學出版社 2011 年出版。本書是全國科學技術名詞審定委員會審定公布的中醫藥學名詞（內科學 婦科學 兒科學），共 2 416條。書中對每條名詞都給出了定義或注釋。另有《中醫藥學名詞》（外科學 皮膚科學 肛腸科學 眼科學 耳鼻喉科學 骨傷科學 2013），收錄各科名詞共 2 465條。兩書公布的名詞，同樣是科研、教學、生產、經營以及新聞出版等部門應遵照使用的中醫藥學規範名詞。

　　《中藥大辭典》（第 2 版）　南京中醫藥大學編，上海科學技術出版社 2006 年出版。它是 1977 年上海科學技術出版社出版的《中藥大辭典》第 1 版的修訂本，增加了藥物條目，調整了部分藥物品種來源，增補了近 30 年來有關栽培（飼養）技術、藥材鑒定、化學成分、藥理作用、炮製、現代臨床研究等方面的中藥研究成果，反映了當代中藥學的研究水準。全書收載藥物6 008味，每一味藥物下設異名、基原、原植（動、礦）物、栽培（飼養）、采收加工（或製法）、藥材、成分、藥理、炮製、藥性、功用主治、用法用量、選方、臨床報導、各家論述等內容。其附編爲索引和參考文獻，是檢索查閱《中藥大辭典》的嚮導，于 2009 年出版。

　　《中國歷代醫家傳録》　何時希著，人民衛生出版社 1991 年出版。引據包括正史、通志、類書、醫書、辭書、地方志、傳記、外國相關書籍在內的3 000餘種書，介紹遠至上古，下至清末民初間20 000多名醫家的生活年代、師承脉絡、業之所精、突出醫迹、道德操行等。書末附《歷代醫家師承傳受表》《歷代醫書存目》《醫家別名齋號表》《引用書目》等。

二、目録、索引、年表

　　目録是圖書目録的簡稱。它記録圖書名稱、作者、卷數、版本，有的還叙及學術源流、圖書流傳、內容評價和收藏單位等內容，如《漢書・藝文志》《四庫全書總目提要》

等。索引，又稱通檢、備檢、引得，是把一種或多種書（刊）裏的内容編成條目，按一定方法編排，并注明出處，專供檢索的工具書，如《醫學史論文資料索引》《本草綱目索引》等。年表是按年代順序，以表格形式編制的查考時間或大事的工具書，如《中國歷史紀年表》《中國醫史年表》等。

《四庫全書總目提要》　清代乾隆年間永瑢、紀昀主編的一部大型目錄學專著。從 1772 年開始，清政府集中大批人力物力，用了十年左右的時間，纂修成著名的《四庫全書》。共收入古籍 3 470 種，稱爲"著録書"；另有 6 819 種未收入，祇列書目，稱爲"存目書"。每部書都寫了一篇提要，説明作者生平、著作内容、著述體例、版本及源流等，彙編成《四庫全書總目提要》200 卷，分經、史、子、集四大類。可以説清乾隆以前的我國歷代的重要著作，基本都被收録，是内容豐富而又較有系統的研究古典文獻的重要工具書。其中醫藥學的著作收在子部（醫家類）。

《中國醫籍考》　原名《醫籍考》，日本的丹波元簡及其子丹波元胤、丹波元堅相繼編纂，成書于 1819 年，人民衛生出版社 1956 年出版。本書共 80 卷，收録了上自秦漢，下至清朝中葉嘉慶後期，歷代中醫圖書 2 876 種，按醫經、本草、食治、藏象、診法、明堂經脉、方論、史傳、運氣九大類編排，每書依次列出作者姓名、書名、出處、卷數、存佚、序言、跋語、作者傳略、歷史考證，附有評論與按語。後附書名及人名索引。該書爲中國醫籍考類著作的開山之作，對了解中國古代醫學文獻有重要的參考價值。

《宋以前醫籍考》　日本的岡西爲人編著，成書于 1948 年。人民衛生出版社 1958 年出版。本書從我國歷代醫書、史志、書目、地方志、筆記小説等 500 餘種書籍當中，收輯我國宋以前醫學著作 1 634 種，附録 238 種，共計 1 872 種。分爲内經、運氣、難經、脉經、五臟、針灸、女科、幼科、外科、養生、經方、本草、食經等 23 類。每一書目之下，有出典、考證、序跋、刊本及抄本等項，可以比較全面地了解書籍的出處、卷數、存佚、著作人傳略等情況，了解我國宋以前醫學文獻的流傳情況。書末附有索引。該書對研究整理我國古代醫籍有重要的參考價值。

《中國醫籍續考》　劉時覺編著，人民衛生出版社 2011 年出版。該書爲《中國醫籍考》的續作，收載自清道光元年（1821）至宣統末年 90 多年間的中醫古籍，分醫經、本草、食治、養生、藏象、病機、診法、明堂經脉、傷寒、温病、金匱、臨床綜合、方書、内科、外科、傷骨科、婦産科、兒科、喉科、眼科、醫論醫話、醫案、法醫、叢書全書、史傳書目、運氣、其他共 27 個門類，凡 8 068 種。各門類下以書爲單位，考證每一種醫籍的書名、卷帙、存亡、未見、闕失等情況，作者的情況，摘録醫籍的序、跋、題辭、凡例，原作者的傳記、墓誌銘，目錄學著作關于該醫籍的提要、按語，兼及史傳、地方志、家族宗譜中有關該醫籍的記載。書後附有書名索引和作者索引。該書是研究清末中醫醫術發展脉絡的重要工具書。

《中國醫籍通考》　嚴世芸主編，1990～1994 年由上海中醫學院出版社陸續出版。正文凡 4 卷（4 册）。上溯出土文獻，下迄清代醫書，旁及日本、朝鮮的中醫古籍，凡歷代史志所載和近代賢達所著醫書，均予收録。該書采用輯録體形式，共收載醫籍達8 191種,是我國目前比較全面的醫籍目録通考的專著。索引一册,設《書名筆畫索引檢索表》。

《中國中醫古籍總目》　薛清録主編,2007 年上海辭書出版社出版。該書收録了150 個圖書館(博物館)收藏的中醫書目13 455種,比 1991 年版的《全國中醫圖書聯合目録》新增圖書館 38 個,新增圖書2 263種。收録重點是 1911 年以前歷代刊行的中醫古籍,以及這些古籍在民國期間的重刻本、影印本和複製本。該書還收録了一批流失海外,在國内已經失傳的中醫古籍的影印本、複製本,并收録了祝由科的著作。該書爲全面記載當前中醫古籍收藏分布情况的大型中醫古籍專科書目。

《中醫經典索引》　顧植山主編,1988 年安徽科學技術出版社出版。該書爲《素問》《靈樞》《難經》《傷寒論》《金匱要略》五部中醫經典著作的綜合索引,分"文句"和"詞語"兩大部分,并附有藥名、方名、穴名等專題索引,既能滿足查找文句出處的需要,也可爲專題研究提供一定的參考。本索引條目均按首字筆畫編排,全書編有筆畫筆順、四角號碼、漢語拼音三種檢字表。

《中國醫史年表》　郭靄春編,黑龍江人民出版社 1984 年出版。該書收録我國遠古時代至 1966 年上半年的主要醫史事件,包括歷代醫事制度和政令、醫藥發展和對外交流、疾病流行情况、醫學著作的編撰和刊行、醫家的主要活動與生卒等,言簡意賅,彙集資料豐富。年表欄目首列公元紀年,次列朝代、建元、干支、記事,最後列資料來源,便于讀者查核。共收録醫史人物 858 人,醫事 961 條。書末附"人名索引"和"書名索引"。該書既可據時間先後順檢,又可據人名、書名索引進行針對性檢索。

三、類書、叢書

類書是從各種書籍中采輯資料,或輯録一定範圍書籍中各門類或某一門類資料,并分類編排,以便查尋資料用的工具書。叢書是在一個總名稱下,按一定的目的,把原來單獨印行的若干部書,原封不動地彙編在一起的工具書。

《古今圖書集成·醫部全録》　清代陳夢雷等編。此書是《古今圖書集成》的一部分,原隸《古今圖書集成·博物彙編·藝術典》,共 520 卷,900 餘萬字,人民衛生出版社 1962 年分 12 册排印出版。全書分八大類:醫經注釋(《素問》《靈樞》《難經》),脉診、外診法,臟腑身形,諸疾(主要爲内科疾病的診治),外科,婦科,兒科,以及總論、醫術名流列傳、藝文、紀事、雜録、外編。收録文獻著作達 120 餘種,是我國現存最大的一部醫學類書,對學習研究中醫頗具參考價值。

《普濟方》　明代朱橚(明太祖朱元璋第五子)等編著,刊于永樂四年(1406)。人民衛生出版社 1959 年分 10 册排校出版。書中博引明初以前各家方書,兼采傳記雜説以及道藏佛書中的有關記載,共收方 61739 首,是我國古代最大的一部醫方類書。

《名醫類案》　明代江瓘編,全書 12 卷。主要采集明以前歷代名醫的臨床驗案、家藏秘方和編者個人醫案,兼采經史子集中的相關資料,按病證分類列爲 205 門,包括急慢性傳染病、内科雜病,以及外科、五官科、婦科、兒科等各個病種的醫案。對一些重要病案,附有編者按語。

《古今醫統正脉全書》 明代王肯堂輯,吳勉學校,刊于明萬曆二十九年(1601)。吳勉學認爲"醫有統有脉,得其正脉,而後可以接醫家之統;醫之正統,始於神農、黃帝,而諸賢直溯其脉",所以輯錄自《內經》起,包括《甲乙經》《中藏經》《脈經》《難經》《傷寒論》《金匱要略》,直至《傷寒明理續論》等44種醫書,校正合刊。該書是較好的明代醫籍版本。

《醫宗金鑒》 清乾隆時吳謙等撰,計90卷。包括《訂正仲景全書》《刪補名醫方論》《四診心法要訣》《運氣要訣》《傷寒心法要訣》《雜病心法要訣》以及刺灸和各科心法要訣等14種著作,內容簡要,切合實用。該書刊行200多年來,作爲初學中醫的必讀書,流傳頗廣。

思考練習

一、回答下列問題

1. 什麼是工具書? 工具書的作用是什麼?
2. 最常見的工具書編排方法有幾種?
3. 《爾雅》用的是哪種編排方法? 按所釋詞內容,全書分爲哪19篇?
4. 研究中醫藥學,經常用到的工具書有哪幾類?
5. 查找一般字詞,可以使用哪些常用工具書?
6. 查找中醫藥學專門詞語,常用工具書有哪些?
7. 查找中醫文獻綫索,可以使用哪些工具書?
8. 查找中醫藥古籍資料,可以使用哪些工具書?

二、填空題

1. 我國最早的字典是_____時期_____撰寫的_____。
2. 我國最早的詞典與訓詁專書是_____。
3. 我國現存最早的目録書是_____代_____撰寫的_____。
4. 我國現存最大的一部中醫類書是_____代_____等人編撰的_____。
5. 《説文解字》首創_____編排法,部首分爲_____部。
6. 《康熙字典》使用的是_____編排法,分爲_____部,釋字體例爲_____。
7. 目前我國收字較多、規模最大、形音義最完備的大型漢語字典是_____,而大型的漢語語文詞典是_____。
8. 中國醫籍考類著作的開山之作是_____;目前我國比較全面的醫籍目録通考的專著是_____。
9. 我國古代最大的一部醫方類書是_____。
10. 記載當前中醫古籍收藏分布情況的大型中醫古籍專科書目是_____。

第二章 漢 字

　　文字是記録語言的書寫符號,是最重要的輔助性交際工具,人類有了文字,就打破了語言在時間和空間上的限制。漢字是記録漢語的書寫符號系統,是漢族人在長期社會實踐中逐漸創造出來的,是人類文化發展到一定階段才出現的。漢字是世界上最古老的文字之一,是世界上唯一没有停頓,被使用至今,并且逐漸形成嚴密體系的表意文字。了解漢字的形體演變和漢字的結構,可以探求漢字字義的源頭,對探索漢字的本義、充分理解古書的注釋提供根本的幫助;學習漢字使用中出現的古今字、异體字、通假字、繁簡字知識,可爲順利閲讀古書打下堅實的基礎。

第一節　漢字的結構

　　漢字的形體和詞的本義有密切的聯繫,分析漢字的結構,目的在于探求詞的本義,以便根據本義以簡馭繁地掌握詞的引申義。

　　我國古代很早就産生了研究漢字結構的六書理論。所謂"六書",就是古人研究大量漢字後得出的製造漢字的六種方法。儘管六書理論有缺點,并不能適用于所有的漢字,但它影響深遠,直到今天仍然是最具權威的理論。近代和現在有人曾提出三書説(如唐蘭在《古文字學導論》一書中提出的"象形文字""象意文字""形聲文字"三書説),却并没有得到學術界的普遍接受。

一、"六書"名稱的由來

　　"六書"的説法最初見于《周禮·地官·保氏》:"保氏掌諫王惡,而養國子以道,乃教之六藝:一曰五禮,二曰六樂,三曰五射,四曰五馭,五曰六書,六曰九數。"後來東漢班固的《漢書·藝文志》和鄭衆的《周禮注》都曾列出了六書的細目。許慎在他的《説文解字·後敘》中不但列出了六書的名稱,并且下了定義,舉了例字。這三家使用的名稱和順序各有不用,兹對比如下:

　　許慎:指事、象形、形聲、會意、轉注、假借。
　　班固:象形、象事、象意、象聲、轉注、假借。
　　鄭衆:象形、會意、轉注、處事、假借、諧聲。

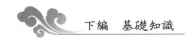

　　後人經過研究,認爲班固的排列順序比較合理,而許慎的名稱比較合理,于是便采用了班固的順序,許慎的名稱和定義。這三家之中,許慎對六書的研究是最全面最深入的,他在《説文解字》中根據六書的理論對九千多個篆文進行了分析歸類,使六書成爲我國古代文字學的一種理論體系。

二、六書的内容

(一)象形

　　許慎曰:"象形者,畫成其物,隨體詰詘,日月是也。"意思是:隨着物體的輪廓彎轉曲折,畫出它的形象。例如日、月二字的寫法:

　　甲骨文:〇 ♪　　金文:☉ Ɒ　　小篆:日 ♃

　　象形是通過描摹事物的形狀構成字形的造字方法。因爲所描畫的是"物",所以記錄的詞一般都是表示具體實物的名詞;又因爲象形字不是圖畫而是文字符號,所以對事物的描摹不需要很細緻,衹要畫出輪廓或某個突出的特徵,能與其他字形區別開來即可。又如:

　　人:甲 ク　　《説文》:"天地之性最貴者也……象臂脛之形。"

　　而:甲 帀　　《説文》:"頰毛也,象毛之形。"

　　斤:甲 卩　　《説文》:"斫木也。"《莊子‧徐無鬼》:"運斤成風。"

　　文:甲 爻　　《説文》:"錯畫也,象交文。"

　　豆:甲 豆　　《説文》:"古食肉器也。从口,象形。"

　　弓:甲 弓　　《説文》:"以近窮遠。象形。"

　　禾:甲 禾　　《説文》:"嘉穀也,二月始生,八月而孰,得時之中,故謂之禾。"

　　貝:甲 貝　　《説文》:"海介蟲也。……象形。"

　　牛:甲 牛　　《説文》:"大牲也。……象角頭三封尾之形。"

　　豕:甲 豕 豕　　《説文》:"彘也,竭其尾,故謂之豕,象毛足而後有尾。"

　　電:金 電　　《説文》:"陰陽激燿也。从雨,从申。"按:據甲骨文,電象閃電之形。

　　鳥:甲 鳥　　《説文》:"長尾禽總名也。象形。"

　　馬:甲 馬 馬　　《説文》:"怒也,武也。象馬頭、髦、尾、四足之形。"

　　龜:甲 龜 龜　　《説文》:"舊也。外骨内肉者也。从它,龜頭與它頭同。……象足、甲、尾之形。"按:據甲骨文,龜象獨體象形字。

　　鹿:甲 鹿 鹿　　《説文》:"獸也。象頭、角、四足之形。"

　　虎:甲 虎 虎 虎　　《説文》:"山獸之君。从虍,虎足,象人足。象形。"

　　象:甲 象　　《説文》:"長鼻牙,南越大獸。……象耳、牙、四足之形。"

　　角:甲 角　　《説文》:"獸角也。象形。"

少數象形字有輔助性符號，例如：

葉：甲 ✹　甲骨文不但畫出樹葉，還畫出樹的枝幹作爲輔助性符號。

眉：甲 ✍　甲骨文突出眉，“目”作爲輔助性符號。

瓜：金 閂　金文突出瓜形，閂象瓜藤，爲輔助性符號。

知道了象形字的本義，可以幫助我們掌握以象形字爲意符的形聲字的意義範疇，例如：

欠：篆 ✑　《説文》：“張口气悟也。象气从人上出之形。”

據此可知，凡是以“欠”爲意符的形聲字都和呵氣有關，例如：

吹　歇　歡　欣　歌　歎　欹

隹：甲 ✑　《説文》：“鳥之短尾總名也。象形。”以“隹”爲意符的形聲字都和鳥有關，例如：

雞　雉　雕　雀　雅　離　雄

阜：篆 ✑　《説文》：“大陸山無石者。象形。”“阜”作爲形聲字的意符寫作“阝”，在字的左邊，這類形聲字的字義都和山、土或高有關，例如：

陵　陸　隅　阿　階　阼　陽　陰　陂　險　阻　陝

厂(hǎn)：甲 ✑　《説文》：“山石之厓巖，人可居。”本義是山厓(崖)邊。以“厂”爲意符的字都和山、石有關，例如：

厓(山邊)　厝(厲石也)　厲(旱石也)　仄(側傾也。从人，在厂下)

广(yǎn)：甲 广　《説文》：“因广爲屋，象對刺高屋之形。”象依山而建的高屋。以“广”爲意符的字都和房屋有關，例如：

府　庭　庖　庫　廚　底(山居也)　廢(屋頓也)　廟　廊　廂　廁(清也)　序(東西牆也)　廣(殿之大屋也)　廄(馬舍也)　庠(禮官，養老。夏曰校，殷曰庠，周曰序)　廉(仄也。堂室的側邊。从廣，兼聲)

頁：甲 ✑　《説文》：“頭也。从百(shǒu，頭也，象形)，从儿，古文諳首如此。”以“頁”爲意符的字都和頭有關，例如：

頭　顏　顧　題　額　頰　顛　頰　項　領　顤(大頭)

尸：甲 ✑　篆 ✑　《説文》：“陳也，象臥之形。”象人橫臥之形，與人義同。以“尸”爲意符的字都和橫臥有關，例如：

居(蹲也)　展(轉也)　屈(行不便也)　尼(从後近之。从尸，匕聲)　屋(居也。从尸，尸所主也。一曰尸象屋形，从至，至所至止。室、屋皆从至)

象形字的特點：

(1)象形字是獨體的，或在獨體字上添加輔助性符號，從中不能分析出兩個或兩個以上的獨立字形。

(2)體現的是具體的物象。

(3)無表音成分。

總之,它是單純的、具體的表意符號。

(二)指事

許慎曰:"指事者,視而可識,察而見意,上下是也。"這句話的意思是:看了就能認識,仔細體察就能領會其中的含義,例如上、下二字。上、下二字甲骨文作"⌣""⌢"。弧綫表示標準綫,"一"表示在上方或下方。篆文將弧綫變成了直綫"一",將弧綫上下的"一"變成了分隔號"丨"。許慎的解釋是從認字的角度着眼的,且對指事字的界綫概括得不够明確,與象形、會意字容易混淆。王筠在《文字蒙求》中指出:"視而可識近於象形,察而見意近於會意。"如果從造字的角度看,所謂指事,就是用指事性的符號表示一些不易用象形字直接描畫的比較抽象、概括的事物。

1.分類

指事字可以認爲是象形字的進一步的發展,它的符號作用更加突出。指事字可以分爲以下兩大類:

(1)純粹符號性質的指事字,例如:

上:甲 ⌣　金 上　篆 上　《説文》:"高也。此古文上。指事也。"

下:甲 ⌢　金 下　篆 下　《説文》:"底也。指事。"

(2)在象形字的基礎上添加指示符號的指事字,例如:

本:金 本　篆 本　《説文》:"木下曰本。從木,一在其下。"

末:金 末　篆 末　《説文》:"木上曰末。從木,一在其上。"

刃:甲 刃　篆 刃　《説文》:"刀堅也。象刀有刃之形。"

亦:甲 亦　篆 亦　《説文》:"人之臂亦也。從大,象兩亦之形。""亦"是"腋"的古字。

朱:甲 朱　篆 朱　《説文》:"赤心木,松柏屬。從木,一在其中。"

指事字和象形字都具有較明顯的直觀性,可以從它們的古文字形體中體察出它們的本義。象形字的造字法是"畫成其物",但是有許多實物并不好描摹,一些抽象的概念更無法描畫出來,指事造字法就是爲了解決這些問題而產生的。需要指出的是,真正的指事字是爲數很少的,因爲抽象的概念可以通過會意字去表示,如武、信、尖、林等,更可以用形聲字去表示,如思、念、問、稍等。

2.特點

指事字的特點主要有以下兩個方面:

(1)指事字是獨體的,或在獨體字上添加指示性符號,從中不能分析出兩個或兩個以上的字形。

(2)沒有表音成分。

(三)會意

許慎曰:"會意者,比類合誼,以見指撝(揮),武信是也。"比,組合;類,指某一類屬的字;誼,意義。許慎的意思是:將幾個字組合在一起,從中體現出一個新的意義。

例如：

武：甲 [甲骨文] 篆 [篆文]　甲骨文上爲戈，下爲足，象拿着武器進行軍事行動。《説文》："楚莊王曰：'夫武，安功戢兵。'故止戈爲武。"《説文》是用戰國人希望制止戰争的觀念解釋武字，故將"武"中的"止"解釋成停止的止，這種解釋與甲骨文字形不符。

信：金 [金文] 篆 [篆文]　《説文》："誠也。从人从言，會意。"信的本義是語言真實。

會意字和象形字一樣，是一種形象化的符號。所不同的是：象形字是獨體的，會意字是複體的，即由兩個或兩個以上的象形符號組成的複合符號。最初的會意字，其各構件所體現的是本義，用圖形表示；後起的會意字，其各構件所體現的則不一定是本義，可能是引申義。漢字隸化之後，會意字各構件不是通過圖形而是通過符號來體現其意義了。例如：

采：甲 [甲骨文] 篆 [篆文]　《説文》："捋取也。从木从爪。"

取：甲 [甲骨文] 篆 [篆文]　《説文》："捕取也。从又，从耳。《周禮》：'獲者取左耳。'司馬法曰：'載獻聝。'聝者，耳也。"

逐：甲 [甲骨文] 篆 [篆文]　《説文》："追也。从辵，从豚省。"

即：甲 [甲骨文] 篆 [篆文]　《説文》："即食也。从皀，卪（jié）聲。"從甲骨文看，"皀"象盛食品的簋（guǐ），"卪"象跪坐的人，合起來表示去就食。

既：甲 [甲骨文] 篆 [篆文]　《説文》："小食也。从皀，旡聲。《論語》曰：'不使勝食既。'"據甲骨文，既象人用餐畢轉身離去。

得：甲 [甲骨文] 篆 [篆文]　《説文》："行有所得也。"

正：甲 [甲骨文] 金 [金文]　甲骨文口象人居住之城邑，止表示征伐。"正"是征的古字。《説文》："是也。从止，一以止。"

牧：甲 [甲骨文] 篆 [篆文]　《説文》："養牛也。从攴，从牛。"

戒：金 [金文] 篆 [篆文]　《説文》："警也。从廾，持戈，以戒不虞。"

寇：甲 [甲骨文] 篆 [篆文]　《説文》："暴也。从攴，从完。"按：據甲骨文，寇字象盜入室以器擊人形。

秉：甲 [甲骨文] 篆 [篆文]　《説文》："禾束也。从又，持禾。"

兼：金 [金文] 篆 [篆文]　《説文》："並也。从又，持秝。兼持二禾，秉持一禾。"

寒：金 [金文] 篆 [篆文]　《説文》："凍也。从人，在宀下，以茻薦覆之，下有仌。"

執：甲 [甲骨文] 篆 [篆文]　《説文》："捕罪人也。从丮从幸，幸亦聲。"

朝：甲 [甲骨文] 篆 [篆文]　《説文》："旦也。从倝（gàn），舟聲。"按：甲骨文从日，从月，从茻，合起來象日月處在草莽之中，表示太陽初升月亮未落之時。

有些會意字是後起字。如：

衆　塵　糴　糶　志　忐　尖　卡　明　套　嬲（niǎo）

從形體分析,會意字可分爲异文會意、同文會意和對文會意,如:

异文會意:男(从田,从力)　見(从兒,从目)　半(从八,从牛)　赤(南方色,从大,从火)　鳴(从鳥、口)　祭(祭祀也。从示,以手持肉)

同文會意:林　从　並　比　犇　鱻　犇　毳(cuì 獸細毛)

對文會意:北　鬥

和指事字一樣,會意也是補救象形字局限性的一種造字方法。它所記錄的大都是一些代表抽象概念的詞。儘管如此,却不能把象形、指事和會意截然分成前後不同的三個階段,這是應當説明的。

會意字的特點有以下三個方面:

(1)形體上是複合結構,即由兩個以上的單字構成。

(2)會意字所表示的意義一般是幾個單字組合在一起後所産生的新義。

(3)没有表音成分。

會意造字法擴大了單純表意符號的使用率,以其靈活多樣的方式將象形、指事字組合成新字來記錄語言中衆多的詞。因此,會意字大大多于象形字和指事字。不過會意字也有較大的缺陷,它同樣不表音,不能適應有聲語言發展的需要,于是便産生了形聲字。

(四)形聲

許慎曰:"形聲者,以事爲名,取譬相成。江河是也。"事,指事物。名,即字,此指形符(即意符)。譬,指與所要造的形聲字讀音相同或相近的字。全句的意思是:根據詞所要表示的事物立個意符,再取一個表示讀音的字作爲聲符與意符相結合,就形成了形聲字,例如江、河二字就屬于這樣的字。

形聲字是由意符和聲符兩部分組合而成的,意符表示形聲字本義所屬的意義範疇,聲符表示形聲字的讀音。由于它既可以表意又可以表音,無論是表示具體實物還是抽象概念,都可以用這種造字法去解決其書寫問題,所以在六書中,形聲是最能産的造字方式。在漢字的發展過程中,形聲字所占的比例越來越大。甲骨文中的形聲字約占 20%,《説文解字》中的形聲字約占 80%,在現存的漢字中形聲字約占 90%。下面試舉一些形體或讀音都有變化的形聲字進行説明:

更:篆 𣍃　改變。从支,丙聲。

叔:篆 𣏟　拾取。从又,尗聲。

臨(臨):金 𦣲　篆 𦣲　俯視。从臥,品聲。

歲(歲):篆 歲　木星。从步,戌聲。

題:篆 𩔖　頭額。从頁,是聲。

脩:篆 𦠄　乾肉。从肉,攸聲。

斯:篆 𣂏　析也。將木柴劈開。从斤,其聲。

都:篆 𨜞　《説文》:"有先君之舊宗廟曰都。从邑,者聲。《周禮》:距國五百里爲都。"

1.特點

形聲字的特點可以歸結爲以下三個方面：

(1)形體上是複合結構，即由形符和聲符兩部分組成。

(2)形符表示意義範疇。這種意義是模糊的，祇能表示出形聲字本義的範圍，而不能準確表示出形聲字的本義，更不能表示出形聲字的引申義，例如"汃""軫""鞅""靮"等。

(3)聲符表示形聲字的讀音。聲符表示的讀音有些和形聲字的讀音是一致的，有些是近似的。由于發生歷史音變的原因，許多形聲字的聲符已不能起到準確標音的作用，例如"綩""坡""寐""恤""詒"等。

2.需注意的問題

關于形聲需要注意以下幾個問題：

(1)省聲字：省聲字是指爲了書寫的方便或構形的美觀，在造字時將形聲字的聲符省去了一部分。例如：

秋：篆 𥝝 《説文》："禾穀孰也。从禾，龜省聲。𥤚，籀文不省。"

家：篆 𡧱 《説文》："居也。从宀，豭省聲。"

疫：篆 𤶆 《説文》："民皆疾也，从疒，役省聲。"

榮：篆 𤈫 《説文》："桐木也。从木，熒省聲。一曰屋梠之兩頭起者爲榮。"

夜：篆 𠙻 《説文》："舍也，天下休舍也。从夕，亦省聲。"

(2)省形字：所謂省形字是指構形時將形符的一部分省去了。例如：

考：篆 𠤳 《説文》："老也。从老省，丂聲。"

寐：篆 𡨴 《説文》："臥也。从㝱省，未聲。"

弑：篆 𢧵 《説文》："臣弑君也。《易》曰：'臣弑其君。'从殺省，式聲。"

屨：篆 𡲢 《説文》："履也。从履省，婁聲。一曰鞮也。"

(3)亦聲字：亦聲字也叫會意兼形聲字。這種字的特點是：構形的各個部件在意義上有聯繫，是會意字；但由于其中的一個部件同時充當聲符，故又是形聲字。例如：

忘：篆 𢖽 《説文》："不識也。从心，从亡，亡亦聲。"

授：篆 𢪙 《説文》："予也。从手，从受，受亦聲。"

婚：篆 𡜆 《説文》："婦家也。禮，娶婦以昏時。婦人，陰也，故曰婚。从女，从昏，昏亦聲。"

禮：篆 禮 《説文》："履也，所以事神致福也。从示，从豊，豊亦聲。"

3.結構形式

下面談談形聲字的結構形式。形聲字的結構形式即聲符和意符的結合形式，其中多數都容易辨別，也有少數較難區別。大體可以分爲以下八類：

(1)左形右聲：江 棋 詁 超 任 飽 通 握 除 松 賜

(2)右形左聲：攻　期　胡　邵　頂　敵　雞　難　雛　甌　救

(3)上形下聲：空　箕　罟　苔　草　房　霧　簡　茅　毫　究

(4)下形上聲：汞　基　辜　照　背　架　翁　更　裳　恐　姿

(5)内形外聲：辯　哀　問　閩　鳳　讎　岡　聞

(6)外形内聲：閣　國　固　裏　術　匭　街　衷

(7)形占一角：勝　栽　聖　穀　賴　條　脩　穎

(8)聲占一角：徒　寶　旗　從　寐

還有一些形聲字的形符與聲符的位置較爲特殊，例如：

遊：《説文》：“旌旗之流也。从㫃，汓聲。”

隨：《説文》：“从也。从辵，墮省聲。”

戚：《説文》：“戊也。从戊，尗（shū）聲。”

重：《説文》：“厚也。从壬（tǐng），東聲。”

（五）轉注

許慎曰：“轉注者，建類一首，同意相受，考老是也。”由于這個解釋過于簡略，又加上《説文》中没有具體注明某字爲轉注，所以後來人們對轉注的解釋頗爲分歧，例如清代比較重要的幾種解釋各不相同：

(1)江聲認爲“建類一首”是指《説文》的部首，《説文》每一部首下所説的“凡某之屬皆从某”就是指“同意相受”。

(2)戴震、段玉裁認爲轉注就是互訓（轉相爲注，互相爲訓）。《説文》“考”字下説“老也”，“老”字下説“考也”，就是互訓的例子。

(3)朱駿聲在他的《説文通訓定聲》中説：“轉注者，體不改造，引意相受，令長是也。”朱氏不但修改了轉注的定義，以詞義引申爲轉注，而且更换了轉注的例字。按照朱駿聲的説法，某詞由本義引申出另一意義時，不另造字，就是轉注。他認爲令（《説文》：“發號也。”朱氏認爲國君之令、天子之令、縣令之令爲轉注，即引申）、長（《説文》：“久遠也。”朱氏認爲長短之長、長久之長、長幼之長、君長之長爲轉注）二字不是假借，而是轉注，即引申，所以舉爲轉注的例字。

江聲的説法不能成立，因爲按照江聲的説法，《説文》中的所有字都成轉注字了。

戴震、段氏的説法也不能成立，因爲互訓和造字無關，同義之間就可以互訓，不需要建類一首。

朱駿聲的説法同樣不能成立。朱氏把詞義引申看作轉注，并明確説“體不改造”，即字形不改變，這就是説没有造出新字。既然没有造出新字，就和造字法無關了。

到目前爲止，對轉注的解釋形形色色，没有任何一家的解釋爲學術界普遍接受，也就是説轉注究竟是怎樣一種造字法，目前還没有研究出結果。目前較爲通行的説法是，無論轉注是怎樣的造字法，轉注字的形體肯定没有超出象形、指事、會意、形聲這四種字的結構範圍，因此有些觀點乾脆認爲轉注不是造字之法，而是用字之法。還有些觀點認爲轉注是指詞義分化所引起的文字孳生（同根詞，例如老、考二字）現象。

（六）假借

許慎曰："假借者,本無其字,依聲托事,令長是也。"這句話的意思是:某詞本來没有字,而借用一個已有的同音字去表示,"令""長"就是這樣的字。不給新出現的詞造字,借用已有的同音字作爲新詞的書寫符號,没有造字而解決了詞的書寫問題,這是以不造字爲造字的方法,這種方法是漢字造字法向表音方向發展的重要表現。

許慎認爲縣令的"令"和命令的"令"是不同的詞,用命令的"令"去記錄縣令的"令",則縣令的"令"就是假借字。同理,長者的"長"和長短的"長"也不是相同的詞,用長短的"長"去記錄"長者"的"長",長者的"長"就是假借字。許慎的定義没錯,而他舉的這兩個例字却是有問題的。命令的"令"和縣令的"令"實屬一個詞,屬于詞義的引申。同樣,長短的"長"和長者的"長"也屬于同一個詞,屬于詞義引申現象。因此,後人多對許慎的例字不夠滿意,在説明這個問題時重新舉例。詞義引申,字形并不改變,本義和引申義之間在意義上有聯繫。假借字和本字,祇是讀音相同,而意義上没有聯繫,例如:

東:甲 𩎝　象囊橐之形,借爲東方之"東"。

易:甲 𧾷　金 𤺺 𧾷　象有脚之蛇,即蜥蜴,借爲難易之"易"。

離:篆 離《説文》:"黄倉庚也,鳴則蠶生。"借爲分離之"離"。

何:甲 𠂇 𠂇　篆 何　本義是負荷,擔,借爲代詞。

然:金 𤎯　篆 𤒪　本義爲燃燒。《説文》:"燒也。从火,肰聲。"借爲虚詞。

汝:甲 𣱱　篆 汝　本義水名,借爲人稱代詞。

我:甲 𢦏 𢦏　金 我《説文》:"施身自謂也。或説我,頃頓也。从戈,从𠦬。𠦬,或説古垂字。一曰古殺字。"甲骨文字形象兵器,借爲人稱代詞。

以上介紹了六書。由于轉注和假借都没有造出新字,所以古文字學家們將六書分爲"四體"和"二用"兩類。所謂"四體",是指象形、指事、會意和形聲四種結構類型;所謂"二用",是指轉注和假借,屬用字的方法,而不是造字的方法。

第二節　古今字　异體字　通假字　繁簡字

閱讀古書的時候,遇到古字、异體字、通假字以及繁體字,常常會出現音讀障礙或感到語義扞格。古今字、异體字和通假字是漢字在發展演變過程中人們使用漢字出現的幾種情況,要讀懂古書,這幾種字的來龍去脉必須了解。

一、古今字

古今字是漢字在發展過程中產生的古今异字的現象。由于字少而概念多,每個漢字除了表示本義以外,還要兼表别的意義,如引申義、假借義等。後來,爲了分擔原字所表示的一部分概念,就另造新字,如此,原本用字和新字之間就構成了古今字的關係。所以,古今是就文字使用時間的先後講的,就某一詞義而言,古代早先使用的字叫"古字",後來又造出(或使用)的字叫"今字"。古今是相對的,清代段玉裁言:"古今無定時,周爲古則漢爲今,漢爲古則晉、宋爲今。"形成古今字的原因有二:

(一)同音假借,即由六書中"本無其字,依聲托事"的假借引起的

1.爲本來意義造今字

孰—熟　《説文·丮部》:"𤍽(孰),食飪也。"段注:"後人乃分別熟爲生熟,孰爲誰孰矣。曹憲曰:顧野王《玉篇》始有熟字。""孰",古"熟"字。因"孰"被借作疑問代詞,則另加"火"造"熟"字,以表生熟之本義。

莫—暮　《説文·茻部》:"莫,日且冥也。从日在茻中。"《詩·齊風·東方未明》:"不能辰夜,不夙則莫。""莫",古"暮"字。因"莫"被借作無指代詞,則另加"日"造"暮"字,以表日暮之本義。

須—鬚　《説文·須部》:"須,面毛也。"段注:"須,頤下毛也。俗假須爲需。別製鬢鬚字。""須",古"鬚"字。因"須"被借作需要之義,則另加"髟"造"鬚"字,以表鬍鬚之本義。

然—燃　《説文·火部》:"然,燒也。"《素問·大奇論》:"脈至如火薪然。""然",古"燃"字,本義爲燒。因"然"被借作文言虛詞,則另加"火"旁造"燃"字,以表燃燒之義。

其他如"北—背、原—源、其—箕、采—採"等,也屬于爲本來意義造字形成的古今字。

2.爲假借義造今字

某詞本無其字,"依聲托事"假借某字,後來又爲這個假借義造了一個新字。這樣在借字和新字之間,就從歷時角度構成了古今字關係。例如:

辟—避　《説文·辟部》:"辟,法也。"段注:"或借爲僻,或借爲避,或借爲譬,或借爲闢,或借爲壁,或借爲襞。""辟"的本義爲法度。借爲避開義,如《左傳·隱公元年》:"姜氏欲之,焉辟害?"後爲避開義之"辟"加"辵"旁造新字"避"。還有:

辟—僻　《左傳·昭公十九年》:"晉之伯也,邇于諸夏,而楚辟陋,故弗與之爭。"

辟—譬　《禮記·中庸》:"辟如行遠必自邇。"

辟—闢　《孟子·梁惠王上》:"欲辟土地,朝秦楚,莅中國而撫四夷也。"

齊—臍　《左傳·莊公六年》:"若不早圖,後君噬齊,其及圖之乎?"

舍—捨　《續名醫類案·吐血》:"然舍症從脈,得之先哲格言。"

其他如"鬲—膈、采—彩、云—雲、與—歟"等字也屬于爲假借義造字形成的古今字。

(二)同源分化,即由詞義引申引起的

1.爲本義造今字

要—腰　《説文·臼部》:"要,身中也。"《史記·扁鵲倉公列傳》:"往四五日,君要脅痛。""要",古"腰"字。因"要"主要用作邀請、要挾等義,則另加"肉"旁造"腰"字,以

表腰脅之本義。

縣—懸 《説文·県部》:"縣,繫也。"段注:"縣,繫也。繫當作系。……自専以縣爲州縣字。乃別製从心之懸挂。"《三國志·華佗傳》:"縣車邊,欲造佗。""縣",古"懸"字。因"縣"被用作州縣字,就另加"心"造"懸"字,以表懸挂之本義。

厲—礪 《説文·厂部》:"厲,旱石也。"徐鍇繫傳:"旱石,麤悍石也。""厲"字本義爲磨刀石。後主要用于激勵、振奮、嚴格等義,遂加"石"旁造"礪"字,以専表磨刀石之本義。

其他如"文—紋、止—趾、責—債、隊—墜"等字也屬于爲本義造字形成的古今字。

2.爲引申義造今字

解—懈 《説文·角部》:"解,判也。从刀判牛角。""解"字本義爲分割牛體,引申爲分割、涣散、鬆懈等諸多義項。《素問·示從容論》:"四支解墮,此脾精之不行也。"後加"心"旁造"懈"字,以専表懈怠鬆懈之引申義。

支—肢 《三國志·華佗傳》:"縣吏尹世苦四支煩。""支",古"肢"字。"支"字義項較多,後加"肉"旁造"肢"字,専表肢體之義。

藏—臟 《醫師章》:"參之以九藏之動。""藏",古"臟"字。"藏"字義項較多,後加"肉"旁造"臟"字,専表五臟之義。

府—腑 《靈樞·九鍼十二原》:"六府六腧。""府",古"腑"字。"府"字義項較多,後加"肉"旁造"腑"字,専表臟腑之義。

其他如"齊—劑、寫—瀉、昏—婚、受—授"等字也屬于爲引申義造字形成的古今字。

值得注意的是,古今字中,今字多是在古字上增加偏旁,并且多以古字作聲旁,構成新的形聲字,以區別詞義。因此,今字又稱爲後起形聲字,或區別字。如上舉例:暮,莫加日旁;腰,要加肉旁;懸,縣加心旁等。有些今字是改變古字的形符,如:説,改言旁爲心旁,造今字"悦",専表喜悦之義;錯,改金旁爲手旁,造今字"措",専表措置之義;間,改月爲日,造今字"間",専表時間、空間之間。或者另造新字,如"亦",《説文》:"亦,人之臂亦也。"因"亦"借作文言虛詞,遂另造今字"腋",以表臂腋之本義。所有這些,大都旨在使其字形分化,以便區別字義。

二、异體字

异體字是與正體字相對而言的,是指音義皆同而字形不同的一組字中,一個正體字之外的其他寫法的字,以其僅是寫法與正體字相异,故謂之异體字。异體字是文字歷史演變過程中產生的文字歧异現象,其形成原因多爲以下幾個方面:

(一)造字法不同

主要是會意字和形聲字的差异,如:

埜—野 嵩—崧 岩—巖 災—烖(灾) 泪—淚 羴—羶 麤—粗

以上各例中,横綫前的漢字屬于會意字,後面的是形聲字。

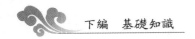

（二）同是形聲字，但是以下不同

1.形旁不同

歌—詞　歡—讙　嘆—歎　雞—鷄　溪—谿

遍—徧　睹—覩　迹—跡　侄—姪　暖—煖

2.聲旁不同

啖—啗　蚓—螾　杯—桮　跡—蹟　線—綫

繡—綉　猿—猨　俯—俛　褲—袴　掩—揜

3.形旁、聲旁均不同

訴—愬　剩—賸　襪—韤　村—邨　腿—骽

4.形旁、聲旁相同，而偏旁位置不同

期—碁　慼—慽　裏—裡　和—咊　够—夠

群—羣　峰—峯　雜—襍　慚—慙　概—槩

（三）字形省寫與不省寫

瞅—瞅　蚊—蟁　島—嶋　累—纍

不同時代有不同的正字法。如秦始皇的“書同文字”，就是小篆時代的正字法。漢、唐等也有自己時代的正字法。中國文字改革委員會（1985 年更名爲“國家語言文字工作委員會”）于 1955 年發布的《漢字簡化方案（草案）》《第一批异體字整理表》，1964 年發布的《簡化字總表》等，便是現代即簡化字時代的正字法。所以哪些字是正體，哪些字爲异體，不同時代也有不同標準。如《干禄字書》：“遍徧，上通下正。”現代則以“遍”爲正，“徧”爲异體。所以，今則當遵守現今的規定。

三、通假字

通假是漢字使用過程中一種同音假借的情况，指古代文獻中“本有其字”的假借，即本有表示某音義的字形，但書寫時由于各種原因寫成了别的同音字，這種情况我們稱之爲通假。通假中本該使用的漢字叫本字，被借用的漢字叫借字，即通假字。通假字的判斷是本字和借字之間必須是讀音相同或相近的關係。

通假的條件是兩字或讀音相同，或爲雙聲，或爲叠韵，故可分爲同音通假、雙聲通假、叠韵通假。分别舉例説明如下：

（一）同音通假

兩字讀音的韵部聲母全同而通假的爲同音通假。例如：

蚤，通早。《扁鵲傳》：“能使良醫得蚤從事。”蚤本齧人跳蟲，借作早晚之早。蚤早，同幽部精母。

已，通以。《天論》：“所志於天者，已其見象之可以期者矣。”已本已經之已，借作因爲之以。已以，同之部喻母。

闕，通缺。《晉靈公不君》：“袞職有闕。”《秦醫緩和》：“諸侯無闕。”闕本門觀之闕，借作缺失之缺。闕缺，同月部溪母。

　　常，通嘗。《天論》："是無世而不常有之。"常本經常之常，借作曾經之嘗。常嘗，同陽部禪母。

　　張，通脹。《秦醫緩和》："將食，張。"張本張開之張，借作腹脹之脹。張脹，同陽部端母。

　　錫，通賜。《洪範》："天乃錫禹。"錫本金屬之錫，借作賞賜之賜。錫賜，同錫部心母。

　　（二）雙聲通假

　　兩字聲母相同而通假的爲雙聲通假。例如：

　　亡，通無。《兼愛》："故不孝不慈亡有。"《天瑞》："運轉亡已。"《〈温病條辨〉叙》："亡如世鮮知十之才士。"亡本亡佚之亡，借作有無之無。明母雙聲。

　　能，通耐。《素問·陰陽應象大論》："能冬不能夏。"《扁鵲傳》："形羸不能服藥。"能本才能之能，借作忍耐之耐。能耐，泥母雙聲。

　　耐，通能。《人情》："故聖人耐以天下爲一家。"耐本忍耐之耐，借作能够之能。耐能，泥母雙聲。

　　厲，通癩。《鑒藥》："厲者造焉而美肥。"厲本粗石，借作癩風之癩。厲癩，來母雙聲。

　　（三）叠韵通假

　　兩字韵部相同而通假的爲叠韵通假。例如：

　　齊，通齋。《武王踐阼》："王欲聞之則齊矣。"齊本平齊之齊，借作齋戒之齋。齊齋，脂部叠韵。

　　信，通伸。《繫辭》："往者屈也，來者信也。"信本誠信之信，借作屈伸之伸。信伸，真部叠韵。

　　遂，通墜。《法儀》："使遂失其國家。"遂本通達義，借作墜落之墜。遂墜，物部叠韵。

　　當，通嘗。《兼愛》："當察亂何自起。"當本當對之當，借作曾經之嘗。當嘗，陽部叠韵。

　　許，通所。《華佗傳》："當引某許。"許本允許之許，借作處所之所。許所，魚部叠韵。

　　從，通縱。《史記·孟子列傳》："天下方務於合從連衡。"《齊侯疥痁》："從欲厭私。"從本随從之從，借作縱橫之縱。從縱，東部叠韵。

　　通假字大多是單向通假的。如蚤通早，早晚之早可寫作蚤，而跳蚤之蚤不可寫作早。但也有可雙向通假的。如能通耐，耐亦通能；許通所，所亦通許。

　　關于通假字，王引之《經義述聞》卷三十二有《經文假借》，《漢語大字典》附録有《通假字表》等，均可參考。

　　四、繁簡字

　　繁簡字是繁體字和简體字的合稱。所謂繁體和简體是就同一個字構形時所使用的筆畫多少相對而言的。筆畫多者爲繁體,筆畫少者爲簡體。

我們現在所説簡體字主要指 1956 年《漢字簡化方案》規定的簡化字。漢字簡化過程中主要包括兩個方面的内容:一是簡化字形,二是削減常用字的字數。漢字簡化主要採取了以下幾種方法:

(一)使用古體字

如:雲—云　捨—舍　氣—气　從—从　網—网

(二)使用古代的异體字或俗體字

如:禮—礼　趕—赶　無—无　棄—弃　萬—万　燈—灯　辭—辞　遷—迁

(三)形體簡寫

如:聲—声　廣—广　飛—飞　標—标　燭—烛　婦—妇　習—习　點—点

(四)同音替代

如:醜—丑　幾—几　後—后　餘—余　徵—征　裏—里　製—制　穀—谷

　　鬥、鬭—斗　幹、榦、乾—干

(五)草書楷化

如:辦—办　書—书　學—学　東—东　門—门　爲—为　樂—乐

(六)符號替代

如:鷄—鸡　鳳—凤　歡—欢　嘆—叹　對—对　戲—戏　鄧—邓

(七)另造新字

如:遠—远　態—态　認—认　塵—尘　補—补　竊—窃　寶—宝　傑—杰

思考練習

一、回答下列問題

1. 什麽是六書? 許慎的解釋各是什麽?

2. 什麽是古字、异體字? 舉例説明。

3. 什麽是通假字、繁體字? 舉例説明。

4. 漢字簡化主要採用了哪幾種方法?

二、單項選擇

1~10 題備選答案:A.古今字　　B.正异體字　　C.通假字　　D.簡繁字

1."差"與"瘥"的關係是(　　　)

2."早"與"蚤"的關係是(　　　)

3."饮"與"飲"的關係是(　　　)

4."齐"與"劑"的關係是(　　　)

5."胸"與"臅"的關係是(　　　)

6."荒"與"肓"的關係是(　　　)

7."腿"與"骽"的關係是(　　　)

8."藏"與"臟"的關係是（　　　）

9."边"與"邊"的關係是（　　　）

10."能"與"耐"的關係是（　　　）

11～15 題備選答案：A.象形　　　B.指事　　　C.會意　　　D.形聲

11."貝"字從結構上分析屬于（　　　）

12."暮"字從結構上分析屬于（　　　）

13."亦"字從結構上分析屬于（　　　）

14."而"字從結構上分析屬于（　　　）

15."肉"字從結構上分析屬于（　　　）

三、多項選擇

1.含有通假字的句子是（　　　）

　A.辟如滴水之器,必上竅通而後下竅之水出焉。

　B.繇此言之,精神之於形骸,猶國之有君也。

　C.夫以蕞爾之軀,攻之者非一塗。

　D.揲荒爪幕,湔浣腸胃。

　E.乃使子豹爲五分之熨,以八減之齊和煮之。

2.含有异體字的句子是（　　　）

　A.晞以朝陽,綏以五絃。

　B.不得多語調笑,談謔諠譁。

　C.今以至精至微之事,求之於至麤至淺之思,其不殆哉?

　D.戊寅航海歸,過予譚藝。

　E.後世有子雲其憫余勞而錫之斤正焉。

3.含有古字的句子是（　　　）

　A.病應見於大表,不出千里,決者至眾。

　B.若不得此藥,故當死。

　C.盍鍥之,以共天下後世味《太玄》如子雲者。

　D.凡若此類,故欲之者萬無一能成也。

　E.人有此三者,是謂壞府,毒藥無治,短鍼無取。

第三章　詞　義

　　詞是具有一定的語音形式和語義内容,具有獨立的稱謂功能和造句功能,在結構上具有完整性和定型性的一種現成的或給定的語言單位。詞是發展變化的,從古今漢語的語音形式和詞的結構形式上看,古代的單音詞發展到現代的雙音節詞,古代的以單純詞爲主發展到現代的以複合詞爲主,其中的發展過程和規律清楚明顯,而古今漢語詞的語義内容和功能則相對複雜,比如古漢語高頻出現的多義詞,詞義之間複雜的關係,在語句中詞義的靈活性等。就閱讀古文獻的角度而言,這些是最易致疑、最易似是而非的地方,也應該是古漢語詞彙方面我們學習和研究的重點。從歷時的角度探討古今詞義的異同以及多義詞的本義、引申義、假借義之間的聯繫,有助於我們理出古今漢語詞義的整體脉絡,在掌握詞義系統的同時,較爲準確地辨析閱讀文獻中具體的詞義。

第一節　古今詞義的异同

　　語言是發展變化的,因此,學習語言要有歷史發展的觀點。但現代漢語是在古代漢語的基礎上發展起來的,因此,我們又必須看到語言的繼承性。語言的繼承和發展,就造成了古今語言既有"同"的一面,又有"异"的一面,我們需從變化的範圍(變與不變)、變化的幅度(迥异與微殊)以及變化的結果(擴大、縮小、轉移)三個角度觀察古今詞義的异同。

一、古今詞義异同的三種情況

　　通過全面考核古今詞義的繼承和發展,我們發現,從變化的範圍和幅度上看,古今詞義的异同表現爲三種情況:

　　1.古今意義基本相同

　　我們知道,語言中的基本詞彙,即語言詞彙中同人們千百年來的社會生活密切相關的最基礎的部分,具有歷時的穩定性。這些詞數量不多,但在長期的歷史發展過程中,其意義基本未變。例如:

　　名詞——人、手、牛、羊、日、月、山、川、風、雨、雷、電。

動詞——出、入、起、立、哭、笑、打、罵、跳、叫。

形容詞——長、短、輕、重、方、圓、大、小、扁、平、尖、鈍、美、醜、善、惡。

數詞——一、二、三、四、十、百、千、萬。

上述諸詞,古今意義基本相同。我們説"基本",意味着它們自古及今并非没有一點變化。例如,"人"的詞義,古人和今人的認識并不完全相同。

《説文解字》:"人,天地之性最貴者也。"《現代漢語詞典》:"人,能製造工具并使用工具進行勞動的高等動物。"可見,現代人對"人"的本質屬性的認識,要比古人深刻得多。但不管怎麽説,古語中的"人"和今語中的"人",所指并無不同。基本詞彙的古今詞義基本相同,體現了現代漢語對古代漢語的繼承。

2.古今意義完全不同

有些詞,古今詞形(書寫形式)完全一樣,但含義迥異。例如:

【涕】　古代常用義是"眼泪"。如《詩·陳風·澤陂》:"彼澤之陂,有蒲與荷,有美一人,傷如之何? 寤寐無爲,涕泗滂沱。"毛傳:"自目曰涕,自鼻曰泗。"《史記·扁鵲倉公列傳》:"(虢君)因噓唏服臆,魂精泄横,流涕長潸。""涕"即爲"眼泪"之義。"涕"的現代常用義則是"鼻涕",與"眼泪"完全不同。

【該】　古代常用義是"完備"。如《楚辭·招魂》:"招具該備,永嘯呼些(suò)。"漢代王逸注:"該,亦備也。言撰設甘美招魂之具,靡不畢備,故長嘯大呼以招君也。"《方言》卷十二:"備、該,咸也。"《〈類經〉序》:"蓋以義有深邃,而言不能該者,不拾以圖,其精莫聚。""該"即爲"全備"之義。"該"的現代常用義則是"應該",與"完備"完全不同。

【搶】　古代義爲"突過"或"撞"。《莊子·逍遥遊》:"我決起而飛,搶榆枋,時則不至,而控於地而已矣。"句中"搶"爲"突過"義。《戰國策·魏策四》:"秦王曰:'布衣之怒,亦免冠徒跣,以頭搶地耳。'"句中"搶"是"撞"義。現代"搶"是"搶奪"義。

【叔】　上古作"拾取"講,如《説文》:"叔,拾也。"《詩·豳風·七月》:"九月叔苴。"現代"叔"衹用于親屬稱謂。

【完】　古代是"完整""完好"之義。《説文》:"完,全也。"《荀子·大略》:"食則饘粥不足,衣則豎褐不完。"成語"完璧歸趙""覆巢之下,豈有完卵","完"都表示"全"義。現代漢語中"完"是"完了""終結"之義。

對古今意義完全不同的詞,要下功夫——記牢。

3.古今意義有同有异

古今詞義有同有异,這是古今詞義對比中最常見的情況。"同",指古今詞義有聯繫、有繼承;"异",指古今詞義有發展、有變化。學習古漢語詞彙,最重要的内容之一,就是掌握古今詞義之間的差别,特别是細微的差别。例如:

【删】　古今皆有"去掉"之義。但古義包括取捨兩個方面。《説文》:"删,剟(duō)也。"徐鍇繫傳:"古以簡牘,故曰孔子删《詩》《書》,言有所取捨也。"段注:"凡言删剟者,有所去即有所取。《漢書·藝文志》:'今删其要,以備篇籍。''删其要'謂取其要也。不然,豈劉歆《七略》之要(班固)孟堅盡删去之乎。"

【愛】　古今皆有"喜愛"之義。但古代"愛"還有"吝嗇""捨不得"之義,如《孟子·梁惠王上》:"齊國雖褊小,吾何愛一牛?"這一含義是現代"愛"所不具備的。

【再】　古今均有"第二次"之義。但古義衹表"第二次"或"兩次",如《左傳·僖公五年》:"一之謂甚,其可再乎?"《左傳·莊公十年》:"一鼓作氣,再而衰,三而竭。"今義則是"再來一次"之義,表示動作反復進行,可指"第二次",也可指"第三次""第四次"等。

【暫】　古今均有"時間短"之義。但古義還表"突然""倉猝",《史記·李將軍列傳》:"李廣暫騰而上胡兒馬。""暫騰"是"突然(一下子)騰躍起來"的意義。此義現代已無。

【信】　現代指"書信",古代則指"信使""使者",即傳遞訊息(含書信)的專人。如《世説新語·雅量》:"謝公與人圍棋。俄而謝玄淮上信至。看書竟,默然無言。"句中"信"指使者,"書"指"信"帶來的書信。

古今詞義有同有異的情況十分複雜,在學習中要特別留意,防止以今義去解古義。

二、古今詞義差異的主要表現

我們這兒講的"古今詞義差異",指的是"古今詞義有同有異"中的"異"。古今詞義的差異,主要表現在兩個方面:詞義範圍的差異和詞義感情色彩的差異。下面分別加以討論。

1.詞義範圍的差異

詞義範圍的差異,是詞義所概括的事物的外延的差異。這種差異有三種表現形式:詞義的擴大、縮小和轉移。詞義的擴大、縮小、轉移或虛化,是從詞義變化的結果來考察認識詞義的。

(1)詞義範圍的擴大:詞義的擴大,指的是詞由古義發展到今義,它所反映的客觀事物的範圍擴大了,即由部分變爲全體,由個別變爲一般,由狹窄變爲寬廣,詞的古義被今義所包含。例如:

【菜】　古義僅指蔬菜。《説文》:"菜,草之可食者。"今義則兼指鷄魚肉蛋等葷腥。《現代漢語詞典》:"菜,經過烹調供下飯下酒的蔬菜、蛋品、魚、肉等。"

【睡】　古義專指坐着打瞌睡。《説文》:"睡,坐寐也。從目垂。"段玉裁注:"知爲坐寐者,以其字從垂也。……此以會意包形聲也。目垂者,目瞼垂而下,坐則爾。"《史記·商君列傳》:"孝公既見衛鞅,語事良久,孝公時時睡,弗聽。"句中的"睡"即"坐着打瞌睡"之義。"睡"之今義,既指打瞌睡,更指躺下睡覺。

【匠】　古義專指木匠。《説文》:"匠,木工也。"段玉裁注:"百工皆稱工、稱匠,獨舉'木工'者,其字從斤也。以木工之稱,引申爲凡工之稱。"今義爲一切工匠,即段注所云"凡工之稱",如:木匠、皮匠、泥瓦匠、剃頭匠等。

【響】　古義指回聲。《玉篇》:"響,應聲也。"今義則指各種聲響。

【江】　古義專指長江，如《孟子·滕文公下》：“水由地中行，江、淮、河、漢是也。”現代則泛指大的河流。

【好】　古義專指女子貌美。《方言》卷二：“自關而西，秦晉之間，凡美色或謂之好。”《戰國策·趙策三》：“鬼侯有子而好，故入之於紂。”現代泛指一切事物的美好。

此外，“雄、雌、牙、齒”等詞也表現出詞義範圍的擴大。

（2）詞義範圍的縮小：詞義的縮小，指的是詞由古義發展到今義，它所反映的客觀事物的範圍縮小了，即由全體變爲部分，由一般變爲個別，由寬廣變爲狹窄，詞的今義被古義所包含。例如：

【宮】　上古泛指一切房屋。《爾雅·釋宮》：“宮謂之室，室謂之宮。”《說文》：“宮，室也。”《孟子·滕文公上》：“且許子何不爲陶冶，舍皆取諸其宮中而用之？”《墨子·節用中》：“古者人之始生，未有宮室之時，因陵丘堀穴而處焉。”現代“宮”專指帝后太子等居住的房屋、廟宇名稱及人民文化活動或娛樂用的房屋，如：宮殿、碧霞宮、青年宮。

【瓦】　古義泛指一切陶器。《說文》：“瓦，土器已燒之總名。”段玉裁注：“凡土器，未燒之素皆謂之坯，已燒皆謂之瓦。”今義主要指建房頂用的建築材料。

【金】　古義泛指一切金屬，如“銀”叫“白金”，“銅”叫“赤金”，“鐵”叫“黑金”，等等。今義專指“黃金”。

【禽】　古義是飛鳥和走獸的通稱，如《三國志·華佗傳》：“吾有一術，名五禽之戲：一曰虎，二曰鹿，三曰熊，四曰猿，五曰鳥。”今義專指飛鳥。

【臭】　古義泛指各種氣味，包括香氣、穢氣。《玉篇》：“臭，香臭總稱也。”《詩·大雅·文王》：“上天之載，無聲無臭。”鄭玄箋：“天之道難知也，耳不聞聲音，鼻不聞香臭。”今義專指穢惡難聞的氣味。“臭”表古義讀 xiù，今義讀 chòu。

【子】　古義泛指孩子，包括兒子、女兒。《儀禮·喪服》：“故子生三月則父名之。”鄭玄注：“凡言子者，可以兼男女。”《戰國策·趙策四》：“丈夫亦愛憐其少子乎？”“少子”指“小兒子”。《論語·公冶長》：“子謂公冶長可妻也，雖在縲絏之中，非其罪也。以其子妻之。”“其子”指“孔子的女兒”。今義“子”專指兒子。

（3）詞義範圍的轉移：詞義的轉移，指的是詞由古義發展到今義，它所反映的客觀事物由甲範圍轉移到乙範圍；一般來說，新義產生後，舊義就不存在了，但舊新（古今）二義之間有一定的聯繫。例如：

【暫】　“暫”最初是“突然”“一下子”的意思。《說文》：“默，犬暫逐人也。”意即犬不吠而突然向人撲去。又：“突，犬從穴中暫出也。”意即犬突然從穴中出來。《左傳·僖公三十三年》：“武夫力而拘諸原，婦人暫而免諸國。”杜預注：“暫，猶卒也。”後來，“暫”由“突然”“一下子”轉移爲“不久也”，此義是“暫”在中古的常用義。《集韻》：“暫，須臾也。”王勃《滕王閣序》：“都督閻公之雅望，棨戟遙臨；宇文新州之懿範，襜帷暫駐。”“暫”即短暫之義。中古以後，“暫”義又轉移爲相對“將來”而言的“暫時的”之義，如“暫不答覆”“暫緩執行”等（隱含着“將來答覆”“將來執行”之義），此義一直保留到今天。

【湯】　古義是熱水。《説文》：“湯，熱水也。”《論語·季氏》：“見善如不及，見不善如探湯。”劉寶楠正義：“探湯者，以手探熱。”《史記·廉頗藺相如列傳》：“臣知欺大王之罪當誅，臣請就湯鑊，唯大王與群臣孰計議之。”“湯鑊”即“開水鍋”。成語“固若金湯”“金城湯池”，“湯”均指熱水。今義“湯”專指米湯、菜湯，與“熱水”所指有異。

【府】　最初表示貯藏文書、財物的地方。《説文》：“府，文書藏也。”金文“府”字或加“貝”，也表藏財之處。《尚書·大禹謨》：“地平天成，六府三事允治。”孔穎達疏：“府者，藏財之處。”後來，詞義轉移，專表官府、官署，《廣雅·釋宮》：“州、郡、縣、府，官也。”王念孫疏證：“皆謂官舍也。”現代指國家政權機關，如：政府、市府。

【涕】　上古指眼泪。《説文》：“涕，泣也。”段玉裁注：“按：‘泣也’二字，當作‘目液也’三字，轉寫之誤也。”《詩·陳風·澤陂》：“涕泗滂沱。”毛亨傳：“自目曰涕，自鼻曰泗。”《楚辭·離騷》：“長太息以掩涕兮，哀民生之多艱。”洪興祖補注：“掩涕，猶拭淚（‘泪’的异體）也。”後來，詞義轉移爲“鼻涕”，如杜甫《聞官軍收河南河北》：“劍外忽傳收薊北，初聞涕淚滿衣裳。”“涕淚”并用，“涕”指鼻涕。

【脚】　上古指小腿，如《墨子·明鬼下》：“羊起而觸之，折其脚。”司馬遷《報任安書》：“孫子臏脚，兵法脩列。”“臏脚”即砍去小腿上端的膝蓋骨。現代某些方言中仍保留此意，如吴方言稱“腿長”叫“長脚”。中古以後，“脚”義轉移指踝關節以下着地的部分（即古語“足”義），一直延續到現代。

2.詞義感情色彩的差異

詞義的感情色彩是詞的附加意義，表現了人們對客觀事物的愛憎喜惡，即主觀評價的好壞，以及對詞義輕重程度的判斷。詞義感情色彩的差異，表現了古人和今人對詞義所概括的事物的態度。這種差異有兩種表現形式：詞義褒貶的變化和詞義輕重的不同。

（1）詞義褒貶的變化：由于社會習俗和人們認識變化的影響，詞義的褒貶揚抑也會隨之改變，有的褒義詞變成了貶義詞，有的貶義詞變成了褒義詞，有的中性詞變成了貶義詞，等等。例如：

【復辟】　本指失去君位的帝王重新掌權恢復統治，是個褒義詞。如《明史·王驥傳》：“石亨、徐有貞等奉英宗復辟。”今義則指“國家政權落到舊制度的代表手裏”，即被推翻的統治者恢復原有的地位或被消滅的制度復活，是個貶義詞。

【爪牙】　古義指國家的猛將、帝王在軍事上的勇猛助手，是個褒義詞。如《國語·越語上》：“夫雖無四方之憂，然謀臣與爪牙之士，不可不養而擇也。”《詩·小雅·祈父》：“祈父（官名，即司馬），予王之爪牙。胡轉予於恤，靡所止居？”孔穎達疏：“時爪牙之士呼司馬之官曰：‘祈父！我乃王之爪牙之士。所職有常，不應遷易。汝何爲移我於所憂之地，使我無所止居乎？’”《漢書·李廣傳》：“將軍者，國之爪牙也。”今義則指壞人的幫凶、走狗，是個貶義詞。

【鍛煉】　古代除“冶金”之義外，還有玩弄法律、羅織罪名、對人進行誣陷的意思，是個貶義詞。如《後漢書·韋彪傳》：“忠孝之人，持心近厚；鍛煉之吏，持心近薄。”注：

"鍛煉,猶成熟也。言深文之吏,入人之罪,猶工冶鑄陶鍛煉,使之成熟也。"現代則是褒義詞,指通過體育運動來強健體魄,或通過生產勞動和社會實踐來提高覺悟、增強能力。

【賄】　上古指財物(特別是布帛之類),是個中性詞。如《周禮·天官大宰》:"商賈阜通貨賄。"鄭玄注:"金玉曰貨,布帛曰賄。"《詩·衛風·氓》:"以爾車來,以我賄遷。"毛亨傳:"賄,財;遷,徙也。"贈送財物也叫"賄",如《左傳·昭公五年》:"出有贈賄。"現代"賄"是貶義詞,指爲了達到自己的目的而用錢財來買通他人。

【謗】　古代是中性詞,義爲批評議論居上位者,指責當權者的過失、罪惡,但這種批評議論和指責一般是背後進行的。《玉篇》:"謗,對他人道其惡也。"如《戰國策·齊策》:"能謗譏於市朝,聞寡人之耳者,受下賞。"《國語·周語上》:"厲王虐,國人謗王。"漢代賈山《至言》:"庶人謗於道,商賈議於市,然後君得聞其過失也。"現代是貶義詞,義爲毁謗、中傷、惡意詆毁。

(2)詞義輕重的變化:有些詞,古義所表程度輕,今義變重;有些詞,古義程度重,今義變輕。詞義的這種古今變化,也是值得注意的。例如:

【誅】　古義較輕,表示用言詞責備。《周禮·天官大宰》:"八曰誅,以馭其過。"鄭玄注:"誅,責讓也。"賈公彥疏:"誅以馭其過者,臣有過失非故爲之者,誅,責也,則以言語責讓之,故云以馭其過也。"《廣雅·釋詁》:"誅,責也。"成語"口誅筆伐"之"誅",即此義。後來"誅"發展出"殺戮"之義,詞義變重,今義多用,并形成"誅戮"一詞。

【恨】　古義是"遺憾",詞義較輕。《史記·老子韓非列傳》:"秦王見《孤憤》《五蠹》之書,曰:'嗟乎!寡人得見此人(指韓非)與之遊,死不恨矣!'""死不恨"是"死了也不感到遺憾"之義。諸葛亮《出師表》:"親小人,遠賢臣,此後漢所以傾頹也。先帝在時,每與臣論此事,未嘗不歎息痛恨於桓、靈也。"句中的"痛恨"是"感到痛心和遺憾"的意思。"恨"之今義爲"仇視""怨恨""仇恨"(此義古代用"怨"表示),詞義很重。

【誣】　古義本指講話誇大其辭,虛妄不實,詞義較輕。《說文》:"誣,加也。"段玉裁注:"加與誣皆兼毁譽言之,毁譽不以實,皆曰誣也。"《墨子·非儒下》:"儒者迎妻,妻之奉祭祀,子將守宗廟,故重之。應之曰:'此誣言也。'"後來發展出"誣衊""毁謗""誣陷"之義。《漢書·孫寶傳》:"吏民未敢誣明府也。"顏師古注:"誣,謗也。"今義爲捏造事實冤枉人,詞義重。

【病】　古義指重病、重傷,詞義重。《說文》:"病,疾加也。"《玉篇》:"病,疾甚也。"《左傳·成公二年》:"擐甲執兵,固即死也;病未及死,吾子勉之。"句中的"病"指受了重傷。《論語·子罕》:"子疾病,子路使門人爲臣。"宋邢昺疏:"子疾病者,疾甚曰病;子路使門人爲臣者,以孔子嘗爲魯大夫,故子路欲使弟子行其家臣之禮,以夫子爲大夫君也。"今義泛指各種疾病,即生理上或心理上的不正常的狀態,包括小毛病。單用"病"字,詞義一般較輕;重病通常用"大病""重病"表示。

【賊】　古義指犯上作亂的人或殺人劫貨的強盜,詞義重。《左傳·宣公二年》:"子爲正卿,亡不越竟,反不討賊,非子而誰?"句中的"賊",是晉國太史董狐對殺死了晋靈公的晋臣趙穿的稱呼。《周禮·秋官·士師》:"二曰邦賊。"鄭玄注:"爲逆亂者。"《後漢書·百官志一》:"賊曹(官名)主盜賊事。""盜"指小偷,"賊"指强盜;"盜"是暗竊,"賊"是明搶。"賊"的今義指偷東西的人,詞義較輕。

【感激】　古義是感動奮激的意思,詞義很重,如韓愈《張中丞傳後敘》:"霽雲慷慨語曰:'雲來時,睢陽之人不食月餘日矣。雲雖欲獨食,義不忍。雖食且不下咽。'因拔所佩刀斷一指,血淋漓,以示賀蘭。一座大驚,皆感激爲雲泣下。"諸葛亮《出師表》:"先帝不以臣卑鄙,猥自枉屈,三顧臣於草廬之中,諮臣以當世之事。由是感激,遂許先帝以驅馳。""感激"的今義是指因別人的好意或幫助而對他產生好感或感謝之意,詞義較輕。

第二節　詞的本義　引申義　假借義

詞義是不斷發展的,漢語中絕大多數的詞都不止一個意義,因此,詞的多義現象是古漢語中十分常見的語言現象。要掌握古漢語的多義詞,必須了解古漢語多義詞的幾個重要方面,即詞的本義、引申義和假借義。

一、詞的本義

1.本義的概念

所謂"詞的本義",就是詞的本來意義,也就是從記錄詞的漢字的字形結構上所反映出來的,并在古代的書面語言材料中得到證明的意義。

詞的本義不一定是詞的原始意義或最早的意義。這是因爲在漢字誕生之前,語言(口頭語言)早已產生,某個詞在口語中剛出現時究竟表示什麼意思,我們無法考證。據考古發掘,中華大地上早在一百七十萬年之前,就有元謀猿人的活動,就有人類社會,就有語言。而漢字的産生歷史,可以追溯到五六千年以前的仰韶文化時期。同一百七十萬年相比,五六千年實在是短得很。我們現在了解古代語言,主要是靠用漢字記錄的書面材料。王力先生説:"所謂古代漢語,實際上就是古書裏的語言。"因此,研究和學習古代漢語,離不開漢字。在漢字誕生之前的一百六七十萬年中,漢語的形態和詞的含義,我們無法確切知道。因此,我們界定的詞的本義,是從有記錄詞的漢字之時算起的,而不是從語言中詞的産生之時算起的,因此詞的本義并不等同於詞的原始意義。

對一個多義詞來説,本義在它的所有含義中居中心地位,其他含義多數是從本義派生發展出來的,抓住了本義,其他含義也就容易理解了。清儒江沅在《説文解字注·後敘》中指出:"本義明而後餘義明,引申之義亦明,假借之義亦明。"這是對本義與引申義、假借義關係的深刻揭示。

例如,在新版《辭海》中,"題"字共有七個義項:①額頭;②標識篇首的文字,如"標題”“篇題”；③題目、問題；④書寫、署，如“題字”“題詩”；⑤品評；⑥章奏；⑦通“提”。在這七個義項中，“額頭”是本義，《説文》：“題，額也，从頁，是聲。”《説文》告訴我們，“題”是形聲字，它的本義與“頁”有關，讀音爲“是”。“頁”（xié）是個象形字，含義爲“頭”；“額頭”是“頭”的一部分，所以从“頁”。《韓非子·解老》：“詹何坐，弟子侍，有牛鳴於門外，弟子曰：‘是黑牛也而白在其題。’”“題”即“額頭”，這是“題”的本義之用。義項②至⑥，都是由本義發展推衍出來的：“額頭”是人體最上最前的部位，由此引申表示一篇文章最前面的文字，即“標題”“篇題”；“標題”表示文章要闡述、説明的具體事物，由此引申表示“題目”“問題”；出了“題目”、提出了“問題”，人們才能作文章，由此引申出“題字”“題詩”之義；寫的字、題的詩是供人們鑒賞的，由此引申出“品評”之義；就某一問題向皇帝稟報，并發表自己的評論意見，便引申出“章奏”之義。義項⑦“提”在意義上與“題”無關，是音同借用。可見，衹要抓住“額頭”這個本義，“題”的其餘六個意義就不難把握。

正因爲本義在理解多義詞方面具有舉足輕重的作用，所以，古漢語研究者歷來重視對本義的探討。

2.掌握詞的本義的方法

本義是指從記錄詞的漢字的字形結構上所反映出來的，并且在古代的書面語言材料中得到證明的意義。因此，掌握詞的本義可以從兩個方面入手：分析漢字的結構和尋找古書用例，并將兩者結合起來。

歷來的文字學家都是從分析字形入手來探求本義的。東漢許慎所著的《説文解字》，就是一部通過字形分析來闡釋本義的專書。清儒江沅在《説文解字注·後敘》中指出：“許書之要，在明文字之本義而已。”清代著名文字學家王筠在《説文釋例》一書中則指出：“許君之立説也，推古人造字之由，先有字義，繼有字聲，乃造字形。故其説義也，必與形相比附。”這些評論，都是十分中肯的。

一般來説，分析字形以求本義，不能以楷書爲據，而應以小篆爲據，有時還應參考甲骨文和金文。

可以用來考核本義的古代文獻，包括經史子集等著作及其注釋，古代的字典辭書等。當然，材料越古越可靠。

象形、指事、會意字可以通過直接分析字形、證以古書用例來確定其本義。例如：

【豆】《説文》：“豆，古食肉器也。”“豆”是個象形字，其外形像一隻高腳盤盂。《國語·吳語》：“在孤之側者，觴（shāng）酒、豆肉、簞食，未嘗敢不分也。”韋昭注：“豆，肉器。”《詩·大雅·生民》：“卬盛于豆，于豆于登。”（我盛祭肉放豆中，放完豆中放登中。）毛亨傳：“木曰豆，瓦曰登。豆，薦菹醢也。”鄭玄箋：“祀天用瓦豆，陶器質也。”由此，我們可以斷定：“豆”的本義是古代用來盛放肉食的器皿。

【末】《説文》：“末，木上曰末，从木，一在其上。”徐灝注箋：“木杪曰末，故於木上作畫，指事。”“木”是個指事字，是在象形字“木”上加上一個抽象的指事符號來表示的，義爲樹梢。《左傳·昭公十一年》：“末大必折，尾大不掉。”意即樹梢太大必定折斷,尾巴太大難以甩動。由此可以斷定:"末"的本義是樹梢。

【秉】　《説文》:"秉,禾束也。从又持禾。"朱駿聲《説文通訓定聲》:"从又持禾,會意。手持一禾爲秉,手持兩禾爲兼。"《詩·小雅·大田》:"彼有遺秉,此有滯穗。"毛亨傳:"秉,把也。"《儀禮·聘禮》:"四秉曰筥。"鄭玄注:"此秉謂刈禾盈手之秉也。"由此可以斷定:"秉"的本義是禾束。

形聲字的形旁,祇表示字的本義所屬的意義範疇,而不表示字的具體意義,因此,不能從形旁直接斷定其本義。但是,如果我們知道了某一個形聲字的若干個意義,就可以根據其形旁來確定哪一個意義可能是本義,然後再通過古代的語言材料來論證。例如:

【脱】　新版《辭源》"脱"字有八個義項:①肉去皮骨;②脱落,失去;③解去,去掉;④逃脱,免禍;⑤散落,缺漏;⑥疏略,輕慢;⑦中醫病名"虛脱";⑧副詞:倘或,或許。"脱"是個形聲字,从肉,兑聲。在上述八個義項中,祇有第一義與"脱"的形旁"肉"有關,因此,我們可以認爲"肉去皮骨"可能是本義。在古籍中,這一意義得到了應用,如《禮記·内則》:"肉曰脱之,魚曰作之,棗曰新之。"孔穎達疏:"肉曰脱之者,皇氏云:'治肉除其筋膜取好處。'故李巡注《爾雅·釋器》云:'肉去其骨曰脱。'郭云:'剥其皮也。'"《玉篇》:"脱,肉去骨。"根據以上材料,我們可以斷定:"脱"的本義是"肉去皮骨",義項②至⑦是由本義發展引申而形成的含義。義項⑧與本義毫無關係,是假借義。

【編】　新版《辭源》"編"字有三個義項:①串聯竹簡的皮筋或繩子;②順次排列,如編列、編排、編印;③編結,編織,如編蒲、編竹。"編"是一個形聲字,从糸,扁聲。"糸"的意義是"細絲也"(見《説文》)。由此可以確定:義項①可能是本義。《漢書·儒林傳》:"(孔子)蓋晚而好《易》,讀之,韋編三絶,而爲之傳。"注:"編,所以聯次簡也。""韋"是熟牛皮,"韋編"即牛皮繩。根據上述材料,可以認定"編"的本義是義項①,義項②③是引申義。

以字形分析和古代文獻材料相結合的方法來探求本義,是比較可靠的方法。有些字難以找到或不能找到古代的文獻用例,則主要靠字形分析來確定本義。

當然,探求本義不僅僅運用字形分析和文獻材料相結合的方法,還有其他一些方法。清代著名學者段玉裁在這方面曾做出過突出的成績。他在《説文解字注》中,運用了十餘種方法求證本義。例如,通過字的讀音來確定本義,就是段氏常用的一種手段。《説文·艸部》:"芌,大葉實根駭人,故謂之芌也。"段玉裁注:"口部曰:'吁,驚也。'毛傳曰:'訏,大也。'凡于聲字多訓大。芌之爲物,葉大根實,二者皆堪駭人,故謂之芌。"段氏以"凡于聲字多訓大"之理,證明了"芌"的本義。

3.常用詞的本義舉例

古漢語常用詞很多,在此舉幾個例子,了解其本義,分析其探求本義的方法:

【斤】　本義是"砍斫(zhuó)樹木的橫刃斧頭",象形字。《説文》:"斤,斫木斧也。"王筠《説文句讀》:"斤之刃橫,斧之刃縱,其用與钁(jué)相似,不與刀鋸相似。"《孟子·梁惠王上》："斧斤以時入山林,材木不可勝用也。"

【戒】　本義是"戒備",會意字。《説文》："戒,警也。从廾持戈,以戒不虞。""廾"(gǒng)是會意字,由左、右兩手組成,意爲"竦其兩手以有所奉也"(段注),即兩手捧物。左、右兩手持戈,即"戒"字的構形。《荀子·儒效》："勝敵而愈戒。"楊倞注:"戒,備也。言勝敵而益戒備。"

【更】　本義是"更改",篆字从攴,丙聲。《説文》："更,改也。"《論語·子張》："君子之過也,如日月之食焉。過也,人皆見之;更也,人皆仰之。"

【佞】　本義是"巧言善辯",从女,仁聲。《説文》："佞,巧讇高材也。"徐灝注箋:"佞者巧慧之稱,巧慧有邪有正,故佞有美惡。"《論語·公冶長》："焉用佞?禦人以口給,屢憎於人。"邢昺疏:"佞是口才捷利之名,本非善惡之稱,但爲佞有善惡耳。爲善捷敏是善佞……爲惡捷敏是惡佞。"

【及】　本義是"追上抓住",篆文从又从人會意。《説文》："及,逮也。"《左傳·成公二年》："丑父寢於轏中,蛇出於其下,以肱擊之,傷而匿之,故不能推車而及。"

【脩】　本義是"乾肉",形聲字。《説文》："脩,脯也。从肉,攸聲。"《正字通》："脩,肉條割而乾之也。"《論語·述而》："自行束脩以上,吾未嘗無誨焉。""束脩"指用十條乾肉扎成的一束。

【造】　本義是"到""去""前往",形聲字。《説文》："造,就也。从辵,告聲。"《三國志·華佗傳》："縣車邊,欲造佗。"

【然】　本義是"燃燒",形聲字。《説文》："然,燒也。从火,肰聲。"《孟子·公孫丑上》："若火之始然,泉之始達。"

【集】　本義是"群鳥棲止在樹上",會意字,篆字上面是三個"隹",下面是"木"。《説文》："集,群鳥在木上也。"桂馥《説文義證》："《禽經》:'獨鳥曰止,群鳥曰集。'"《詩·周南·葛覃(tán)》："黃鳥于飛,集於灌木。"

【探】　本義是"探取",即把手深深地伸進去摸取,形聲字。《説文》："探,遠取之也。"《爾雅》："探,取也。"郭璞注:"探者,摸取也。"《論語·季氏》："見不善如探湯。"

【旨】　本義是"味美""好吃",是個合體象形字:甲骨文、金文"旨"的上部似匙形,下部是"口"(篆文改爲"甘"),以匙送食物入口,表示味美好吃。《説文》："旨,美也。"《禮記·學記》："雖有佳餚,弗食,不知其旨也。"

【天】　本義是"人的頭頂",象形字。《説文》："天,顛也。""顛,頂也。"王國維《觀堂集林》："古文'天'字本象人形。……本謂人顛頂,故象人形。"《山海經·海外西經》："刑天與帝(天帝)至此争神,帝斷其首,葬之常羊之山。乃以乳爲目,以臍爲口,操干戚以舞。"神名"刑天",意即其頭爲天帝所斬。

【向】　本義是"朝北的窗户",象形字。《説文》："向,北出牖也。"徐灝注箋:"古者前堂後室,室之前爲牖,後爲向,故曰'北出牖'。……象形。"《詩·豳風·七月》："穹窒熏鼠,塞向墐户。"毛亨傳:"向,北出牖也。"

【解】　本義是"用刀宰割動物(如牛)",會意字。《説文》："解,判也。从刀判牛角。《莊子·養生主》："庖丁爲文惠君解牛。"成玄英疏："解,宰割之也。"

【顧】　本義是"回頭看",形聲字。《説文》："顧,還視也。從頁,雇聲。"《三國志·華佗傳》："熊經鴟顧,引輓腰體。"《大醫精誠》："縱綺羅滿目,勿左右顧眄。"

【和】　本義是"聲音相應",形聲字。《説文》："和,相應也。從口,禾聲。"《廣韻》："和,聲相應。"《老子·第二章》："音聲相和,前後相隨。"蘇軾《前赤壁賦》："客有吹洞簫者,依歌而和之。"

【極】　本義是"房屋的正梁",形聲字。《説文》："極,棟也。從木,亟聲。"徐鍇《説文繫傳》："極,屋脊之棟也。"《莊子·則陽》："孔子之楚,舍於蟻丘之漿,其鄰有夫妻臣妾登極者。"

二、詞的引申義

1.何謂詞的引申義

所謂詞的引申義,就是從詞的本義發展、推衍、引申出來的意義。引申義同本義有着內在的聯繫。例如:

【焦】　本義是"物體被火燒傷,變成黃黑乾枯之色"。《説文》："焦,火所傷也。"《玉篇》："焦,火燒黑也。"《左傳·哀公二年》："卜戰,龜焦。"(意即用占卜的方式決定會戰的吉凶,結果龜殼被火燒焦了)即其本義之用。"焦"由本義推衍派生出下列引申義:

①物體燒焦後,其外形往往捲縮不平,由此引出"捲曲"義。《戰國策·魏策四》："衣焦不申,頭塵不去。"吳師道補注："焦,卷也。"

②物體燒焦後,其顏色一般呈黃黑色,由此引出"黃黑色"之義。南朝梁陶弘景《真誥》卷二："心悲則面焦,腦減則髮素。"

③物體燒焦後,其氣味特殊,由此引出"燒糊的氣味"之義。《廣雅》："焦,臭也。"《禮記·月令》："其味(味道)苦,其臭(氣味)焦。"鄭玄注："火之臭味也,凡苦焦者皆屬焉。"

④物體燒焦後,其質地往往變脆變酥,由此引出"脆""酥"之義。宋代周紫芝《五禽言·婆餅焦》："婆餅欲焦新麥香。"

⑤物體燒焦後,其含水量劇降,由此引出"乾枯""乾燥"之義。《墨子·非攻下》："日月不時,寒暑雜至,五穀焦死。"明代張綱孫《苦旱行》："林木焦殺鳥開口,魴魚枯乾溝底臥。""乾燥"是令人十分難受的事,由此又引申出"煩躁""着急"之義,《正字通》："心不寧曰焦。"《史記·夏本紀》："(禹)乃勞身焦思,居外十三年,過家門不敢入。"

⑥專指燒焦的飯,引出"鍋巴"之義。《正字通》："釜底飯之乾者俗曰焦。"《世説新語·德行》："母好食鐺(三足鍋)底焦飯。"《本草綱目·穀部·鍋焦》："(鍋焦)一名黃金粉,乃人家煮飯鍋底焦也。"

上述七個義項(包括"煩躁"義),都同"焦"的本義有聯繫。由此我們可以看出引申義同本義的關係。詞義的引申,是產生一詞多義現象的根本原因。

2.詞義引申的主要方式

人們一般從兩個角度來探討詞義引申的方式:①引申義與本義的關係;②本義與引申義所表示的内容。下面分别加以説明。

(1)從引申義與本義的關係角度來看,詞義引申可以分爲直接引申和間接引申兩類。

1)直接引申:所謂直接引申,指引申義是從本義直接派生出來的,引申義與本義發生直接關係。例如:

【基】　本義是"牆基",從土,其聲。《説文》:"基,牆始也。"王筠《説文句讀》:"今之壘牆者,必埋石地中以爲基。"由本義直接派生出兩個引申義:

①根本,基礎。這個含義比較抽象,如《詩·小雅·南山有臺》:"樂只君子,邦家之基。"毛亨傳:"基,本也。"《鹽鐵論·非鞅》:"伊尹以堯舜之道爲殷國基,子孫紹位,百代不絶。"

②開始,起頭。《國語·晉語九》:"基於其身,以克復其所。"韋昭注:"基,始也,始更修之於身,以能復其光。"

又如:

【徑】　本義是"人步行的小路",從彳,巠聲。《説文》:"徑,步道也。"段玉裁注:"謂人及牛馬可步行而不容車也。"朱駿聲《説文通訓定聲》:"步行之道,謂異于車行大路。"《論語·雍也》:"有澹台滅明(人名)者,行不由徑。"《史記·高祖本紀》:"前有大蛇當徑。"由本義直接派生出以下幾個引申義:

①泛指道路。《楚辭·招魂》:"皋蘭被徑兮斯路漸。"王逸注:"徑,路也。"

②迹,踪迹。小路上布滿人行之迹,故引申出此義。《廣雅》:"徑,跡也。"

③行。人常在小路上行走,故引申出此義。《左傳·僖公二十五年》:"昔趙衰(人名)以壺飧從徑。"杜預注:"徑,猶行也。"《漢書·蘇建傳》附《蘇武傳》:"徑萬里兮度沙幕,爲君將兮奮匈奴。"

④疾速。小路往往短近易達終點,故引申出此義。《史記·大宛列傳》:"從蜀宜徑,又無寇。"裴駰集解引如淳曰:"徑,疾也。"

⑤圓中的直徑。小路往往是舍曲取直形成的,故引申出此義。《周髀算經》卷上:"此夏至日道之徑也。"趙爽注:"其徑者,圓中之直者也。"

⑥徑直,直截了當。清代徐灝《説文解字注箋》:"徑,戴氏侗曰:'小道徑達。'故因之爲徑直之義。"

如果直接引申義不止一個,那麽,每個引申義實際上都是從本義的某一個特點上派生出來的;本義同引申義之間,形成以本義爲中心的輻射關係,各個引申義與本義都是等距離的。

2)間接引申:所謂間接引申,指引申義是由直接引申義再引申出來的,即前人所講的"輾轉爲他訓",引申義和本義不發生直接關係,衹發生間接關係。例如:

【貴】　本義是"價格高",篆形爲從貝,臾聲。《説文》:"貴,物不賤也。"《玉篇》:

“貴,多價也。”《左傳·昭公三年》:“國之諸市,屨賤踊貴。”由本義“價格高”引申爲“社會地位高”,如《玉篇》:“貴,高也,尊也。”《荀子·榮辱》:“使有貴賤之等,長幼之差。”由“地位高”又引申爲“重要”,如《銀雀山漢墓竹簡·孫臏兵法·月戰》:“間于天地之間,莫貴於人。”《論語·學而》:“禮之用,和爲貴。”由“重要”又引申爲“重視”“崇尚”(即“認爲重要”),如《老子》:“不貴難得之貨。”《禮記·中庸》:“去讒遠色,賤貨而貴德。”由“重視”又引申爲“敬重”“尊重”,如《孟子·萬章下》:“用下敬上謂之貴貴,用上敬下謂之尊賢。”《荀子·正論》:“下安則貴上。”由“敬重”又引申爲敬辭,如《三國志·蜀書·張裔傳》:“貴土風俗,何以乃爾乎?”“貴姓”“貴庚”“貴地”“貴幹”中的“貴”,也是敬辭,義猶“尊”。

“貴”的詞義引申情況,可以圖示如下:

貴(價格高)──→地位高──→重要──→重視──→敬重──→敬辭

由上述引申圖可以看出:本義同間接引申義之間的關係,是一種以本義爲起點、以直接引申義爲第二環節、沿着綫形序列一層一層引申下去的傳遞關係。

(2)從本義與引申義所表示的內容角度來看,詞義引申的方式主要有三種,即由具體到抽象、由個別到一般、由實詞到虛詞。

1)由具體到抽象:由具體到抽象,是指本義所指的事物十分具體,人們憑眼、耳、鼻、舌、身等器官能夠直接感覺到,而發展出來的引申義,所指事物則概括、抽象,一般祇能靠理性思維去體會。例如:

【術】　本義是“都邑中的道路”,篆形爲从行,术聲。《説文》:“術,邑中道也。”《墨子·旗幟》:“巷術周道者必爲之門。”引申爲“途徑”,如《禮記·樂記》:“應感起物而動,然後心術形焉。”鄭玄注:“術,所由也。”由此又引申出“技術”和“方法”兩個含義,前者如《孟子·公孫丑上》:“矢人惟恐不傷人,函人惟恐傷人,巫匠亦然,故術不可不慎也。”後者如《孟子·盡心上》:“觀水有術,必觀其瀾。”由“方法”引申爲“法令”,如《禮記·文王世子》:“公族之罪,雖親不以犯有司,正術也。”鄭玄注:“術,法也。”又由此引申爲“學說”“學問”,如韓愈《師説》:“聞道有先後,術業有專攻。”

2)由個別到一般:由個別到一般,是指本義所指的是個別事物,具有特殊性,而引申義所指的是一般的同類事物,具有普遍性。例如:

【河】　本義專指“黃河”,《莊子·秋水》:“秋水時至,百川灌河。”引申爲“水道”總稱,泛指各種河流,如《漢書》顏師古注云:“冀州凡水大小皆謂之河。”《後漢書》李賢注云:“河者,水之總名也。”杜甫《春望》:“國破山河在,城春草木深。”

【市】　本義是“做買賣的地方”,如《戰國策·秦策一》:“臣聞爭名者於朝,爭利者於市。”《孟子·滕文公上》:“雖使五尺之童適市,莫之或欺。”《説文》:“市,買賣所之也。”即做買賣所去的地方。引申爲一般性的人群聚集之地,即城鎮、市鎮,《呂氏春秋·仲夏紀》:“門閭無閉,關市無索。”高誘注:“市,人聚也。”又引申指城市、都市,如劉克莊《玉樓春》:“年年躍馬長安市,客舍似家家似寄。”長期以客舍爲家,而在家之日倒反而如寄旅之客一般。

　　3)由實詞到虛詞：古代漢語中,有許多虛詞是由實詞詞義引申、虛化發展而來。例如：

　　【及】　本義是"後面的人追上抓住前面的人",《説文》："及,逮也。"徐鍇《説文繫傳》："及前人也。"《左傳・成公二年》："故不能推車而及。"引申爲一般性的"追上",《國語・晉語二》："往言不可及也。"韋昭注："及,追也。"再由此引申爲"到達",《廣雅》："及,至也。"成語"由此及彼""力所能及"中的"及",即此義。又由此義引申虛化爲介詞,如《左傳・僖公二十二年》："及其未既濟也,請擊之。"可譯爲"趁着";《韓非子・難三》："及文公反國,披(人名)求見。"可譯爲"直到";《詩・衛風・氓》："及爾偕老,老使我怨。"可譯爲"跟""同"。由介詞又進一步虛化爲連詞,如《詩・豳風・七月》："七月亨葵及菽。"

　　【頗】　本義是"頭偏",《説文》："頗,頭偏也。從頁,皮聲。"引申爲"偏斜""不正""不平",如《左傳・昭公二年》："君刑已頗,何以爲盟主?"杜預注："頗,不平。"《尚書・洪範》："無偏無頗,遵王之義。"孔安國傳："頗,不正。"由此義引申虛化爲副詞,有時表示程度低,義爲"略微""稍微",如《史記・三代世表》："至於序《尚書》則略,無年月;或頗有,然多闕,不可録。"有時表示程度高,義爲"很""甚",《正字通》："頗,良久曰頗久,多有曰頗有。"《論衡・明雩》："雨頗留,湛之兆也;暘頗久,旱之漸也。"

　　3.詞義引申的主要規律

　　詞義是以詞的語音形式所固定下來的、人們對客觀事物的概括反映和主觀評價,以及詞在特定的使用範圍中所產生的意義。

　　詞的意義內容包括概念意義(理性意義、所指意義)和附加意義,前者主要指詞義的特徵、範圍、性質等,後者主要指詞義的感情色彩、語體風格和社會文化意義。詞義的引申,實際上是在上述詞的意義內容的某一點或某幾點上,派生出新義的過程。

　　詞義的引申主要有四條規律,即相似比喻、相容聯想、相關代用和相因推演。我們對此做一簡單分析。

　　(1)相似比喻：相似比喻反映了由詞義特徵所產生的引申現象的規律。所謂詞義特徵,是指詞的意義內容所表示的客觀事物的特徵,這些特徵通常具有形象性和可感知性。這種引申是通過比喻,即打比方的方式產生的。本義和引申義代表不同的事物,但它們在某一點上有相似之處。例如：

　　【肉】　"肉"的本義是"鳥獸之肉",引申指"中間有孔的環狀玉器的體部"。《爾雅・釋器》："肉倍好謂之璧,好倍肉謂之瑗,肉好若一謂之環。"晉代郭璞注："肉,邊;好,孔。""肉"的這個引申義,是由比喻產生的:鳥獸肢體的橫切面呈圓形,其中央圓空處爲骨,骨外一圈是肉,形狀正與中間有孔的環狀玉器相似。

　　(2)相容聯想：相容聯想反映了由詞義範圍所產生的引申現象的規律。所謂詞義範圍,是指詞的意義內容所概括的客觀事物的範圍,這種範圍一般具有確定性。這種引申,是通過由此及彼的聯想產生的,引申的結果,可以是詞義範圍的擴大,也可以是詞義範圍的縮小。引申之後,本義與引申義的範圍具有包含與被包含的關係,能夠互相容受。例如：

【柄】　"柄"的本義是"斧柄"。《説文》："柄，柯也。""柯，斧柄也。"《詩・豳風・伐柯》："伐柯如何？匪斧不克。"毛亨傳："柯，斧柄也。"段玉裁云："柄之本義專謂斧柯，引申爲凡柄之稱。""凡柄"是指一切器物的柄，引申後詞義範圍擴大了。

（3）相關代用：相關代用反映了由詞義性質所產生的引申現象的一種規律。所謂詞義性質，是指詞的意義內容所概括的客觀事物的根本屬性，這些屬性一般具有穩定性。這種引申，是通過代用（借代）的方式產生的。本義和引申義代表兩種不同的事物，但兩者之間有實質性的關聯。例如：

【縛】　"縛"的本義是"用繩索捆綁"。《説文》："縛，束也。"段玉裁注："引申之，所以縛之之物亦曰縛。""所以縛之之物"即用來捆綁東西的繩索，如《左傳・僖公六年》："武王親釋其縛，受其璧而祓之。"這是以行爲的名稱代指行爲的工具。

【飯】　"飯"的本義是"吃飯"，動詞。《説文》："飯，食也。"段玉裁注："云'食也'者，謂食之也，此'飯'之本義也。引伸之，所食爲飯。""所食"指吃的對象。這是以行爲的名稱代指行爲對象。

【內】　"內"的本義是"進入"，動詞（今字作"納"）。《説文》："內，入也。"段玉裁注："今人謂所入之處爲內，乃以其引申之義爲本義也。"由段注可知，"內"的引申之義爲"所入之處"。這是以行爲之名代稱行爲的處所。

（4）相因推演：相因推演反映了由詞義性質所產生的引申現象的另一種規律。這種引申，是通過推導演繹的方式產生的。本義和引申義代表了兩種不同的事物或概念，但兩者之間有深層的內在邏輯關係。例如：

【騎】　"騎"的本義是"提腿跨馬"。《説文》："騎，跨馬也。"段玉裁注："兩髀跨馬謂之騎，因之人在馬上謂之騎。""騎"由動態的"兩髀跨馬"引申出靜態的"分腿跨坐在馬上"，這是由"動"向"靜"推演。

【觀】　"觀"的本義是"仔細地察看"。《説文》："觀，諦視也。"段玉裁注："審諦之視也。《穀梁傳》曰：'常事曰視，非常曰觀。'凡以我諦視物曰觀，使人得以諦視我亦曰觀，猶之以我見人、使人見我皆曰視。""觀"的本義是主動的"細看"，如《論語・爲政》："視其所以，觀其所由，察其所安。"引申出使動的"讓人細看"之義，如《漢書・宣帝紀》："饗賜單于，觀以珍寶。"這是由"主動"向"使動"推演。

上述相似比喻、相容聯想、相關代用、相因推演四種引申規律，在詞義引申的過程中，往往是交錯出現的，同一個詞在不同的引申義項上，可能是由不同的規律在起作用。因此，我們在考察詞義引申現象時，必須根據不同情況進行具體分析。

三、詞的假借義

詞的假借義，是指因假借而產生的含義。它與詞的本義沒有任何關係，同詞的引申義也沒有內在聯繫，純粹是由同音借用而得來的含義。"假借"包括"六書假借"（即"本無其字，依聲托事"）和"古音通假"（即"本無其意，依聲托字"，也可稱爲"本有其

字,依聲借用")兩類,在漢字部分我們已從漢字的字形關係角度做了詳細分析,在此我們從詞義的角度揭示其關係。如:

【果】　本義是"樹上所結的果子",合體象形字。《説文》:"果,木實也。象果形在木之上。"由本義引申出五個含義:①飽足,如《莊子·逍遥遊》:"適莽蒼者,三湌而反,腹猶果然。""果然"是"飽鼓鼓的樣子"。②美,如《國語·鄭語》:"味一無果。"韋昭注:"五味合,然後可食。果,美。"③有決斷,《玉篇》:"果,果敢也。"《廣韻》:"果,定也。"徐灝《説文解字注箋》:"果,木實謂之果,故謂事之實然者曰果然,因之果敢、果斷之義生焉。"《論語·雍也》:"由也果,于從政乎何有?"④事情的結局、結果,成語"自食其果"的"果"即此義。⑤成爲事實,實現。清代劉淇《助字辨略》卷三:"凡言與事應曰果。"凡言與事不應,就叫"未果"。《韓非子·外儲説下》:"君謀欲伐中山,臣薦翟角而謀得果。"陶淵明《桃花源記》:"南陽劉子驥,高尚士也,聞之,欣然規往。未果,尋病終。"由"成爲事實"引申虛化爲副詞,表示三種含義:①終于,最終,如《左傳·僖公二十八年》:"晉侯在外十九年矣,而果得晉國。"②果真,如《禮記·中庸》:"人一能之,己百之。人十能之,己千之。果能此道矣,雖愚必明,雖柔必強。"③到底,究竟,如《孟子·離婁下》:"儲子曰:'王使人瞷夫子,果有以異於人乎?'"由"成爲事實"引申虛化爲連詞,表示假設關係,即"如果""假如"之義,《左傳·宣公十二年》:"有帥而不從,臨孰甚焉?此之謂矣!果遇,必敗。""果"的上述種種引申義,都與本義有關。但"果"還有與本義、引申義沒有任何關係的假借義:①通"裹":《靈樞經·壽夭剛柔》:"皮與肉相果則壽,不相果則夭。"②通"倮":《周禮·春官·龜人》:"東龜曰果屬。"③通"婐",義爲"女侍",《孟子·盡心下》:"及其爲天子也,被袗衣,鼓琴,二女果,若固有之。"

【其】　本義是"簸箕",象形字。《説文》:"其,所以簸者也。……籀文箕。"由六書假借,"其"在古漢語中主要用作:①人稱代詞,可以表示第三人稱,譯作"他(她、它、他們)的",如《孟子·公孫丑上》:"管仲以其君霸,晏子以其君顯。"也可以表示第一人稱,如《楚辭·九章·哀郢》:"心嬋媛而傷懷兮,眇不知其所蹠。"王逸注:"其,一作'余'。"也可以表示第二人稱,如《墨子·尚同上》:"天子發政于天下之百姓,言曰:'聞善而不善,皆以告其上。'""其上"即"你們的上司"。②指示代詞,意爲"那""那樣的",如《史記·廉頗藺相如列傳》:"臣竊以爲其人勇士,有智謀。"《孟子·公孫丑上》:"夏後殷周之盛,地未有過千里者也,而齊有其地矣。"有時義爲"其中的",如《聊齋志異·狼三則》:"少時,一狼徑去,其一犬坐於前。"③語氣詞,可以表示多種語氣,如委婉語氣,譯作"還是",《左傳·僖公三十年》:"吾其還也。"測度語氣,譯作"也許""大約",《左傳·成公三年》:"子其怨我乎?"祈使語氣,譯作"请""希望",《左傳·隱公三年》:"君子其無廢先君之功!"反問語氣,譯爲"難道""豈",《左傳·僖公五年》:"晉不可啟,寇不可玩,一之謂甚,其可再乎?"等等,"其"的這些虛詞含義都是假借義。

　　詞的引申義與詞的假借義是不同的。詞的引申義與本義之間,無論如何都有一種意義上的聯繫。但詞的假借義與本義之間是沒有任何聯繫的。例如:"絶"從"斷絲"到普遍義的"斷絶"是從個別到一般,這是引申。上例"果",由"果實"義到"事情的結果"義,這是從具體到抽象,也是引申。但"其"由"簸箕"義到"其人之其"代詞義就屬于假借,不是引申。因爲在"其他"的"其"與"簸箕"的"其"之間祇是字形上的借用,没有意義上的聯繫。

詞義問題是古漢語中最核心的問題之一。它面廣量大,關係複雜,但祇要善于判斷本義,正確把握本義、引申義、假借義的關係,就能從紛繁複雜的詞義關係中理出頭緒,摸清規律。

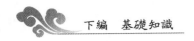
思考練習

一、回答下列問題

1.古今詞義有哪些异同的情況?

2.由古至今,詞義範圍差异的三種表現形式是什麼? 各舉例説明。

3.什麼是詞的本義、引申義和假借義?

4.如何理解詞的本義與引申義之間的關係? 詞義引申的主要方式是什麼?

5.從本義與引申義所表示的内容角度看,詞義引申的方式主要有哪三種? 各舉例説明。

二、詞義辨析

1.尚

余宿尚方術,請事斯語。

夫經方之難精,由來尚矣。

2.相

主相晉國,於今八年。

相對斯須,便處湯藥。

小兒戲門前,逆見,自相謂曰。

3.閒

乃呼扁鵲私坐,閒與語曰。

今主君之病與之同,不出三日必閒。

有閒,太子蘇。

4.治

血脈治也,而何怪?

遂治裝出游,求他師而叩之。

藏府治内,經絡治外,能明終始,四大安矣。

第四章 語 法

古漢語的語法是古人遣詞組句的規律,亦即古人行文的法則。在語音、詞彙、語法這語言的三大要素當中,由古到今,語音已經發生了巨大的變化,詞彙也發生了相當大的變化,而祇有語法是比較穩定的。就其基本結構來看,古今語法仍然具有一致性。當然,古漢語語法畢竟有它自身的特點。以下從詞法和句法兩個方面,簡要介紹古漢語的語法及其特點。詞法主要講古漢語的詞類活用,句法主要講古漢語的固定句式和特殊語序。

第一節 詞類活用

漢語的詞類劃分在上古就已奠定了基礎,某個詞屬于某一詞類比較固定,各類詞在句子中充當什麼成分也有一定的分工。但在古漢語中,有些詞可以按照一定的語言習慣靈活運用,在句中臨時改變它的基本功能,這叫詞類活用。常見的活用情況有:名詞用作動詞,名詞用作狀語,形容詞用作動詞,名詞、動詞、形容詞的使動用法,名詞、形容詞的意動用法,名詞、動詞的爲動用法等。

一、名詞用作動詞

名詞用作動詞指除了使動用法、意動用法和爲動用法以外的其他名詞處于動詞位置上的用法。如:

左右欲刃相如。(《史記·廉頗藺相如列傳》)

有一母見信飢,飯信。(《史記·淮陰侯列傳》)

假舟楫者,非能水也,而絕江河。(《荀子·勸學》)

其中"刃"作動詞,"殺"之義;"飯"作動詞,"給飯吃"之義;"水"作動詞,"游水"之義。

名詞活用作動詞的判斷方法:

第一,兩個名詞連用,其中一個名詞活用作動詞。

扁鵲乃使弟子子陽厲針砥石。(《史記·扁鵲倉公列傳》)

飯疏食飲水,曲肱而枕之。(《論語·述而》)

向輒條其篇目,撮其指意。(《〈漢書·藝文志〉序》)

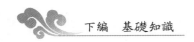

其中"厲""砥"作動詞,"研磨"之義;"飯"作動詞,"吃"之義,"枕"作動詞,"作枕"之義;"條"作動詞,"條列"之義。

第二,名詞出現在代詞前,活用作動詞。

凡療獸瘍,灌而劀之……然後藥之,養之,食之。(《周禮·天官冢宰》)

惟天爲大,唯堯則之。(《孟子·滕文公上》)

知我罪我,一任當世。(《〈溫病條辨〉叙》)

以十分率之,此三法居其八九,而衆法所當纔一二也。(《汗下吐三法該盡治病詮》)

名詞"藥""則""罪""率"的後面分別帶有賓語"之""之""我""之",活用作動詞。分別釋爲"喂藥""效法""責備""按比例劃分"。這是因爲祇有及物動詞纔可以帶賓語,而名詞後面帶賓語時,便活用作動詞。

第三,名詞出現在"所"字後面,活用作動詞。

人之所病,病疾多。(《史記·扁鵲倉公列傳》)

乃丹書帛……置人所罾魚腹中。(《史記·陳涉世家》)

聞子敬所餌與此類。(柳宗元《與崔連州論石鍾乳書》)

特指代詞"所"祇能跟動詞結合,用在動詞前,構成"所字結構",相當于一個名詞性詞組。若"所"後跟名詞,則此名詞活用作動詞。其中"病""罾""餌"分別爲"擔心""用網打魚""服食"之義。

第四,名詞出現在能願動詞"能、可、敢、欲"等後面,活用作動詞。

其治宜毒药。(《黄帝内經素問·異法方宜論》)

蕩蕩乎,民無能名焉!(《孟子·滕文公上》)

六月丙午,晉侯欲麥。(《秦醫緩和》)

若當針,亦不過一兩處。(《三国志·華佗傳》)

名詞"毒药""名""麥""針"分別同能願動詞"宜""能""欲""當"結合,活用作動詞。分別釋爲"用藥物治療""稱贊""吃麥""針刺"。這是因爲能願動詞不能單独作谓语,而可同動詞組成能願詞組,所以當名詞與能願動詞一起構成能願詞組時,便活用作動詞。

第五,名詞出現在副詞後面,活用作動詞。

晉靈公不君,厚斂以彫牆。(《左傳·宣公二年》)

秦師遂東。(《左傳·僖公三十二年》)

秦人聞之,悉甲而至。(《史記·廉頗藺相如列傳》)

今京不度,非制也,君將不堪。(《左傳·隱公元年》)

非其友不友,非其道不道。(《丹溪翁傳》)

名詞"君""東""甲""度""友"分別同副詞"不""遂""悉""不""不"結合,活用作動詞。分別釋爲"實行君道""東行""披甲""合乎法度""結交"。這是因爲副詞不能同名詞結合,而可同動詞結合,所以當名詞同副詞結合時,便活用作動詞。

第六，名詞後帶有一個介賓結構，構成一個動補組合，名詞活用作動詞。

師還，館於虞。遂襲虞，滅之。（《左傳·僖公五年》）

后妃率九嬪蠶於郊，桑於公田。（《呂氏春秋·上農》）

不翼以説，其奧難窺。（《〈類經〉序》）

有諸内，必形諸外。（《孟子·告子》）

名詞"館""蠶""桑""翼""形"之後分別有介賓詞組"於虞""於郊""於公田""以説""諸外"補充，活用作動詞。分別釋爲"寓居""養蠶""種桑""輔助""顯形"。這是因爲介賓詞組不能作名詞的補語，而可作動詞的補語，所以當名詞受介賓詞組補充時，便活用爲動詞。

第七，名詞出現在"而"前或後，活用作動詞。

隧而相見，其誰曰不然。（《左傳·隱公元年》）

夫子式而聽之。（《禮記·檀弓下》）

左并轡，右援枹而鼓。（《左傳·成公二年》）

孟嘗君怪其疾也，衣冠而見之。（《戰國策·齊策》）

市有先死者，則市而用之，不在此例。（《大醫精誠》）

其誤人之迹常著，故可得而罪也。（《汗下吐三法該盡治病詮》）

名詞"隧""式""鼓""衣冠""市"和"罪"的前或後各有連詞"而"連接，活用作動詞。分別釋爲"穿隧""扶軾""擊鼓""穿衣戴帽""買"和"責備"。這是因爲連詞"而"一般不能連接名詞，却可連接動詞或動詞性詞語。所以當"而"連接名詞時，名詞便可能活用作動詞。

二、名詞用作狀語

名詞的基本語法功能是作主語、賓語和定語，但是有時名詞還可臨時用在動詞前充當狀語。一般來説，名詞出現在動詞前面，如果不是作主語，便活用作狀語。作狀語的名詞相當於省略了介詞的介詞結構，可以表示處所、時間、工具、依據、對人的態度、比況等。

第一，表示動作行爲的處所或時間。如：

夫山居而谷汲者，膢臘而相遺以水。（《韓非子·五蠹》）

其民樂野處而乳食。（《黃帝内經素問·異法方宜論》）

不得道聽途説，而言醫道已了，深自誤哉！（《大醫精誠》）

皆日新其用，大濟蒸人。（《〈重廣補注黃帝内經素問〉序》）

名詞"山""谷""野""道""途"和"日"分別作動詞"居""汲""處""聽""説"和"新"的狀語。分別釋爲"在山上""到谷中""在野外""在路途上"和"每天"。另外，"日"作狀語時，分別有"每日"和"一天天地"意思。如：

吾日三省吾身。（《論語·學而》）

翁自幼好學，日記千言。（《丹溪翁傳》）

先主曰："善。"於是與亮情好日密。(《三國志·諸葛亮傳》)

夫何著方者日益多,注方者不再見?(《〈醫方集解〉序》)

前二例中的"日"釋爲"每日",後二例中的"日"釋爲"一天天地"。

第二,表示工具或依據。如:

家人車載欲往就醫。(《三國志·華佗傳》)

會天大雨,道不通,度已失期。失期,法當斬。(《史記·陳涉世家》)

夫神仙雖不目見……較而論之,其有必矣。(《養生論》)

存其可濟於世者,部居別白,都成一編。(《〈串雅〉序》)

名詞"車""法""目"和"部"分別作動詞"載""斬""見"和"居"的狀語。分別釋爲"用車""按照法律""用眼睛"和"按照類別"。

第三,表示對人的態度。如:

君爲我呼入,吾得兄事之。(《史記·項羽本紀》)

彼秦者,棄禮儀而上首功之國也,權使其士,虜使其民。(《戰國策·趙策》)

玉少師事高,學方診六徵之技,陰陽不測之術。(《後漢書·方術傳》)

名詞"兄""權""虜"和"師"分別作動詞"事""使""使"和"事"的狀語。分別釋爲"像對待兄長一樣""像對待權貴一樣""像對待俘虜一樣"和"像對待老師一樣"。

第四,表示比況。如:

射之,豕人立而啼。(《左傳·莊公八年》)

天下雲集響應,贏糧而景從。(賈誼《過秦論》)

子產治鄭二十六年而死,丁壯號哭,老人兒啼。(《史記·循吏列傳》)

大天而思之,孰與物畜而制之。(《天論》)

强公室,杜私門,蠶食諸侯,使秦成帝業。(《史記·李斯列傳》)

熊經鴟顧,引挽腰體。(《三國志·華佗傳》)

文字昭晰,義理環周,一以參詳,群疑冰釋。(《〈重廣補注黃帝内經素問〉序》)

名詞"人""雲""景""兒""物""蠶""熊""鴟"和"冰"分別作動詞"立""集""從""啼""畜""食""經""顧"和"釋"的狀語。分別釋爲"像人一樣地""像雲一樣地""像影子一樣地""像小孩子一樣地""像動物一樣地""像蠶一樣地""像熊一樣地""像鴟鳥一樣地"和"像冰一樣地"。

三、形容詞用作動詞

判斷形容詞是否用作動詞,主要看形容詞後是否帶賓語。如果形容詞後面帶了賓語,便是活用作動詞。如:

臣聞之,國之大臣,榮其寵禄,任其大節。(《左傳·昭公元年》)

而不知慎衆險於未兆。(《養生論》)

有之,自草澤醫始,世所謂走方是也。人每賤薄之。(《〈串雅〉序》)

形容詞"榮""慎"和"賤薄"各自帶了賓語"寵禄""衆險"和"之",都活用作動詞。

分別釋爲"榮獲""謹慎對待"和"鄙視"。這是因爲形容詞不能帶賓語,而動詞可以帶賓語,所以當形容詞在句中帶賓語時,便活用作動詞。

除了以上幾種情況以外,古漢語中的詞類活用還有形容詞用作名詞、動詞用作狀語、數詞用作動詞等用法,數量較少,此不贅述。

四、使動用法

使動用法表示"使賓語怎麽樣"的意思。使動用法是一種需要特殊理解的動賓關係。可用作使動用法的詞類有名詞、動詞、形容詞。

1.名詞的使動用法

表示"使賓語成爲或者擁有名詞所代表的人或事物"。如:

齊威王欲將孫臏。(《史記·孫子吳起列傳》)

縱江東父兄憐而王我,我何面目見之?(《史記·項羽本紀》)

吾見申叔,所謂生死而肉白骨也。(《左傳·襄公二十二年》)

句中名詞"將""王""肉"在句中具有使動義,有"使……爲將""使……爲王""使……生肉"之義。

2.動詞的使動用法

表示"使賓語發出動詞所代表的動作行爲"。及物動詞和不及物動詞皆可用作使動。

不及物動詞的使動用法:不及物動詞後面不能跟賓語,古漢語中有賓語的不及物動詞多用作使動。如:

故天下盡以扁鵲爲能生死人。(《史記·扁鵲倉公列傳》)

佗臨死,出一卷書與獄吏,曰:"此可以活人。"(《三國志·華佗傳》)

莊公寤生,驚姜氏。(《左傳·隱公元年》)

句中不及物動詞"生""活""驚"具有使動義,有"使……生""使……活""使……吃驚"之義。

及物動詞的使動用法,如:

若弗與,則請除之,無生民心。(《左傳·隱公元年》)

止子路宿,殺雞爲黍而食之,見其二子焉。(《論語·微子》)

秋九月,晉侯飲趙盾酒。(《左傳·宣公二年》)

句中及物動詞"生""見""飲"具有使動義,有"使……产生""使……見到""使……飲酒"之義。

3.形容詞的使動用法

表示"使賓語具有形容詞所描寫的性質、狀態、特點"。如:

堅甲厲兵以備難,而美薦紳之飾。(《韓非子·五蠹》)

行善而備敗,所以阜財用衣食者也。(《國語·周語上》)

久服去三蟲,利五藏,輕體,使人頭不白。(《三國志·華佗傳》)

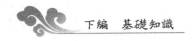

崇飾其末,忽棄其本,華其外而悴其内。(《〈傷寒論〉序》)

句中形容詞"堅""卓""輕"和"華""悴"在句中具有使動義,有"使……堅固""使……增多""使……輕捷"和"使……華麗""使……衰悴"之義。

五、意動用法

意動用法表示"以賓語怎麽樣"的意思。主要是具有主語主觀上認爲賓語怎麽樣或主語主觀上把賓語當成什麽對待之義。可用作意動用法的詞類有形容詞和名詞。

1.名詞的意動用法

表示"把賓語看成、當作名詞所代表的人或事物"。是人們的主觀想法,事實不一定如此。名詞的意動用法含有"對賓語做出某種處置"的意義,所以有的語法書也稱之爲"處動用法"。如:

扁鵲過齊,齊桓侯客之。(《史記·扁鵲倉公列傳》)

虛心而師百氏。(《〈温病條辨〉叙》)

吾與子漁樵於江渚之上,侶魚蝦而友麋鹿。(蘇軾《前赤壁賦》)

句中名詞"客""師""侶""友"在句中爲意動用法,分别爲"把……當作客人""把……當作老師""把……當作伴侶""把……當作朋友"之義。

2.形容詞的意動用法

表示"認爲賓語具有形容詞所描寫的性質狀態特點"。衹是人主觀上的認識,實際情况并不一定如此。意動用法也是一種需要特殊理解的動賓關係。如:

上老老,而民興孝;上長長,而民興弟。(《禮記·大學》)

輕身重財。(《史記·扁鵲倉公列傳》)

賤畜貴人。(《大醫精誠》)

又可以醫師少之哉?(《丹溪翁傳》)

句中形容詞"老""長""輕""重""賤""貴"和"少"在句中爲意動用法,分别爲"把……當作老人對待""把……當作兄長對待""認爲……輕""認爲……重""認爲……賤""認爲……貴"和"看輕"之義。

六、爲動用法

爲動用法是指謂語動詞對賓語具有"爲賓語而動"的意思。其中又因賓語所表示的内容不同而分成兩類:當賓語是表示人(即賓語是由表示人的名詞或人稱代詞充當)時,謂語動詞對賓語具有"替或爲賓語(某人)做某事"的意思;當賓語是表示事物(即賓語是由表示事物的名詞或人稱代詞充當)時,謂語動詞對賓語具有"爲了賓語(某事物)做某事"的意思。用于爲動用法的動詞叫"爲動詞"。名詞用作動詞時,可以有爲動用法,但不多見,大量的爲動用法見于動詞本身。例如:

1.動詞的爲動用法

鬥且出。提彌明死之。(《左傳·宣公二年》)

君三泣臣矣,敢問誰之罪?(《左傳•襄公二十二年》)

感往昔之淪喪,傷橫夭之莫救。(《〈傷寒論〉序》)

伯氏不出而圖吾君。(《禮記•檀弓上》)

句中動詞"死""泣""感""傷""圖"在句中是爲動用法,分別是"爲……而死""爲……哭泣""爲……感嘆""爲……悲傷""爲……圖謀"之義。

2.名詞的爲動用法

異時史家序方術之士,其將有考焉。(《錢仲陽傳》)

孔安國序《尚書》曰。(《〈重廣補注黃帝内經素問〉序》)

佗脈之曰:"府君胃中有蟲數升,欲成内疽。"(《三國志•華佗傳》)

句中名詞"序""序"和"脈"在句中是爲動用法,分別是"爲……作傳""爲……作序"和"爲……診脉"之義。

第二節　基本句式　複雜句式

一、基本句式

1.判斷句

現代漢語中,無論是肯定判斷還是否定判斷,都常用判斷詞"是",而古漢語的判斷句通常不用判斷詞。其表示方法有以下幾種:

(1)在主語後面用"者"表示提頓,謂語後用"也"煞尾。

五藏者,身之强也。(《素問•脈要精微論》)

丹溪翁者,婺之義烏人也。(《丹溪翁傳》)

四時陰陽者,萬物之根本也。(《素問•四氣調神大論》)

(2)主語後面不用"者",謂語後用"也"煞尾。

時珍,荆楚鄙人也。(《李時珍傳》)

子之大父,布衣也。(《與薛壽魚書》)

孫思邈,京兆華原人也。(《孫思邈傳》)

(3)主語後面用"者",謂語後不用"也"。

頭者,精明之府。(《素問•脈要精微論》)

《内經》者,三墳之一。(《〈類經〉序》)

龍者,鱗蟲之長。(《本草綱目•龍》)

(4)主語後面既不用"者",謂語後也不用"也"。

德教,興平之粱肉。(《汗下吐三法該盡治病詮》)

子之所慎,齋戰疾。(《病家兩要説》)

三菘,日用之蔬。(《李時珍傳》)

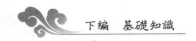

肯定判斷句在古漢語中用"是"字作爲判斷詞的很少,有的"是"好像是個判斷詞,但實際上是指示代詞,相當于"此"。如:

不得起一念蒂芥之心,是吾之志也。(《大醫精誠》)

倉廩不藏者,是門户不要也。(《素問·脈要精微論》)

德之不修,學之不講,聞義不能徙,不善不能改,是吾憂也。(《論語·述而》)

除此之外,在古漢語中還常在主謂之間用副詞"乃""即"等,以加強判斷的肯定語氣。如:

若此之補,乃所以發腠理,致津液,通血氣。(《汗下吐三法該盡治病詮》)

兹乃人神之所共恥,至人之所不爲。(《大醫精誠》)

黄精即鈎吻,旋花即山薑。(《李時珍傳》)

《素問》即其經之九卷也。(《〈重廣補注黄帝内經素問〉序》)

以上是肯定的判斷句。古漢語中否定的判斷句祇有一種表示法,即在判斷句的主語和謂語之間用否定詞"非""匪"等。

越人非能生死人也。(《史記·扁鵲倉公列傳》)

過此以往,莫非妖妄者。(《養生論》)

考其得失,考其所以然之故,匪徒苟然志方而已。(《〈醫方考〉自序》)

2.叙述句

叙述句是以動詞爲謂語,叙述人或事物的行動變化的。古漢語中叙述句的結構一般和現代漢語没什麽不同。例如:

赤頭皆動。(《三國志·華佗傳》)

李將軍妻病甚。(《三國志·華佗傳》)

錢乙起草野。(《錢仲陽傳》)

在上面的叙述句中,動詞是不及物動詞,不帶賓語,其前可加狀語,其後可帶補語。

晉侯夢大厲。(《左傳·成公十年》)

阿善針術。(《三國志·華佗傳》)

藏府治内,經絡治外。(《〈類經〉序》)

冰弱齡慕道,夙好養生。(《〈重廣補注黄帝内經素問〉序》)

在上面的叙述句中,動詞是及物动词,謂語後面可帶賓語。有的動詞,有時可帶兩個賓語,即雙賓語。靠動詞近的賓語叫近賓語,也叫間接賓語,表示謂語動作的方向(對誰做)或動作的目標(爲誰做);離動詞遠的賓語叫遠賓語,也叫直接賓語,是謂語動詞的承受者。在古漢語中能帶兩個賓語的動詞并不多,常見的有"予""遺""語""爲""賜(錫)"等。例如:

學三年,嘉其久而不倦也,予之白金二十兩。(《東垣老人傳》)

盛盛虚虚,而遺人夭殃。(《〈類經〉序》)

語其節度,舍去輒愈。(《三國志·華佗傳》)

厚爲之禮而歸之。(《左傳·成公十年》)

後世有子雲其憫余勞而錫之斤正焉，豈非幸中又幸？（《〈類經〉序》）

古漢語中叙述句經常用語氣詞"矣"和"焉"。"矣"字是一個表示動態的語氣詞，它意味着事物的變化和發展。如：

結去膽下，目則能瞑矣。（《錢仲陽傳》）

自是而一瓢先生不傳矣！朽矣！（《與薛壽魚書》）

五藏之氣，閲於面者，余已知之矣。（《靈樞·師傳》）

本性命，窮神極變，而針道生焉。（《〈甲乙經〉序》）

余發張君之書，重有感焉。（《贈賈思誠序》）

3.描寫句

描寫句是描寫主語怎麼樣的句子。這種句子的謂語主要是形容詞或形容詞短語，有時也可以是主謂詞組。例如：

天全則神和矣，目明矣，耳聰矣，鼻臭矣，口敏矣。（《吕氏春秋·本生》）

文字昭晰，義理環周。（《〈重廣補注黄帝内經素問〉序》）

和鵲至妙，猶或加思。（《〈脈經〉序》）

時人以爲年且百歲，而貌有壯容。（《三國志·華佗傳》）

句中"全""和""明""聰""臭""敏""昭晰""環周"都是形容詞，作謂語。"至妙"是形容詞短語，"年且百歲""貌有壯容"是具有描寫作用的主謂詞組，作描寫句的謂語。

二、複雜句式

複雜句式是與基本句式相對而言的。基本句式（判斷句、叙述句、描寫句）的謂語部分都是祇有一個單一的謂語，而複雜句式則不然，其謂語部分是由兩個或兩個以上的謂語組成，所以稱複雜謂語。根據構造不同，複雜句式可分爲并謂式、連動式、兼語式三種。

1.并謂式

句中有兩個或兩個以上的謂語，述説同一主語，其間爲并列關係者，爲并謂式複雜句式。例如：

南方者，天地所長養，陽之所盛處也。（《素問·異法方宜論》）

心者，生之本，神之變也。（《素問·六節藏象論》）

翁簡愨貞良，剛嚴介特。（《丹溪翁傳》）

著之德圓而神，卦之德方以智。（《〈醫方集解〉序》）

以上句子第一例中"天地所長養"和"陽之所盛處"都是謂語部分，作主語"南方"的并列謂語。第二例中"生之本"和"神之變"都是謂語部分，作主語"心"的并列謂語。第三例中"簡愨貞良"和"剛嚴介特"都是謂語部分，作主語"翁"的并列謂語。第四例中"圓、神"和"方、智"各是兩個形容詞謂語，分別作主語"著之德"和"卦之德"的并列謂語。

2.連動式

句中有兩個一先一後的動詞連在一起，共同叙述一個主語，并且中間没有停頓

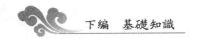

者,爲連動式複雜句式。例如:

(长桑君)乃出其懷中藥予扁鵲。(《史記·扁鵲倉公列傳》)

項莊拔劍起舞。(《史記·項羽本紀》)

雷公再拜而起。(《靈樞·禁服》)

家人車載欲往就醫。(《三國志·華佗傳》)

第一例中的"出"和"予"是兩個動詞謂語,叙述同一主語"长桑君"。先"出"而後"予",前後有連貫關係。第二例的"拔"和"起舞"叙述同一主語"項莊"。第三例中的"拜"和"起"叙述同一主語"雷公"。以上三例是由兩個動詞謂語組成的連動式複雜句式。第四例中的"載""往""就"是三個動詞謂語,叙述同一主語"家人",三個動作前後相連貫。這是由三個動詞謂語組成的連動式複雜句式。

3.兼語式

前一謂語所帶的賓語又兼後一謂語的主語,故稱兼語式。因是一個動賓結構和一個主謂結構套在一起,又稱連環句。兼語式通常又分爲使動式和意動式兩種。

(1)使動式:其前一謂語爲"使令"性動詞"請""使""令"等,含有"主語使賓語如何"之義的,爲使動式。例如:

扁鵲乃使弟子子陽厲針砥石。(《史記·扁鵲倉公列傳》)

哀帝復使向子侍中奉車都尉歆卒父業。(《〈漢書·藝文志〉序》)

主人令佗視平。(《三國志·華佗傳》)

欲令學者思之慎之。(《不失人情論》)

第一例中的"使"是使令性動詞,"弟子子陽"是動詞"使"的賓語,同時又是後一謂語"厲針砥石"的主語。"弟子子陽"身兼賓語和主語二職,所以稱兼語。同樣,第二例中的"使",第三例、第四例中的"令",都是使令性動詞。"向子侍中奉車都尉歆"是動詞"使"的賓語,同時又是"卒父業"的主語。"佗"是動詞"令"的賓語,同時又是"視平"的主語。"學者"是動詞"令"的賓語,同時又是"思之慎之"的主語。"向子侍中奉車都尉歆""佗""學者"都是兼語。

附帶講一下使動式與使動用法的区別。使動式是指一種帶兼語的複雜句式,而使動用法則是屬于一個詞的詞類活用問題,一個是句式問題,一個是詞類活用問題。在使動式中,詞并没有活用,其複雜就複雜在句式上,組成了兼語式;但使動用法,句式并不複雜,其特殊就特殊在詞類活用上。這是兩者的不同。試用《扁鵲傳》中的兩句話比較一下:

越人非能生死人也。

越人能使之起耳。

前一句中,"生"字是使動用法。後一句中,出現"使"字,構成使動式,"之"既作前面"使"的賓語,又作後面"起"的主語。前者爲一個詞的詞類活用,後者則是一個句子的結構問題,這是二者的不同。然而二者祇是表達形式不同,其所表達的內容又是等值的。因此,兩種表達形式可以相互轉換。如:

越人非能生死人也（"生"使動用法）←→越人非能使死人生也（使動式）

越人能使之起耳（使動式）←→越人能起之耳（"起"使動用法）

（2）意動式：其前一謂語是"以爲"性動詞，含有"以爲賓語如何"之義者，爲意動式。

天下盡以扁鵲爲能生死人。（《史記·扁鵲倉公列傳》）

亡如世鮮知十之才士，以闕如爲恥。（《〈温病條辨〉叙》）

以醋爲未足，又益之以橙。（《〈良方〉自序》）

豈可以藥石爲補哉？（《汗下吐三法該盡治病詮》）

以上四例中前一個謂語都是"以"，是"以爲"性動詞，有"認爲"之義。後面的"扁鵲""闕如""醋""藥石"都是動詞"以"所帶的賓語，同時它又兼着後面謂語"爲能生死人""爲恥""爲未足""爲補"的主語，構成兼語式。

附帶講一下意動式和意動用法的区别。意動式和意動用法的關係與使動式和使動用法的關係是一樣的。首先意動式是一種帶兼語的複雜句式，而意動用法則是屬于一個詞的詞類活用問題。今舉兩例，比較于下：

輕身重財，二不治也。（《史記·扁鵲倉公列傳》）

子以吾言爲不誠。（《史記·扁鵲倉公列傳》）

前一例中，"輕""重"二字，是形容詞的意動用法；後一例中，是個"以……爲……"句式。前一例中，"輕""重"分別帶賓語"身""財"，是動賓關係；後一例中，動詞"以"帶兼語"吾言"，"吾言"後又有謂語"爲不誠"。這是兩者的不同。然而兩者所表達的内容是等值的。因此兩種形式也可以相互轉換。

第三節　被動句式　特殊句式

一、被動句式

被動句是表示被動意義的句子。這種句子的主語不是動作行爲的發出者，而是動作的承受者。現代漢語這類句子的謂語部分，常用"被""叫""讓"等表示被動的詞。而古漢語中表示被動的方式有以下幾種：

1.用"爲"表示被動

兔不可復得，而身爲宋國笑。（《韓非子·五蠹》）

頃之，紅人又爲白虎銜去，是何祥也？（《徐靈胎先生傳》）

2.用"爲……所"表示被動

使後之習是術者，不致爲庸俗所詆毀。（《〈串雅〉序》）

燕噲、子之何嘗不托堯舜以鳴高，而卒爲梓匠輪輿所笑。（《與薛壽魚書》）

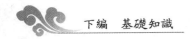

3.用"見"表示被動

已故到譙,適值佗見收,匆匆不忍從求。(《三國志·華佗傳》)

醫者與其逆病人之心而不見用,不若順病人之心而獲利焉。(《汗下吐三法該盡治病詮》)

4.用"於(于)"表示被動

事非僉議,詮釋拘於獨學。(《〈新修本草〉序》)

惑於似而反失其真,知有方而不知方之解故也。(《〈醫方集解〉序》)

5.用"見……於(于)"表示被動

然而公不見信於人,私不見助於友。(《進學解》)

是編者倘亦有千慮之一得,將見擇於聖人矣。(《〈類經〉序》)

6.用叙述句的形式表示被動的内容,即無結構標誌的語義關係上的被動

華佗性惡矜技,終以戮死。(《〈甲乙經〉序》)

陽明在天,則花實戕氣;少陽在泉,則金石失理。(《〈良方〉自序》)

二、特殊句式

句子成分的先後位置,即組合的次序,通常叫作語序。古代漢語的語序與現代漢語的語序基本相同,主語在謂語前,賓語在謂語後,定語、狀語在中心語前等。但是,由於表達的需要,古代漢語中也有一些特殊的語序,如主謂倒裝、賓語前置、定語後置等,是現代漢語少見或没有的。

1.主謂倒裝

主謂倒裝是爲了突出謂語的意義,而把謂語提到主語的前面,以强調陳述的内容,突出疑問的重點,表達强烈的感嘆。

(1)陳述句的主謂倒裝。例如:

普依準佗治,多所全濟。(《三國志·華佗傳》)

睟然貌也,癯然身也,津津然譚議也。(《〈本草綱目〉原序》)

宜乎前賢比之君子,神農列之上品,隱士采入酒斝,騷人餐其落英。(《本草綱目·菊》)

第一例的謂語"多"置於主語"所全濟"之前,第二例的謂語"睟然""癯然""津津然"分别置於主語"貌""身""譚議"之前,第三例的謂語"宜"置於主語"前賢比之君子,神農列之上品,隱士采入酒斝,騷人餐其落英"之前。

(2)疑問句的主謂倒裝。例如:

則倉卒之間,何所趨賴?(《病家兩要説》)

可得聞乎,刺法?(《素問·刺法論》)

第一例的謂語"何"置於主語"所趨賴"之前,第二例的謂語"可得聞"置於主語"刺法"之前。

（3）感嘆句的主謂倒裝。例如：

善乎哉問也！（《靈樞·禁服》）

何幸覩茲集哉！（《〈本草綱目〉原序》）

第一例的謂語“善”置于主語“問”之前，第二例的謂語“何幸”置于主語“覩茲集”之前。

2.賓語前置

古漢語中，爲了强調賓語所表示的意義，賓語可置于謂語之前，即所謂賓語前置。有以下幾種情況：

（1）疑問句中，疑問代詞作賓語時，通常置于動詞之前。

血脈治也，而何怪？（《史記·扁鵲倉公列傳》）

修身篤學，自汝得之，於我何有？（《皇甫謐傳》）

皮之不存，毛將安附焉？（《〈傷寒論〉序》）

人家多有此病（煎藥的毛病），而反責藥不效，咎將誰歸？（《古今醫統大全·制法備録》）

這幾例中的疑問代詞“何”“何”“安”“誰”分別作動詞“怪”“有”“附”“歸”的賓語。

（2）否定句中，代詞作賓語時，通常置于動詞之前。

惴惴然疑先生之未必我見也。（《徐靈胎先生傳》）

其餘五氣，概未之及。（《〈溫病條辨〉叙》）

遽辭以出，人咸不之信。（《醫話四則》）

苟不余信，請以證之。（《張仲景傷寒立法考》）

這幾例都是否定句，因爲分別有否定詞“未”“不”等，其代詞賓語“我”“之”“之”“余”分別提到謂語“見”“及”“信”“信”的前面。

（3）用助詞“是”“之”作爲賓語前置的標誌，或者用“唯（惟）……是……”“唯（惟）……之……”的格式提前賓語。

苟見枝葉之辭，去本而末是務。（《丹溪翁傳》）

其何裨之與有？（《〈類經〉序》）

孜孜汲汲，惟名利是務。（《〈傷寒論〉序》）

夫惟病機之察，雖曰既審，而治病之施，亦不可不詳。（《丹溪心法》）

這幾例中“末是務”即“務末”，“何裨之與有”即“有何裨與”，“惟名利是務”即“惟務名利”，“惟病機之察”即“惟察病機”。

需要注意的是，有時在没有前置標誌的情況下，代詞賓語也能直接位于動詞之前。例如：

時方盛行陳師文、裴宗元所定大觀二百九十七方，翁窮晝夜是習。（《丹溪翁傳》）

素位而行學，孰大於是？而何必捨之以他求？（《與薛壽魚書》）

以上兩例中，代詞賓語“是”“他”直接用在動詞“習”“求”前面。

另外，在賓語前置的句式中，介詞的賓語也可前置。介詞的賓語前置一般有兩種情況：一是除介詞“于（於）”字以外的其他介詞的賓語，如果是疑問代詞，則往往提到介詞之前；二是介詞“以”的賓語，雖不是疑問代詞，但有時爲了强調賓語也可前置。

何以言太子可生也？（《史記‧扁鵲倉公列傳》）

子卿尚復誰爲乎？（《漢書‧蘇武傳》）

第以人心積習既久，訛以傳訛。（《〈類經〉序》）

必能知彼知己，多方以制之。（《用藥如用兵論》）

前二例中疑問代詞“何”“誰”作賓語，分別提到介詞“以”“爲”之前。後二例中的“訛”“多方”作賓語，分別提到介詞“以”之前。

3.定語後置

古漢語中，爲了強調和突出定語，或者爲了使語言更流暢，常常把定語放到中心語之後。定語後置格式一般有二：一是“中心語＋定語＋者”，二是“中心語＋之＋定語＋者”。

慮此外必有異案良方，可以拯人，可以壽世者。（《與薛壽魚書》）

又有醫人工於草書者。（《醫話四則》）

於是諸醫之笑且排者，始皆心服口譽。（《丹溪翁傳》）

又訪諸吳人之能道先生者，爲之立傳。（《徐靈胎先生傳》）

這幾例中，“可以拯人，可以壽世”是“異案良方”的後置定語，“工於草書”是“醫人”的後置定語，“笑且排”是“諸醫”的後置定語，“能道先生”是“吳人”的後置定語。

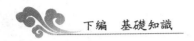

思考練習

一、回答下列問題

1.什麼是語法？

2.古漢語中，常見的詞類活用情況有哪些？ 舉例説明。

3.古漢語判斷句的表示方法有哪幾種？

4.古漢語表示被動的方式有哪些？

5.什麼是主謂倒裝、賓語前置、定語後置？

二、指出并解釋句中活用的詞語

1.仍用皮工之法，以五倍子作湯洗濯，皺其皮。

2.不得道聽途説，而言醫道已了。

3.非其友不友，非其道不道。

4.扁鵲獨奇之，常謹遇之。

5.孔安國序《尚書》曰。

6.陰陽既立，三才位矣。

7.學者不可恥言之鄙俚也。

8.其逆厥也，則藥其湧泉以寤之。

9.今所患勿藥可愈。惟按心脈獨堅。

10.人每賤薄之，謂其游食江湖，貨藥吮舐，跡類丐。

第五章　句　讀

第一節　句讀與句讀符號

　　句讀(dòu)，即我們現在所説的"斷句"，也稱"句逗""句投""句斷""句絶"。《公羊傳·定公元年》："主人習其讀而問其傳。"即是句讀之"讀"的由來。分而言之，古人稱文中停頓的地方，語義已完處爲"句"，語義未完處叫"讀"，合稱"句讀"。古人很重視句讀能力的培養。《禮記·學記》云："一年視離經辨志。"東漢鄭玄注："離經，斷句絶也。辨志，謂別其心意所趨向也。"唐代孔穎達疏："離經，謂離析經理，使章句斷絶也。"入學一年，即考核"離經"的能力，足見"句讀"的重要性。古時書中一般没有斷句符號(至宋代少數木刻本才有句讀)，"句讀"即是讀書的基礎。《後漢書·班昭傳》載："時《漢書》始出，多未能通者，同郡馬融伏於閣下，從昭受讀。""未能通"，即不能句讀。可見給古書斷句，不是一件容易的事情。

　　古時常用的句讀符號有以下幾種：

　　(1)鈎號"〡"，作爲一個漢字，許慎《説文》曰："〡(jué)，鈎識也。"段玉裁注："鈎識者，用鈎表識其處也。褚先生補《滑稽傳》：'東方朔上書，凡用三千奏牘。人主從上方讀之，止，輒乙其處，二月乃盡。'此非甲乙字，乃正〡字也。今人讀書有所鈎勒，即此。"古人用"〡"作爲斷句符號，標誌停頓的地方。句讀的"句"，就是"鈎"的意思。

　　(2)點號，有兩種：一是芝麻點"、"，二是圓點"·"。作爲一個漢字，許慎《説文》曰："、(zhǔ)，有所絶止，、而識之也。"意思是説，讀書有停頓的地方，就用"、"標誌一下。絶止，就是停頓的意思。

　　(3)圈號，即圓圈"。"。

　　在先秦兩漢之時，斷句常用的符號有鈎號"〡"、芝麻點號"、"兩種。後世斷句或用點"、"，或用圈"。"，謂之"圈點"。文中一般祇用一種符號，有時兩者兼用。用一種符號時，如果一用于字旁，一用于字下(兩字之間)，則是"句"與"讀"之區別。兩者兼用時，則停頓短者用"、"，停頓長者用"。"，以此區分"句""讀"。情況不一，但多讀幾頁文字，即可找出規律。如圖5-1～圖5-3所示。

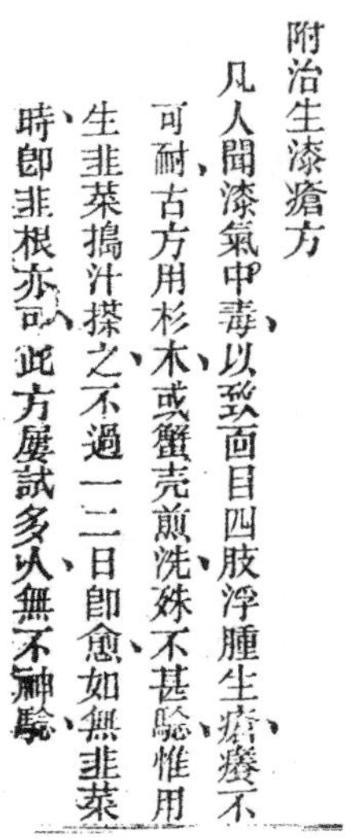
附治生漆瘡方
凡人聞漆氣中毒以致面目四肢浮腫生瘡癢不可耐古方用杉木或蟹殼煎洗殊不甚驗惟用生韭菜搗汁搽之不過一二日即愈如無韭菜時即韭根亦可此方屢試多人無不神驗

圖 5-1　《壽世新編》書影

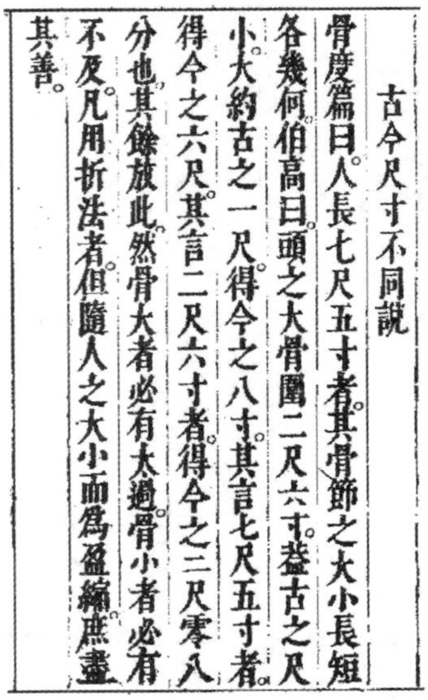
古今尺寸不同說
骨度篇曰人長七尺五寸者其骨節之大小長短各幾何伯高曰頭之大骨圍二尺六寸蓋古之尺小大約古之一尺得今之八寸其言七尺五寸者得今之六尺其言二尺六寸者得今之二尺零八分也其餘倣此然骨大者必有太過骨小者必有不及凡用折法者但隨人之大小而爲盈縮庶盡其善

圖 5-2　《類經圖翼》書影

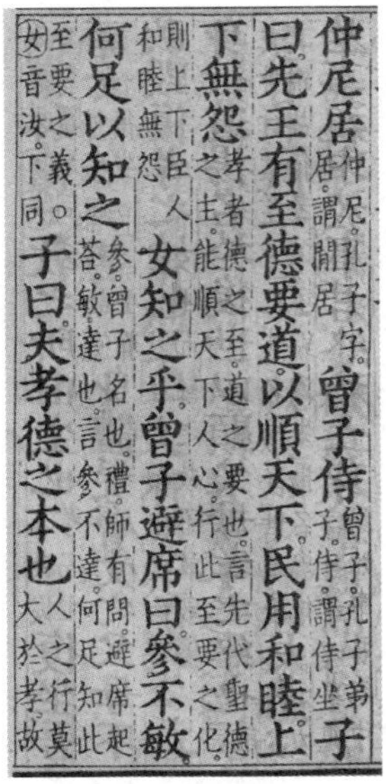
仲尼居[仲尼孔子字居謂閒居]曾子侍[曾子孔子弟子侍謂侍坐]子曰先王有至德要道以順天下民用和睦上下無怨[孝者德之至道之要也言先代聖德至要之化則上下臣人和睦無怨]女知之乎[女音汝下同]曾子避席曰參不敏[參曾子名也禮師有問避席起荅敏達也言參不達]何足以知之[何足知此至要之義]子曰夫孝德之本也[人之行莫大於孝故]

圖 5-3　《孝經》書影

以上看到的是少數加上句讀的古籍（書影），而大部分古籍則是没有句讀符號的白文。如圖 5-4～圖 5-6 所示。

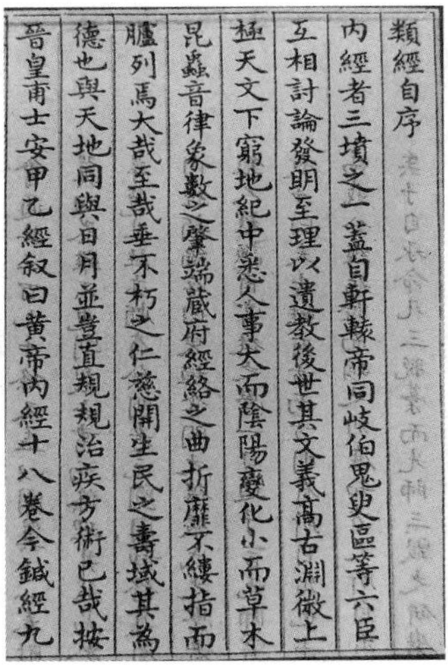
類經自序
內經者三墳之一蓋自軒轅帝同岐伯鬼臾區等六臣互相討論發明至理以遺教後世其文義高古淵微上極天文下窮地紀中悉人事大而陰陽變化小而草木昆蟲音律象數之肇端藏府經絡之曲折靡不縷指而臚列焉大哉至哉垂不朽之仁慈開生民之壽域其爲德也與天地同與日月並豈直規規治疾方術已哉按晉皇甫士安甲乙經叙曰黃帝內經十八卷今鍼經九

圖 5-4　《類經》書影

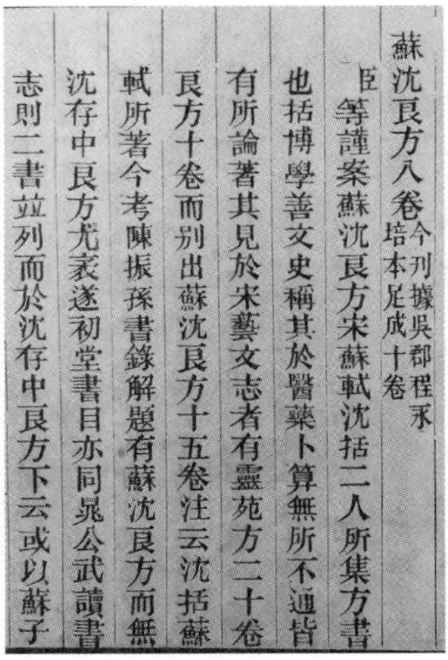
蘇沈良方八卷 今刊據吳郡程永培本足成十卷
臣等謹案蘇沈良方宋蘇軾沈括二人所集方書也括博學善文史稱其於醫藥卜算無所不通皆有所論著其見於宋藝文志者有靈苑方二十卷良方十卷而別出蘇沈良方十五卷注云沈括蘇軾所著今考陳振孫書錄解題有蘇沈良方而無沈存中良方尤袤遂初堂書目亦同晁公武讀書志則二書並列而於沈存中良方下云或以蘇子

圖 5-5　《蘇沈良方》書影

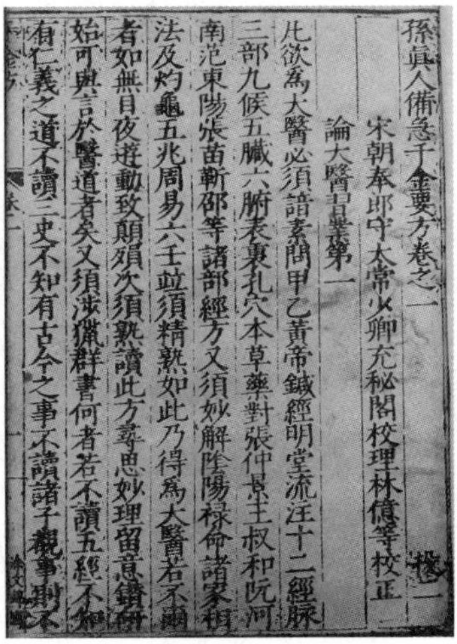
孫真人備急千金要方卷之一
宋朝奉郎守太常少卿充秘閣校理林億等校正
論大醫習業第一
凡欲爲大醫必須諳素問甲乙黃帝鍼經明堂流注十二經脈三部九候五臟六腑表裏孔穴本草藥對張仲景王叔和阮河南范東陽張苗靳邵等諸部經方又須妙解陰陽祿命諸家相法及灼龜五兆周易六壬並須精熟如此乃得爲大醫若不爾者如無目夜遊動致顛殞次須熟讀此方尋思妙理留意鑽研始可與言於醫道者矣又須涉獵群書何者若不讀五經不知有仁義之道不讀三史不知有古今之事不讀諸子覩事則不

圖 5-6　《千金要方》書影

新中國成立以來，古籍整理工作得到國家重視，重要的古代典籍，包括中醫藥古籍，陸續出版了標點本。但是相對于浩如煙海的古籍，經過斷句或標點的古書，仍然衹占較小的比例。中醫藥的寶庫仍待人們去挖掘。而由于斷句、標點之不易，整理過的古書也瑕疵難免，中醫藥古書的斷句、標點本亦是如此。從事中醫藥工作的人員離不開對古代醫書的學習。因此，具備斷句與標點的能力，應是對中醫藥工作者不可或缺的一項基本要求。

第二節　句讀及標點方法

給沒有句讀符號的白文斷句，其實并沒有固定不變的所謂幾種方法。它實際上是一項綜合性的工作，需要句讀者有豐富的學識功底。具體到爲古醫書準確斷句，則有三個方面的知識素養必須具備：一是扎實的古漢語基本知識，二是深厚的中華傳統文化底蘊，三是豐富的中醫藥專業知識。這都要在學習的過程中不斷積累。而多讀、多練，加以原文背誦，則是培養古漢語語感的非常有效的方法。古人是爲白文斷句，現在通常是要用現代標點符號給古書標點，以明確語句的停頓與語氣，標明語句的性質和作用，難度較斷句稍大。下面介紹幾種標點，也是句讀的常用方法，以供參考。

1.反復閱讀，辨明文義

給沒有標點的白文，尤其是一些文義比較艱深的白文斷句，就要反復閱讀。首先要反復通讀，以掌握通篇主旨、內容大概。其次在反復閱讀的過程中，結合資料查詢，仔細分析整篇主旨、段落意義、字詞含義、前後文呼應、上下文聯繫、引經據典等。最後通過反復仔細地閱讀、思考、查證，給白文加上比較滿意的標點。在查證資料方面，現在豐富的網絡資源給人們提供了極大的方便，應當積極利用。

[例一]

所謂邦無道危行言孫學士固不求人知人又何能知學士也

這是《宋以前醫籍考》中的一段文字。通過反復閱讀，後半段"固不求人知，人又何能知學士也"斷句一般沒有問題，但前半段文字稍顯艱深。如此，可以字詞進行網絡查詢，以求解決問題的綫索。當網絡資源查不到的時候，可以用紙質書籍查詢。如此可知，文中"邦無道，危行言孫"，語出《論語·憲問》，原文作"邦有道，危言危行；邦無道，危行言孫"。"危"是正直的意思，"孫"爲"遜"的通假字，"危行言孫"意爲"行爲要正直，言論要謙遜卑順"。"學士"爲宋代醫家許叔微。《四庫全書提要·子部·醫家類》謂許叔微"紹興二年進士，醫家謂之許學士"。文中引用《論語》"危行言孫"一句，是稱贊許叔微"言語謙和而行爲正直"的意思。言許叔微"不求人知"，所以下文一句，即"人又何能知學士也"。

但如果沒有反復閱讀，辨明文義，就會出現如下這種標點錯誤：

所謂邦無道危，行言孫學士固不求人，知人又何能知學士也？

如上標點錯誤，使人不知其所云，單看三句也各不知其表達何意，第二句中更似有現代語感"孫學士"之嫌。究此標點錯誤的主要原因，則是標點者的文史知識積累不足，文字方面不明通假，又沒能做到反復探求、查詢資料，結果許"學士"也變成了

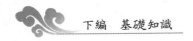

"孫學士"。

此段的正確標點是：

所謂"邦無道,危行言孫",學士固不求人知,人又何能知學士也?

［例二］

陶節庵曰去實熱用大黄無枳實不通温經用附子無乾薑不熱發表用麻黄無葱白不發吐痰用瓜蒂無淡豉不涌

這是《醫方集解·大承氣湯》中的一段,作爲中醫藥原著文字,具有較強的專業性。文中涉及了較多的藥物名稱以及治病用藥的方法。如没有基本的中醫藥知識,又没能經過反復閲讀,辨明文義,則極易出現斷句失誤,甚至出現與原意大相徑庭的斷句錯誤。如:

陶節庵曰:去實熱,用大黄,無枳實。不通温經,用附子,無乾薑。不熱發表,用麻黄,無葱白。不發吐痰,用瓜蒂,無淡豉,不涌。

此段文字本來是論述四種治病方法的用藥配伍情況的。其原意是説:治療實熱應用大黄,如不配伍枳實,就不能發揮通瀉裏熱的作用;温通經脉應用附子,如不配伍乾薑,則不能發揮温熱散寒的作用;發汗解表應用麻黄,如不配伍葱白,就發揮不出發汗的作用;涌吐痰涎應用瓜蒂,如不配伍淡豆豉,則發揮不出涌泄的作用。原文不僅精當地論述了四種治病方法的用藥配伍,而且文句的結構非常工整,具有了排比的氣勢。本來是很精彩的一段,却因爲缺乏中醫藥的專業知識,以至于如上標點,使其文義面目全非:本來强調要用"枳實、乾薑、葱白、淡豉",然而却斷爲不要使用這些藥物了。如此理解,何以治病救人? 由此可見,具備相關的專業知識,對保障句讀的正確性是十分重要的。

其正確的標點是:

陶節庵曰:去實熱用大黄,無枳實不通。温經用附子,無乾薑不熱。發表用麻黄,無葱白不發。吐痰用瓜蒂,無淡豉不涌。

2.利用虛詞斷句

古代漢語中,虛詞的使用是十分常見的,不論是句首、句中還是句末。若虛詞用于表示停頓或語氣,則實際上起着斷句的作用,而且虛詞的使用也有一定的規律可循,這就給我們斷句提供了不少幫助。如有些常用于句首:夫、蓋、夷、粤、凡、苟、若、使、今夫、若夫等;有些常用于句中:者、亦、而、乃、則等;有些常用于句末:也、矣、乎、耳、尔、哉、耶(邪)、兮、歟等。即可以此判斷句之首尾。有些虛詞,除表停頓外,還兼表某種語氣。如乎、歟、耶等表疑問或反問,標點時即可爲問號;矣、耳、哉等表感嘆,標點時即可爲歎號。另外,嘆詞是單獨成句的,一般不與其前後的句子發生結構上的聯繫,常用的有噫、吁、噫嘻、嗚呼(烏乎)、嗟夫、嗟乎等。我們可以利用衆多的文言虛詞來幫助自己正確斷句。

［例一］

今夫五藏之有疾也譬猶刺也猶汙也猶結也猶閉也刺雖久猶可拔也汙雖久猶可雪也結雖久猶可解也閉雖久猶可決也或言久疾之不可取者非其說也夫善用針者取其疾也猶拔刺也猶雪汙也猶解結也猶決閉也疾雖久猶可畢也言不可治者未得其術也

這是《靈樞經·九針十二原》中的一段文字，用比喻的方法論述疾病的形成和治療。文中有 17 個"也"，5 個"雖"，3 個"者"，而全段共有 25 句，即每句都有虛詞作爲標誌，斷句非常容易。

［例二］

齊宣王問曰齊桓晉文之事可得聞乎孟子對曰仲尼之徒無道桓文之事者是以後世無傳焉臣未之聞也無以則王乎曰德何如則可以王矣曰保民而王莫之能禦也曰若寡人者可以保民乎哉曰可曰何由知吾可也曰臣聞之胡齕曰王坐於堂上有牽牛而過堂下者王見之曰牛何之對曰將以釁鐘王曰舍之吾不忍其觳觫若無罪而就死地對曰然則廢釁鐘與曰何可廢也以羊易之不識有諸曰有之曰是心足以王矣百姓皆以王爲愛也臣固知王之不忍也

這是《孟子·梁惠王上》中的一段文字。在 183 字的文句中，"之"字用了 12 次，"也"字用了 6 次，此外還有"者""乎""焉""矣""哉""與（歟）""諸"等，熟悉了這些虛詞的用法和意義，利用這些虛詞，就能夠比較容易地斷句了。當然，這是一段二人對話的內容，"曰"字的出現頻率極高，也爲斷句提供了綫索。這段文字的正確標點是：

齊宣王問曰："齊桓晉文之事，可得聞乎？"孟子對曰："仲尼之徒，無道桓文之事者，是以後世無傳焉，臣未之聞也。無以，則王乎？"曰："德何如則可以王矣？"曰："保民而王，莫之能禦也。"曰："若寡人者，可以保民乎哉？"曰："可。"曰："何由知吾可也？"曰："臣聞之胡齕曰：'王坐於堂上，有牽牛而過堂下者，王見之曰：牛何之？對曰：將以釁鐘。王曰：舍之！吾不忍其觳觫，若無罪而就死地。對曰：然則廢釁鐘與？曰：何可廢也？以羊易之。'不識有諸？"曰："有之。"曰："是心足以王矣。百姓皆以王爲愛也，臣固知王之不忍也。"

［例三］

① 知不知上不知知病夫惟病病是以不病聖人不病以其病病是以不病
② 知不知尚矣不知知病也聖人不病以其病病夫惟病病是以不病

這是老子《道德經》中的一段，①和②是兩個不同的版本。在①中，最難斷句的是前八個字"知不知上不知知病"；但于②中，正因爲有了"矣"和"也"兩個虛詞，斷句難度幾近消失。兩段文字的正確標點是：

① 知不知，上；不知知，病。夫惟病病，是以不病；聖人不病，以其病病，是以不病。
② 知不知，尚矣；不知知，病也。聖人不病，以其病病。夫惟病病，是以不病。

需要注意的是，在古漢語中，有些字是既可以做實詞，也可以做虛詞的；有些是一個字(詞)可以表達多種虛詞的意義,具有多種語法功能。這些情況既需要在理解文義時仔細辨別,也需要在斷句時作出恰當準確的判斷。

〔例四〕

弗明方之旨與方之證及諸藥升降浮沉寒熱溫平良毒之性與夫宣通補瀉輕重滑澀燥濕反正類從之理而徒執方以療病惡能保其不殀人乎

這是《〈醫方考〉序》中的一段文字,對學過一些中醫藥知識的學生來說,講醫理的句子斷句時出錯率不高。但對一般詞義的理解,如果不能加以仔細辨別,往往也會出現失誤。如:

弗明方之旨與方之證,及諸藥升降浮沉、寒熱溫平、良毒之性,與夫宣通、補瀉、輕重、滑澀、燥濕、反正、類從之理,而徒執方以療病惡,能保其不殀人乎?

這是學生考試時出現的錯誤。"惡"字在古漢語中,既可以做實詞,也可以做虛詞。而此句中,"惡"字是屬于虛詞的意義。學生"病惡"連讀,是把疑問詞"惡(wū)",誤解爲形容詞"惡(è)"了。主要問題應是古漢語的語感不强,標點時爲現代漢語的語感所影響。正確標點是:

弗明方之旨與方之證,及諸藥升降浮沉、寒熱溫平、良毒之性,與夫宣通、補瀉、輕重、滑澀、燥濕、反正、類從之理,而徒執方以療病,惡能保其不殀人乎?

3.根據句式斷句

古人撰文,經常使用對偶、排比句式。如果文章體裁是駢體文,那麼幾乎全篇的主要文句都用駢偶格式構成。如孔志約的《〈新修本草〉序》,吳師機的外治專著《理瀹駢文》。對偶是用一對字數相等、結構相同或相似的語句來表達相關的內容,排比是用一系列(至少三句)結構近似、語氣相同的語句來表達相關的內容。對偶具有句式對稱的特點,排比具有句式整齊的特點,因而可以作爲標點的依據。其對偶的句式,甚至在對應位置上的詞的詞性也完全一致。這樣,如果前一句或後一句的標點正確了,與之相對應的另一句的標點也就隨之判斷出來了。排比句至少用三句,這樣如果能確定其中一句,那麼另外几句的標點也就容易判斷了。

〔例一〕

研夫孟荀所述理懿而辭雅管晏屬篇事覈而言練列御寇之書氣偉而采奇鄒子之説心奢而辭壯墨翟隨巢意顯而語質尸佼尉繚術通而文鈍鶡冠綿綿亟發深言鬼谷渺渺每環其義情辨以澤文子擅其能辭約而精尹文得其要慎到析密理之巧韓非著博喻之富呂氏鑒遠而體周淮南汎採而文麗斯則得百氏之華采而辭氣文之大曓也

這是劉勰《文心雕龍·諸子》中的一段。文中有很多人名、書名,需要句讀者對中華傳統文化知識有比較豐富的積累。但經仔細閱讀,分析其句式特點,就會發現這段文字是用駢偶形式寫成的,除開頭的"研夫"二字和末尾的一句總結語"斯則得百氏之華采,而辭氣文之大曓也"外,其餘都是兩兩相對的對偶句。實際上,這是劉勰對諸子百家及其傳書的一個總體評價，文中提到了孟子、荀子、管子、晏子、列御寇、鄒衍、墨翟、隨巢、尸佼、尉繚、鶡冠子、鬼谷子、文子、尹文子、慎到、韓非、《吕氏春秋》、《淮南子》這些人名和書名。其句讀如下：

研夫孟、荀所述，理懿而辭雅；管、晏屬篇，事覈而言練。列御寇之書，氣偉而采奇；鄒子之說，心奢而辭壯。墨翟、隨巢，意顯而語質；尸佼、尉繚，術通而文鈍。鶡冠綿綿，亟發深言；鬼谷渺渺，每環其義。情辨以澤，文子擅其能；辭約而精，尹文得其要。慎到析密理之巧，韓非著博喻之富。吕氏鑒遠而體周，淮南汎採而文麗。斯則得百氏之華采，而辭氣文之大畧也。

［例二］

陽氣根於陰陰氣根於陽無陰則陽無以生無陽則陰無以化全陰則陽氣不極全陽則陰氣不窮春食涼夏食寒以養於陽秋食溫冬食熱以養於陰滋苗者必固其根伐下者必枯其上故以斯調節從順其根二氣常存蓋由根固百刻曉暮食亦宜然

這是《素問·四氣調神大論》“所以聖人春夏養陽秋冬養陰以從其根”一句王冰的注文。從文首至“必枯其上”有五組對偶句式：

第一組：陽氣根於陰，陰氣根於陽。第二組：無陰則陽無以生，無陽則陰無以化。第三組：全陰則陽氣不極，全陽則陰氣不窮。第四組：春食涼，夏食寒，以養於陽；秋食溫，冬食熱，以養於陰。第五組：滋苗者，必固其根，伐下者，必枯其上。

第一、二、三組是單句對偶，第四、五組是複句對偶。其標點如下：

陽氣根於陰，陰氣根於陽。無陰則陽無以生，無陽則陰無以化。全陰則陽氣不極，全陽則陰氣不窮。春食涼，夏食寒，以養於陽；秋食溫，冬食熱，以養於陰。滋苗者，必固其根，伐下者，必枯其上。故以斯調節，從順其根。二氣常存，蓋由根固，百刻曉暮，食亦宜然。

［例三］

今夫五藏之有疾也譬猶刺也猶汙也猶結也猶閉也刺雖久猶可拔也汙雖久猶可雪也結雖久猶可解也閉雖久猶可決也或言久疾之不可取者非其說也夫善用針者取其疾也猶拔刺也猶雪汙也猶解結也猶決閉也疾雖久猶可畢也言不可治者未得其術也

還是《靈樞經·九針十二原》中的這段文字，上文我們從利用虛詞的角度做了分析。但整段文字用了一系列短句，構成了排比，則是它明顯的句式特點。根據句式，斷句也不困難。可以說，此段文字是“根據句式特點”加“利用虛詞”斷句的一個極好的例證。其正確標點如下：

今夫五藏之有疾也，譬猶刺也，猶汙也，猶結也，猶閉也。刺雖久，猶可拔也；汙雖久，猶可雪也；結雖久，猶可解也；閉雖久，猶可決也。或言久疾之不可取者，非其說也。夫善用針者，取其疾也，猶拔刺也，猶雪汙也，猶解結也，猶決閉也，疾雖久，猶可畢也。言不可治者，未得其術也。

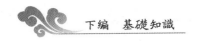

除此之外,古書中還有一些較爲固定的句式,或稱凝固結構,也可作爲斷句標點的依據。如"不亦……乎""唯(維、惟)……是(之)……""何以……爲""何……之有""奈(若、如)……何""得無(毋、勿)……乎(歟、哉)""特……耳"等,一般都可在這些句式的前後斷句。例如:

仁以爲己任,不亦重乎?死而後已,不亦遠乎?(《論語·泰伯》)

汝有此,而不與人共之,不亦同於懷寶迷邦者乎?且汝先子之言具在,顧其忘諸?(蔣示吉《〈醫宗説約〉自序》)

孜孜汲汲,唯名利是務。(《〈傷寒論〉序》)

惟五穀是見,聲色是耽。(《養生論》)

運用之妙,在於一心,何以方爲?(《〈醫方集解〉序》)

難者仍未能明,精處仍不能發,其何神之與有?(《〈類經〉序》)

奈爲醫者戒余勿食何?(《醫話四則》)

先生得無誕之乎?何以言太子可生也?(《扁鵲傳》)

以此視病,盡見五藏癥結,特以診脈爲名耳。(《扁鵲傳》)

4.借助韵脚斷句

古醫書中有不少歌賦體的韵文。韵文的特點爲除了句式整齊以外,還講究押韵,讀之朗朗上口,便于記憶,因而韵脚也就成爲斷句的依據。一般規律是隔句押韵,即奇句不押偶句押,當然也有首句入韵的。通常句子的字數相等,但也有字數長短不齊的。不管怎樣,祇要我們在斷句時發現行文是以韵文的形式寫成,就可以借助韵脚斷句。

[例一]

太虛寥廓肇基化元萬物資始五運終天布氣真靈總統坤元九星懸朗七曜周旋曰陰曰陽曰柔曰剛幽顯既位寒暑弛張生生化化品物咸章

這是《黃帝内經素問·天元紀大論》中的一段。每句都是四字,屬首句不押韵,然後隔一句一押韵。前後用了兩個韵部,前半部分的韵脚分別是"元""天""元""旋";後半部分是首句押韵的,韵脚分別是"陽""剛""張""章"。其正確標點如下:

太虛寥廓,肇基化元,萬物資始,五運終天,布氣真靈,總統坤元,九星懸朗,七曜周旋,曰陰曰陽,曰柔曰剛,幽顯既位,寒暑弛張,生生化化,品物咸章。

[例二]

陽證初起焮赤痛根束盤清腫如弓七日或疼時或止二七瘡内漸生膿痛隨膿減精神爽腐脱生新氣血充嫩肉如珠顔色美更兼鮮潤若榴紅自然七惡全無犯應當五善喜俱逢須知此屬純陽證醫藥調和自有功

這是《醫宗金鑒·外科心法要訣·癰疽陽證歌》,屬隔句押韵而首句起韵例。歌中"痛""弓""膿""充""紅""逢""功"都是韵脚,計七韵十二句,可整齊地排列爲:

陽證初起焮赤痛　　根束盤清腫如弓

七日或疼時或止 　二七瘡內漸生膿
痛隨膿減精神爽 　腐脫生新氣血充
嫩肉如珠顏色美 　更兼鮮潤若榴紅
自然七惡全無犯 　應當五善喜俱逢
須知此屬純陽證 　醫藥調和自有功

[例三]

芫花本利水非醋不能通綠豆本解毒帶殼不見功草果消膨效連殼反脹胸黑丑生利水遠志苗毒逢蒲黃生通血熟補血運通地榆醫血藥連梢不住紅陳皮專理氣留白補胃中附子救陰症生用走皮風草烏解風痹生用使人蒙人言燒煅用諸石火烜紅入醋堪研末製度必須工川芎炒去油生用痹痛攻炮煅當依法方能專化工

這是《藥性賦‧炮製藥歌》，屬隔句押韻而首句不起韻例。歌中"通""功""胸""逢""通""紅""中""風""蒙""紅""工""攻""工"都是韻腳，計十三韻二十六句，也可整齊地排列如下：

芫花本利水 　非醋不能通
綠豆本解毒 　帶殼不見功
草果消膨效 　連殼反脹胸
黑丑生利水 　遠志苗毒逢
蒲黃生通血 　熟補血運通
地榆醫血藥 　連梢不住紅
陳皮專理氣 　留白補胃中
附子救陰症 　生用走皮風
草烏解風痹 　生用使人蒙
人言燒煅用 　諸石火烜紅
入醋堪研末 　製度必須工
川芎炒去油 　生用痹痛攻
炮煅當依法 　方能專化工

[例四]

刺痧先百會正印太陽宮人中頷下穴手指曲池同中脘並足指委中雙用功生薑米飲酒入口命應終

這是《內外驗方秘傳‧刺痧秘訣歌》，屬隔句押韻而首句不起韻例。歌中"宮""同""功""終"都是韻腳，計四韻八句，也可整齊地排列為：

刺痧先百會 　正印太陽宮
人中頷下穴 　手指曲池同
中脘並足指 　委中雙用功
生薑米飲酒 　入口命應終

第三節　誤讀舉例及分析

給古書斷句是一項細緻而又重要的工作，尤其是醫藥學方面的著作，斷句標點正確，則直接關係到人們的健康、生命，所以更是大意不得。分析前人誤讀，可以盡量避免前人錯誤，有助于我們正確斷句和標點。

［例一］

醫之道所以難言者，蓋若此而已。烏傷？賈思誠，濂外弟也，性醇介，有君子之行。［《醫部全録》（點校本）第十二冊第 470 頁，人民衛生出版社 2000 年版］

"烏傷"後不當斷。"烏傷"爲浙江義烏的古稱，賈思誠是義烏人，故稱"烏傷賈思誠"。相傳其地有個名叫顏烏的孝子，因父亡而負土築墳，群烏銜土相助，烏喙皆傷，其地遂有"烏傷"之名。西漢末改爲"烏孝"，唐代始改稱"義烏"。這是因缺乏古代地理知識而誤讀。形式上爲不當斷而誤斷。

［例二］

穀始入於胃，其精微者，先出於胃之兩焦，以溉五藏。（《靈樞經白話解》第 389 頁，人民衛生出版社 1963 年版）

胃屬中焦，而斷成"胃之兩焦"，不合醫理。"胃"後當斷。誤讀的原因，一是缺乏醫學知識，即不明醫理；二是把動詞"之（至，到）"誤作結構助詞"之（的）"。正確標點應是"先出於胃，之兩焦"。形式上爲當斷而失斷。

［例三］

初中末三法不可不講也。初者病邪。初起正氣尚強。邪氣尚淺。則任受。攻中者受病漸久。邪氣較深。正氣較弱。任受且攻且補。末者病魔漸久。邪氣侵凌。衛氣消殘。則任受補。（《醫宗必讀》第 256 頁，上海衛生出版社 1957 年版）

這則文字是説，要針對病情發展的初、中、末三個階段正邪消長的情況，對應采取攻、且攻且補和補三種不同治法。故"初起正氣尚強"的"初起"及"攻中者受病漸久"的"攻"，都應當歸上句而誤屬下句。這是因爲没弄清上下文意而造成的誤讀。形式上爲當屬上而誤爲屬下。另外，"初者""中者""末者"後亦應當斷開。形式上爲當斷而失斷。

［例四］

睡者六字，真言之一，能睡則陰氣自復，交骨亦開矣。（《中醫外治法簡編》第 431 頁，湖北人民出版社 1977 年版）

"睡、忍痛、慢臨盆"是清代呫齋居士《達生編》中提出的孕婦臨產時的六字訣，又稱"六字真言"。"睡"是其中一字。"六字"當歸爲下句。標點者既不知"六字真言"之説——缺乏醫學知識，又不考"睡者六字"之于義不通——缺乏語法知識，因而導致誤讀。形式上爲當屬下而誤爲屬上。

[例五]

醫扁鵲見秦武王，武王示之病，扁鵲請除左右曰：君之病在耳之前，目之下，除之未必已也，將使耳不聽，目不明。君以告左右，扁鵲怒而投其石曰：君與知之者謀之，而與不知者敗之，使此知秦國之政也，則君一舉而亡國矣。[《醫部全録》（點校本）第十二冊第 79 頁，人民衛生出版社 2000 年版]

本段有一個關鍵句子，就是"扁鵲請除左右曰"，應當斷作"扁鵲請除。左右曰"。由于此處當斷而未斷，遂使整段文字内容大變。原本是"扁鵲請除"，即扁鵲請求爲之治療，而"左右"阻撓武王。由于斷句錯誤，却變成了扁鵲避開左右之人對武王說："君之病在耳之前，目之下，除之未必已也。將使耳不聽，目不明。"且由于此處誤斷成扁鵲所說，對原本是"君以告扁鵲"的下文無法圓通，于是便武斷地改作"君以告左右"，遂使古代文獻面目全非。

這段文字的正確標點如下：

醫扁鵲見秦武王，武王示之病，扁鵲請除。左右曰："君之病在耳之前，目之下，除之未必已也。將使耳不聽，目不明。"君以告扁鵲，扁鵲怒而投其石曰："君與知之者謀之，而與不知者敗之，使此知秦國之政也，則君一舉而亡國矣。"

思考練習

一、回答下列問題

1. 什麼是句讀？

2. 古人常用的句讀符號有哪幾種？

3. 造成句讀錯誤的主要原因有哪些？

4. 如何做到正確句讀？

5. 中醫藥古籍正確句讀的重要性是什麼？

二、分析誤讀原因，改正下列誤讀

1. 自有此大法之謬。後人因有隨時用藥之迂論。麻黃桂枝湯者。謂宜於冬月嚴寒。而三時禁用。（《傷寒來蘇集·傷寒論翼》第 2 頁）

2. 方出於矩篇中。所引古方。即有未盡驗者。要皆矩也。（《理瀹駢文》第 128 頁上欄，人民衛生出版社 1955 年影印本）

3. 錢乙。字仲陽。上世錢塘人。與吳越王。有屬俶納土。曾祖贊。隨以北。因家於鄆。（《宋以前醫籍考》第 367 頁，人民衛生出版社 1958 年版）

三、爲下列文字斷句

奉居山不種田日爲人治病亦不取錢重病愈者使栽杏五株如此數年得十萬餘株鬱

然成林乃使山中百禽群獸遊戲其下卒不生草常如芸治也後杏子大熟於林中作一草倉
示時人曰欲買杏者不須報奉但將穀一器置倉中即自往取一器杏去常有人置穀來少而
取杏去多者林中群虎出吼逐之大怖急挈杏走路傍傾覆至家量杏一如穀多少或有人偷
杏者虎逐之到家齧至死家人知其偷杏乃送還奉叩頭謝過乃卻使活奉每年貨杏得穀旋
以賑救貧乏供給行旅不逮者歲二萬餘斛（《神仙傳》）

第六章 古代文化知識

第一節 避諱

在中國古代，爲了表示對君王或尊長的敬畏，在言語或書寫時，不能直接稱說他們的名號，而要用其他的方式加以表達，稱爲避諱。《禮記·曲禮上》："入國問俗，入門問諱。"避諱是中國古代的一種歷史文化現象，其起源各家觀點不一，夏商周秦，直至漢初，各家均有己見，現學術界一般認爲避諱起源于西周。避諱起初是爲了表示尊敬。《史記·殷本紀》司馬貞《索隱》引《古史考》："譙周以爲死稱廟主曰甲也。"又引曰："譙周云：夏殷之禮，生稱王，死稱廟主，皆以帝名配之。天亦帝也，殷人尊湯，故曰天乙。"戰國時避諱尚未形成制度，避諱也不嚴格。在秦以前，人們也衹避真名，不避嫌名。所謂嫌名，就是指與君王或尊長名諱讀音相同或相近的別字。《禮記·曲禮上》曰："禮不諱嫌名。"鄭玄注曰："嫌名，謂音聲相近，若禹與雨，丘與區也。"自秦漢以後，避諱制度形成，諱法漸趨嚴格，臣子百姓不能隨便稱呼君王名字，家庭當中不能輕易書寫尊長名號。有時連嫌名也得避諱。如唐代詩人李賀，因其父名李晋肅，"晋"與"進"同音，故諱"嫌名"而終生未能就舉"進士"。避諱盛于隋唐，嚴于宋代。如"唐律"規定："諸上書若奏事，誤犯宗廟諱者，杖八十；口誤及餘文書誤犯者，笞五十。即爲名字觸犯者，徒三年。"(《唐律疏議》卷十《職制篇》)金代醫學家張元素二十七歲時參加經義進士考試，即是因爲試卷中用字"犯廟諱"而落第的。明清時期，因犯君諱而引起文字之禍，甚至無辜遭戮的，也不少見。直呼皇帝名字犯"大不敬"罪，不能赦免，輕則遭譴，重則罹禍，乃至滅家滅族。直至民國，逐漸被廢。古書中存在衆多因避諱而改動的字句語辭，所以熟悉避諱規律，不僅可以方便閱讀，而且能够幫助我們判斷典籍版本及相關人物的年代。

一、避諱的範圍

《公羊傳·閔公元年》中有句話："爲尊者諱，爲親者諱，爲賢者諱。"意指《春秋》一書對尊者、親者、賢者的過失避而不談，但因其旨意與避諱習俗一致，所以後來就遵用這句話來概括避諱的範圍。其實,古代避諱的範圍,歷來都無統一的規定。

尊者,主要指帝王,帝王的父、祖,以及高官。對尊者的避諱最爲多見。像避君諱,各個朝代的在位君主必須避諱;已故的君主七世之内也須避諱,叫作避"廟諱"。其類别大致有改姓氏、改名字、改地名、改官名、改物名、改書名、改干支名、改方藥名、改常語等。如漢宣帝名詢,所以荀卿被改姓氏,稱孫卿。親者,主要指直係親屬的長輩,特别是父、祖。如司馬遷的父親名談,故《史記》中趙談避諱改稱爲趙同。南朝宋范曄的父親名泰,故《後漢書》中郭泰改稱郭太,鄭泰改稱鄭太。蘇軾的祖父名序,其弟蘇洵文章中改"序"爲"引",蘇軾爲人作序則改用"叙"字,有時又寫作"題首"。賢者,主要指師長。其中最重要的人物就是大思想家、大教育家孔子孔丘。唐宋以後,爲避"丘"字之諱,一般讀"丘"爲"某"或"區",筆下則定作"㐀"或"邱"。

避諱以諱名爲主,但有時也諱字、諱姓,甚至諱陵名、諱謚號、諱年號等。如明代因皇家姓朱,于是所有姓朱的内臣皆改姓諸,此爲諱姓。南朝宋明帝時,因長寧郡名與文帝陵相同,于是改長寧郡爲永寧郡,此爲諱陵名。魏初曾謚司馬昭父懿爲文侯、兄師爲武侯,司馬昭認爲文、武乃魏高祖曹丕、太祖曹操的謚號,于是改文侯、武侯爲宣文、忠武,此爲諱謚號。晋惠帝因用年號永康,于是改永康縣爲武康縣,此爲諱年號。

二、避諱的方法

古代避諱的方法,大致可分爲以下三種:改字、空字、缺筆。

1.改字法

這是一種最常見的避諱方法,即遇到需要避諱的字,就改用與原字意義相同或相近的字。所避之字稱爲諱字。《顔氏家訓·風操》云:"凡避諱者,皆須得其同訓以代換之。"講的就是這種方法。如秦始皇名政,諱"正",避諱時即改爲"端","正"與"端"義同,"正月"改爲"端月"。再如漢高祖劉邦諱"邦",故改"邦"爲"國","相邦"即改爲"相國";漢武帝劉徹諱"徹",遇"徹"即改爲"通"。唐高祖名淵,故楊上善《太素》中改穴位名"太淵"爲"太泉"。唐高宗名治,故劉禹錫《鑒藥》(《劉賓客文集》卷六)中改"治身"爲"理身"。

2.空字法

空字法,即遇到需要避諱的字,就空其字而不書,或用空圍"□",或用"某""諱""上諱"字代替的方法。如東漢許慎撰《説文解字》時,對光武帝劉秀、明帝劉莊、章帝劉炟等幾代皇帝的名字,都采用空字的方法,即將禾部的"秀"字、艸部的"莊"字、火部的"炟"字等都空其字而不列,祇寫上"上諱"二字,而且也不解釋這些字的形、音、義。今本《説文解字》中這幾個字是後人補上的。

3.缺筆法

缺筆法,即遇到需要避諱的字,就將該字少寫一二筆。如康熙名玄燁,因此康熙時期及以後的著作,凡遇到"玄"字,常常缺少最後一筆而寫作"玄"。

上述幾種方法，在同一時代也可以同時使用。如避唐太宗李世民諱，既可采用改字法"世"改爲"代"，"民"改用"人"，也可采用缺筆法，將李世勣在《新修本草》書扉的署名寫作李勣，將觀世音菩薩改爲"觀音菩薩"。爲避玄燁"玄"字諱，既可采用缺筆法如上述缺筆，也可采用改字法改"玄"爲"元"，如清代醫籍中，把"玄參""玄明粉"改稱"元參""元明粉"等。

　　在古代避諱中，不但諱字本身要改，有時甚至連諱字結構的某個部分也要改。如唐太宗名李世民，爲避"世民"之諱，除了"世"改字外，"泄"字要改爲"洩"，故《太素》注文"飧泄"亦改作"飧洩"；"昬"字要寫成"昏"，而且後來"昏"倒成了通用的正字。

三、避諱的應用

　　改字、空字、缺筆等避諱方法的使用，造成了古籍文字上的混亂，給後人閱讀帶來諸多不便。如唐代醫藥學家許胤宗，在宋代避太祖趙匡胤諱，被改爲許嗣宗，至明代又被改稱許允宗，到了清代，因避雍正皇帝胤禛諱，又被寫成許引宗、許裔宗。如此複雜的避諱，的確給閱讀造成了諸多麻煩。

　　但正由于此，避諱也給我們提供了鮮明的時代特徵，使我們對古人古籍的時代等有所判斷。像避清諱的古籍通常不可能判斷爲明代及以前的作品。再如《太素》一書的作者楊上善，因正史中沒有記載其生平，宋代林億和明代李濂、徐春甫等都認爲楊是隋人。但據其《太素》書中祇避唐諱而不避隋諱的情況，可判定《太素》爲唐時成書，楊爲唐人或由隋入唐之人。具體判斷是，書中對唐高祖李淵、唐太宗李世民、唐高宗李治三個皇帝的名諱，以及高祖父親的名諱"昞"，一律避之，"淵"作"泉"、"昞"作"景"、"世"作"代"、"民"作"人"、"治"作"理"或"療"等。而對隋文帝堅、隋煬帝廣的名諱，無論經文注文，則一律不避。再如《太素·四時脈診》"脫血而脈不實不堅難療也"一條注文中，不避隋諱"堅"，祇避唐諱"治"。因而學習避諱的知識，熟悉避諱的規律，不僅可以幫助我們順利閱讀古書，而且能夠幫助我們判斷典籍的時代，確定古籍的真僞，辨別作者的年代，揭示文字的訛誤。

　　自宋代以來，研究避諱學的著作很多，其中尤以清人錢大昕《十駕齋養新錄》及《廿二史考異》、近人陳垣《史諱舉例》創獲最多。《史諱舉例》列舉八十多例，分析説明歷代避諱的種類、所用的方法以及與避諱有關的問題，是避諱學研究的一部集大成之作，在閱讀古籍時可給我們提供很大的幫助。

第二節　天干地支

　　天干，指的是"甲、乙、丙、丁、戊、己、庚、辛、壬、癸"，也稱"十干"。地支，包括"子、丑、寅、卯、辰、巳、午、未、申、酉、戌、亥"，也稱"十二支"。漢以前古人稱十干爲"十日"，稱十二支爲"十二辰"。戰國時五行生克之説出現，干支與五行相配，遂有"母""子"之稱，《史記·律書》稱"十母，十二子"。又由母子之義變而爲"幹""枝"。《白虎通·姓名》："甲乙者，幹也；子丑者，枝也。"由幹枝省而爲"干""支"。干支兩套字，由來已久，出土的殷代甲骨，幾乎每片都刻有干支字，并列有多種干支表。干支的應用很廣，紀日、紀月、紀年、紀時，表方位、表序數、明道理等，在古醫籍中也隨處可見。

一、干支與陰陽五行相配

1.干支分陰陽

分陰分陽，干支相對，則天干爲陽，地支爲陰。而單就十干，則甲丙戊庚壬五者爲陽，乙丁己辛癸五者爲陰。如《廣雅·釋天》所言："甲剛，乙柔，丙剛，丁柔，戊剛，己柔，庚剛，辛柔，壬剛，癸柔。"剛柔即爲陰陽。單就十二支，則子寅辰午申戌六者爲陽，丑卯巳未酉亥六者爲陰。簡而言之，單言天干或地支，凡奇數者爲陽，偶數者爲陰。

2.干支相配

以十干與十二支相配，結果如下：

甲子	乙丑	丙寅	丁卯	戊辰	己巳	庚午	辛未	壬申	癸酉
甲戌	乙亥	丙子	丁丑	戊寅	己卯	庚辰	辛巳	壬午	癸未
甲申	乙酉	丙戌	丁亥	戊子	己丑	庚寅	辛卯	壬辰	癸巳
甲午	乙未	丙申	丁酉	戊戌	己亥	庚子	辛丑	壬寅	癸卯
甲辰	乙巳	丙午	丁未	戊申	己酉	庚戌	辛亥	壬子	癸丑
甲寅	乙卯	丙辰	丁巳	戊午	己未	庚申	辛酉	壬戌	癸亥

干支依次相配，十干六周，十二支五周，始于甲子，終于癸亥，共得六十單元，即是通常所説的"六十甲子"，或稱"六甲"。古人用這六十個單元來紀日、紀年，六十日或六十年循環一周，周而復始。

3.干支與五行五方四時相配

十干配五行：甲乙東方木，丙丁南方火，戊己中央土，庚辛西方金，壬癸北方水。十二支配五行：寅卯配東方木，巳午配南方火，申酉配西方金，亥子配北方水，辰未戌丑配中央土。干支合而言之，張介賓有歌曰："東方甲乙寅卯木，南方丙丁巳午火，西方庚辛申酉金，北方壬癸亥子水，辰戌丑未王四季，戊己中央皆屬土。"如圖6-1所示。

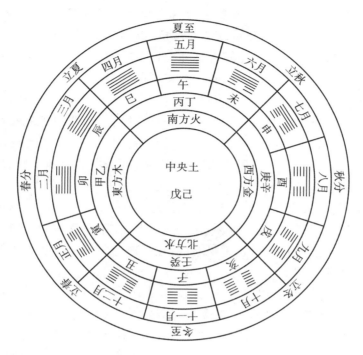

圖 6-1　　干支配五行五方四時八節十二月

二、干支的應用

1.十干之用

（1）十干紀日：用十干紀日，大約產生于夏代。夏後期，有幾個帝王使用"孔甲""履癸"等名號，可以爲證。十天干字本爲十個日神之名，故用來紀日。《廣雅·釋天》曰："甲乙爲干。干者，日之神也。"據《山海經》記載，天有十日，居于扶桑，九日居下枝，一日居上枝。一日方至，一日方出。十日輪流值班，故甲值日的一天便稱甲日，乙值日的一天便稱乙日，如此十日輪流一周，謂之一旬。《黃帝内經》中多用十干紀日。

《素問·藏氣法時論》："肝主春，足厥陰少陽主治，其日甲乙。""心主夏，手少陰太陽主治，其日丙丁。""脾主長夏，足太陰陽明主治，其日戊己。""肺主秋，手太陰陽明主治，其日庚辛。""腎主冬，足少陰太陽主治，其日壬癸。"這些文字中的天干字是用來紀日的，說的是十干與五臟相配。其相配都是依據五行之理，例如：甲乙于五行屬東方木應春，肝也是屬東方木應春，所以拿甲乙兩日與肝相配。逢甲日、乙日，便是肝的王日。其餘類推。

《素問·藏氣法時論》："肝病者，愈在丙丁，丙丁不愈，加於庚辛，庚辛不死，持於壬癸，起於甲乙。""心病者，愈在戊己，戊己不愈，加於壬癸，壬癸不死，持於甲乙，起於丙丁。""脾病者，愈在庚辛，庚辛不愈，加於甲乙，甲乙不死，持於丙丁，起於戊己。""肺病者，愈在壬癸，壬癸不愈，加於丙丁，丙丁不死，持於戊己，起於庚辛。""腎病者，愈在甲乙，甲乙不愈，甚於戊己，戊己不死，持於庚辛，起於壬癸。"文中的天干字也是用來紀日以配五臟的。説的是用五行生克之理測算五臟病的預後、間甚、生死之日期。

《素問·風論》："以春甲乙傷於風者爲肝風，以夏丙丁傷於風者爲心風，以季夏戊己傷於邪者爲脾風，以秋庚辛中於邪者爲肺風，以冬壬癸中於邪者爲腎風。"文中的天干字，也是用來紀日以配五臟的。説的是五臟各以其王日受邪。

《靈樞·五禁》："甲乙日自乘，無刺頭，無發矇于耳內；丙丁日自乘，無振埃于肩喉廉泉；戊己日自乘四季，無刺腹去爪寫水；庚辛日自乘，無刺關節于股膝；壬癸日自乘，無刺足脛。是謂五禁。"文中的天干字，也是用來紀日的，説的是治療禁忌。張介賓《類經》注云："天干之合人身者，甲乙應頭，丙丁應肩喉，戊己及四季應腹與四支，庚辛應關節股膝，壬癸應足脛。日自乘者，言其日之所直也。"

（2）十干紀年：古人太歲紀年法有歲陽之名，共十個，正好與十干相當。《爾雅·釋天》："太歲在甲曰閼逢，在乙曰旃蒙，在丙曰柔兆，在丁曰强圉，在戊曰著雍，在己曰屠維，在庚曰上章，在辛曰重光，在壬曰玄黓，在癸曰昭陽。"十干本指太歲所在十個方位，因而表十個年份。例如：

《素問·天元紀大論》："甲己之歲，土運統之；乙庚之歲，金運統之；丙辛之歲，水運統之；丁壬之歲，木運統之；戊癸之歲，火運統之。"文中的天干字，是用來紀年的。甲己之歲，土運統之者，説的是在甲至癸十年當中，逢甲年、己年兩個年份，則爲土運之年。天干紀年，十年一個周期，而五運則五年一個周期，故十年中五運有兩個周期。分開來説，則甲年是土運，乙年是金運，丙年是水運，丁年是木運，戊年是火運，己年又是土運，庚年又是金運，辛年又是水運，壬年又是木運，癸年又是火運。故甲年、己年同爲土運。餘可類推。

（3）十干表方位：甲乙東方木，丙丁南方火，戊己中央土而王四隅，庚辛西方金，壬癸北方水。例如：

《素問·五運行大論》："丹天之氣經于牛女戊分，黅天之氣經于心尾己分，蒼天之氣經于危室柳鬼，素天之氣經于亢氐昴畢，玄天之氣經于張翼婁胃。所謂戊己分者，奎壁角軫，則天地之門户也。"文中的牛女、心尾、危室、柳鬼、亢氐、昴畢、張翼、婁胃、奎壁、角軫等字，爲二十八宿的星宿名。戊己二字則爲天干字，戊己爲土，在時間上爲土主四季，在空間上則爲土主四隅。故王冰注云："戊土屬乾，己土屬巽。"八卦方位，乾居西北，巽居東南。乾當二十八宿的奎壁二星之分，巽當二十八宿的角軫二星之分。故曰："戊己分者，奎壁角軫。"戊分即西北，己分即東南。此爲以天干表方位。

2. 十二支之用

（1）十二支紀月

《廣雅·釋天》："寅卯爲支。支者，月之靈也。"十干爲十日之神，十二支則爲十二月之靈。神、靈義同。日爲陽，月爲陰，故十干爲陽，十二支爲陰。不言"子丑"而説"寅卯"者，是因夏曆以寅月爲歲首，故從寅説起。十二支既是十二月之靈名，故用來紀月。例如：

《靈樞·陰陽繫日月》："寅者，正月之生陽也，主左足之少陽。未者，六月，主右足之少陽。卯者，二月，主左足之太陽。午者，五月，主右足之太陽。辰者，三月，主左足之陽明。巳者，四月，主右足之陽明。申者，七月之生陰也，主右足之少陰。丑者，十二月，主左足之少陰。酉者，八月，主右足之太陰。子者，十一月，主左足之太陰。戌者，九月，主右足之厥陰。亥者，十月，主左足之厥陰。”文中的十二支字，是用來紀月的，以配足十二經。《類經》注云：“十二支爲陰，足亦爲陰，故足經以應十二月也。然一歲之中，又以上半年爲陽，故合於足之六陽；下半年爲陰，故合於足之六陰。”

《素問·脈解》：“正月太陽寅。寅，太陽也，正月陽氣出在上而陰氣盛，陽未得自次也。”“陽明者，午也，五月盛陽之陰也。”“太陰，子也，十一月，萬物氣皆藏於中。”“厥陰者辰也，三月，陽中之陰。”文中的地支字，也是用來紀月的，表每月陰陽之盛衰。

（2）十二支紀日：十二支用來紀日，當是在干支合用後的事。例如：

《靈樞·歲露》：“二月丑不風，民多心腹病。三月戌不溫，民多寒熱。四月巳不暑，民多痹病。十月申不寒，民多暴死。”《類經》注云：“二三四月以陽王之時，而丑日不風，戌日不溫，巳日不暑，陰氣盛而陽不達也，故民多病。十月以陰王之時，而申日不寒，陽氣盛而陰不藏也，故民多暴死。”文中的地支字都是用來紀日的。

另外，隨着計時方法逐漸詳密，古人對一晝夜有了等分的時辰概念。漢太初以後，開始用十二地支作爲一日十二時辰的名稱，每個時辰等于現代的兩個小時（小時，即小時辰之意）。

（3）十二支紀年：古人有歲名十二個。《爾雅·釋天》：“太歲在寅曰攝提格，在卯曰單閼，在辰曰執徐，在巳曰大荒落，在午曰敦牂，在未曰協洽，在申曰涒灘，在酉曰作噩，在戌曰閹茂，在亥曰大淵獻，在子曰困敦，在丑曰赤奮若。”《離騷》：“攝提貞於孟陬兮，惟庚寅吾以降。”攝提，即攝提格，也就是寅年。十二支本來表示太歲所在的十二個方位，因而指十二個年份。例如：

《素問·天元紀大論》：“子午之歲，上見少陰；丑未之歲，上見太陰；寅申之歲，上見少陽；卯酉之歲，上見陽明；辰戌之歲，上見太陽；巳亥之歲，上見厥陰。”文中的地支字是用來紀年的，以配六氣。地支紀年十二年一個周期，而六氣則六年一個周期。十二年中六氣循環兩次。故逢子年、午年爲少陰司天之年。十二支紀年以配六氣，與十干紀年以配五運，其法相同。

（4）十二支紀時：一年是一個陰陽消長的大周期，一日則是一個陰陽消長的小周期。一年有春夏秋冬，一日有晨昏晝夜。一年有十二月，一日有十二時。顧炎武《日知錄·古無一日分爲十二時》云：“《左氏傳》卜楚丘曰：日之數十，故有十時。而杜元凱注則以爲十二時。雖不立十二支之目，然其曰夜半者，即今之所謂子時也；雞鳴者，丑也；平旦者，寅也；日出者，卯也；食時者，辰也；隅中者，巳也；日中者，午也；日昳者，未也；晡時者，申也；日入者，酉也；黃昏者，戌也；人定者，亥也。一日分爲十二時，始見於此。”至漢代便直接用十二支表十二時之名了。

（5）十二支表方位：十二支既與五行、五方相配，自然可以表方位。在表方位時，子位北方，午位南方，卯位東方，酉位西方，此爲四方之正。丑寅位東北，辰巳位東南，

未申位西南,戌亥位西北,此爲四隅。例如:

《素問·六微旨大論》:"木運臨卯,火運臨午,土運臨四季,金運臨酉,水運臨子,所謂歲會,氣之平也。"文中的地支字,是用來紀年的,同時也表方位。説的是五運六氣學説中歲會。卯位東方屬木,午位南方屬火,酉位西方屬金,子位北方屬水,丑寅、辰巳、未申、戌亥位四隅屬土。木運而合于木,火運而合于火,土運而合于土,金運而合于金,水運而合于水,這叫作歲會。

(6)十二支在手掌之位置:古人爲了運算方便,約定十二地支在手掌中的位置,這樣便可以掐着手指運算了。其位置分别是:無名指本節横紋處爲子,中指本節横紋處爲丑,食指本節横紋處爲寅,食指次節横紋處爲卯,食指第三節横紋處爲辰,食指頂端爲巳,中指頂端爲午,無名指頂端爲未,小指頂端爲申,小指第三節横紋處爲酉,小指次節横紋處爲戌,小指本節横紋處爲亥。四指并攏,形成一個正方形,每個邊都是四數。唐代張守節《史記正義·發字例》曰:"古書字少,假借盖多。字或數音,觀義點發,皆依平上去入。若發平聲,每從寅起。"是説圈字之法,圈于字之左下角爲平聲,圈于左上角爲上聲,圈于右上角爲去聲,圈于右下角爲入聲。在此正方形中,左下角正當"寅"位,故曰發平聲,從寅起。張振鋆《釐正按摩要術》一書講到診指紋時曰:"指紋起于宋人錢仲陽,以食指三節分爲三關,寅曰風關,卯曰氣關,辰曰命關。"寅、卯、辰即位于食指之一二三節横紋處。

3.干支合用

(1)干支合用以紀日:干支合用最先是用于紀日。出土的甲骨所載卜辭中,幾乎每條卜辭都有干支紀日。古籍文獻資料中,干支合用紀日最早見于《春秋·魯隱公三年》:"三年春,王二月己巳,日有食之。"直到現在的曆書之類,仍在使用,從未中斷。例如:

《左傳·成公十年》:"六月丙午,晉侯欲麥。"注:"周六月,今四月,麥始熟。"按《春秋經》:"丙午晉侯獳卒。"注:"六同盟。據傳,丙午,六月七日。有日無月。"周曆以子月爲正月,夏曆以寅月爲正月,後世沿用夏曆,故周之六月,相當于今之四月。是晉侯卒于周歷六月七日。丙午是用來紀日的。

(2)干支合用紀日并表方位:干支與五行五方相配,都有固定的方位,所以可表方位。例如:

《靈樞·九鍼論》:"請言身形之應九野也:左足應立春,其日戊寅、己丑;左脅應春分,其日乙卯;左手應立夏,其日戊辰、己巳;膺喉首頭應夏至,其日丙午;右手應立秋,其日戊申、己未;右脅應秋分,其日辛酉;右足應立冬,其日戊戌、己亥;腰尻下竅應冬至,其日壬子;六府膈下三藏應中州,其[日]大禁(大禁,太一所在之日)及諸戊己。"文中的干支字,都是用來紀日,且表方位的。左足應立春,當東北方,四隅之一。土居中央而王四季,故四隅及中州其天干都是戊己。東北方地支爲寅丑,故其日爲戊寅、己丑兩日。左脅應春分,當東方,爲四正之一,其天干爲甲乙,其地支爲卯,甲爲陽干,卯爲陰支,二者不相配,故其日爲乙卯。餘可類推。

（3）干支合用紀年：干支合用紀年萌芽于西漢初期，通行于東漢以後，是我國古代最基本的紀年方式之一。最早的記載見于《淮南子·天文訓》。從東漢章帝元和二年（85），朝廷下令在全國推行干支紀年，六十甲子周而復始，至今未斷。由此可以向上逆推，知道上古某年是什麽干支。

干支紀年在中醫古籍中應用廣泛。如清代柯琴《〈傷寒論注〉自序》題作"時乙酉初夏也"。"乙酉"紀年，據柯琴生活年代，可推知爲 1729 年。王世貞《〈本草綱目〉原序》題作"時萬曆歲庚寅春上元日"，"庚寅"紀年，聯繫皇帝明神宗年號"萬曆"，可推知爲 1590 年。再如：

《素問·六元正紀大論》："甲子、甲午歲，上少陰火，中太宮土運，下陽明金。""乙丑、乙未歲，上太陰土，中少商金運，下太陽水。""丙寅、丙申歲，上少陽相火，中太羽水運，下厥陰木。""丁卯、丁酉歲，上陽明金，中少角木運，下少陰火。""戊辰、戊戌歲，上太陽水，中太徵火運，下太陰土。""己巳、己亥歲，上厥陰木，中少宮土運，下少陽相火。""庚午、庚子歲，上少陰火，中太商金運，下陽明金。""辛未、辛丑歲，上太陰土，中少羽水運，下太陽水。""壬申、壬寅歲，上少陽相火，中太角木運，下厥陰木。""癸酉、癸卯歲，上陽明金，中少徵火運，下少陰火。"這些文字中的甲子、甲午等干支字，都是干支合用以紀年。當然，作爲套字，也保留着其他含義。如"甲己之歲，土運統之""子午之歲，上見少陰"等含義。

三、干支的意義

天干地支這兩套字，不僅僅是表示序數，它們有着豐富的內涵。它們表示一個陰陽消長周期中不同的時段，表示各個陰陽盛衰不同的方位。它們與五行、五方、四時等聯繫在一起，形成一個時間、空間體系。圖 6-1 用十二消息卦表示十二個月中陰陽消長的情況。子月一陽爻升，丑月二陽爻升，寅月三陽爻升，卯月四陽爻升，辰月五陽爻升，巳月六陽爻升。左邊這一半都是陽氣上升，陰氣下降，直升到陽氣全盛。夏至午月一陰爻升，未月二陰爻升，申月三陰爻升，酉月四陰爻升，戌月五陰爻升，亥月六陰爻升，右邊這一半都是陽氣下降，陰氣上升，直升到陰氣全盛。所以《素問·陰陽應象大論》云："左右者，陰陽之道路也。"

很多問題孤立起來看，不容易明白。如果把它納入這個體系中來看，便容易解決了。

如《素問·四氣調神大論》說："夫四時陰陽者，萬物之根本也。所以聖人春夏養陽，秋冬養陰，以從其根，故與萬物沉浮於生長之門。"此"生長之門"在哪裏呢？按："四時陰陽"，即一年四季氣候之變化。《靈樞·刺節真邪》曰："陰陽者，寒暑也。"一年十二月，即子、丑、寅、卯、辰、巳、午、未、申、酉、戌、亥十二月。冬至所在之月爲子月，夏至所在之月爲午月，春分所在之月爲卯月，秋分所在之月爲酉月。萬物隨天地四時寒暑之變化而變化，春生，夏長，秋收，冬藏。在此陰陽消長周期當中，春分爲萬物動出之門，秋分爲萬物收藏之門。故《說文》曰："卯，冒也。二月萬物冒地而出。象開門之形。故二月爲天門。"又曰："酉，就也。八月黍成，可以酎酒。丣，古文酉從卯。卯爲春門，萬物已出；丣爲秋門，萬物已入。一，閉門象也。"《素問》雖單曰"生長之門"，實概括"生長收藏之門"，此謂舉偏概全。"生長"謂萬物動出，即所謂"浮"；"收藏"謂萬物收斂閉藏，即所謂"沉"。聖人能春夏養陽，故能與萬物一起隨陽氣生長而浮出于春門；以其能秋冬養陰，故能與萬物一起隨陰氣之收藏而沉入于秋門。總之，以聖人能隨四時之陰陽消長而調其神，故能與天地萬物出入于生長收藏之門。

又如關于"肝生於左，肺藏於右"(《素問·刺禁》)兩句經文，有人說中醫把肝的位置搞錯了。有中醫工作者發表文章論述"肝生於左"，也大都是指"肝的功能系統"而言，是講的"純功能"。言外之意是說不是指解剖位置。實際上是回避問題。肝的位置錯不錯？我們祇要根據前邊所引《靈樞·九鍼論》中"身形應九野"一段論述，將其左手、右手、左脇、右脇、左足、右足等擺到圖中，便不難看出：肝在左脇，應春分，其日乙卯。肺在右脇，應秋分，其日辛酉。一個正和我們面對面的人形，出現在紙上，如圖6-2所示。原來，這裏講的左右，是客體的左右，而非自身主觀之左右。肝居左，而主升；肺居右，而主降。非但功能一致，其解剖位置亦全然一致。如果我們從人體第九胸椎處做一個橫斷面解剖圖，背爲陽，居上；腹爲陰，居下，便可看出左邊是肝，右邊是肺。肝肺之外的"心布於表，腎治於裏，脾爲之使，胃爲之市"，也都是各得其所。王冰曰："肝象木，王於春，春陽發生，故生於左也。肺象金，王於秋，秋陰收殺，故藏於右也。"楊上善曰："肝爲少陽，陽長之始，故曰生。肺爲少陰，陰藏之初，故曰藏。"可見一個"生"字，一個"藏"字，都不是隨意言之。由此可以看出中醫理論之嚴謹，同時也可看出，中醫不是孤立講人之形體，而是把人體放在自然界大背景下，從它與自然界陰陽升降之聯系上來觀察，從宏觀上來看每一個體。

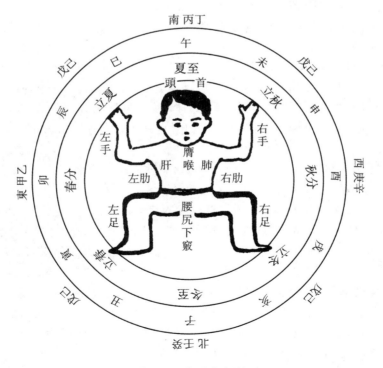

圖6-2　身形應九野

綜上所述,天干地支這兩套字,也如同陰陽五行一樣,是古人的一種含義豐富的說理工具。它就好像坐標上之尺度、數字意義一樣。數是死的,理是活的。但是理而無數,則無以闡明;數而無理,則流于形式。讀古人書,不可不知其說理工具,然而更重要的是通過這些,進而了解其所說之理。如果停留在形式上,動輒以干支測算人之生死禍福,那就是祇得古人糟粕,未得其精華了。

第三節　天文曆法

我國是世界上最早進入農耕生活的國家之一,出于農業生產的要求,先民們觀測天象非常精勤,這就促進了我國古代天文知識的發展。從現有可信的史料來看,早在殷商時代的甲骨卜辭中,就已經有了某些星名和日食、月食的記載,而《尚書》《詩經》《春秋》《左傳》《國語》《爾雅》等書中,有着諸多關于星宿的叙述及豐富的天象記錄。如《尚書·堯典》:"乃命羲和,欽若昊天,曆象日月星辰,敬授民時。"又:"日中星鳥,以殷仲春……日永星火,以正仲夏……宵中星虛,以殷仲秋……日短星昴,以正仲冬……朞三百有六旬有六日,以閏月定四時成歲。"《史記》中有《天官書》,《漢書》中有《天文志》。可以説遠在漢代,我國的天文知識就已經相當豐富了。後經歷代的補充完善,特別是經過南北朝祖冲之、唐代僧一行、元代郭守敬等天文曆算學家的修訂,到了清代,我國的天文曆法體系已發展到相當精確的程度。

古時天文知識相當普及。明末清初學者顧炎武在其《日知錄》中言:三代以上,人人皆知天文。"七月流火",農夫之辭也。"三星在戶",婦人之語也。"月離於畢",戍卒之作也。"龍尾伏辰",兒童之謠也。當然,在當今社會條件下,對學習醫學、研讀醫學典籍的我們,并不要求系統地學習我國古代的天文學,但是了解一些常見的天文基本概念,掌握基本的天文曆法知識,卻是必要的。下面就七曜、二十八宿、十二次、分野等分別加以叙述。

一、七曜

七曜為我國古代對日、月及金、木、水、火、土五星的合稱,又稱"七政"。七者都是行星。金、木、水、火、土五星合起來又稱為"五緯"。由于日、月的隱現是人們最為習常的天象,而金、木、水、火、土在古代又被借為闡釋五行學説,因此在古籍中常常會遇到有關七曜的叙述。中醫古籍亦是如此。如《素問·五運行大論》言:"七曜緯虛,五行麗地。"

1.日月

日、月是天文曆法中兩個最重要的天體。中國古代很早就對日、月有了比較正確的認識。在西漢中期,人們就已認識到月球本身并不發光,而祇是對太陽光的反射。《周髀算經》明確記載:"日照月,月光乃生,故成明月。"而在三國時期楊泉所著的《物理論》

中,更是詳盡地闡釋了月亮的盈虧原理:"月陰之精,其形也圓,其質也清,稟日之光而見其體。日不照則謂之魄。故月望之日,日月相望,人居其間,盡睹其明,故形圓也;二弦之日,日照其側,人觀其傍,故半照半魄也;晦朔之日,日照其表,人在其裏,故不見也。"對于日食、月食這種非常特殊而又極爲鮮明的天文現象,中國古代也有極爲豐富的記録。《尚書》中記載的一次日食,被公認爲世界上最古的日食記録。《尚書·胤征》言:"乃季秋月朔,辰弗集于房……瞽奏鼓,嗇夫馳,庶人走……"在《宋書·天文志》中,則詳細地記載了發生于劉宋元嘉十三年的一次月食:"十三年十二月十六日望月蝕,加時在西,到亥初始食,到一更三唱蝕既,在鬼四度。"

2.金木水火土五星

(1)金星古稱"明星",又名"太白",因其于夜空中光色銀白,在五星中最爲明亮白耀,故名。《詩·鄭風·女曰雞鳴》云:"子興視夜,明星有爛。"《詩·陳風·東門之楊》云:"昏以爲期,明星煌煌。"詩中的明星即指金星。《素問·金匱真言論》:"西方白色……上應太白星。"王冰注:"金之精氣,上應太白星,三百六十五日(按:今云 225 日)一周天。"金星在黎明現于東方稱"啓明",在黄昏現于西方稱"長庚",所以《詩·小雅·大東》云"東有啓明,西有長庚"。

(2)木星古名"歲星",又簡作"歲"。古人認爲歲星大約十二年繞天一周,每年行經一個特定的星空區域,并據此以木星紀年(參見十二次和紀年法的内容)。《素問·金匱真言論》:"東方青色……上爲歲星。"王冰注:"木之精氣,上爲歲星,十二年(按:今云 11.86 年)一周天。"《左傳·襄公二十八年》所云"歲在星紀",《國語·晉語四》所云"歲在大火",即是以歲星紀年。

(3)水星一名"辰星",是距太陽最近的行星。因從地面觀察,水星仿佛總在太陽兩邊擺動,偏離太陽不超過一辰,故又稱"辰星"。《素問·金匱真言論》:"北方黑色……上爲辰星。"王冰注:"水之精氣,上爲辰星,三百六十五日(按:今云 88 日)一周天。"

(4)火星古名"熒惑星"。因其亮度常有變化,運行的蹤迹也是錯綜複雜,時而向東,時而向西,熒惑人眼,所以又稱"熒惑星"。《素問·金匱真言論》:"南方赤色……上爲熒惑星。"王冰注:"火之精氣,上爲熒惑星,七百四十日(按:今云 687 日)一周天。"

(5)土星古名"鎮星"或"填星"。我國古代認爲土星大約每二十八年運行一周天,好像每年鎮填二十八宿中的一宿,故又稱爲"鎮星""填星"。《素問·金匱真言論》:"中央黄色……上爲鎮星。"王冰注:"土之精氣,上爲鎮星,二十八年(按:今云 29.46 年)一周天。"

需要注意的是,先秦古籍在談到天象時所説的"水",并非指行星中的水星,而是指恒星中的定星(營室,即二十八宿中的室宿),如《左傳·莊公二十九年》:"水昏正而栽。"所説的"火",也并非指行星中的火星,而是指恒星中的大火(即二十八宿中的心宿)。如《詩·豳風·七月》:"七月流火。"而《史記·天官書》所説的"火",才是指火星(熒惑)。

二、二十八宿

星宿的概念不是指單顆的星，而是指鄰近的幾顆或多顆星的組合。古人把比較靠近的若干顆星聯繫起來，假以想象，給以一個特殊的名稱，如角斗奎井等，稱爲星宿，後世又名"星官"。二十八宿，即二十八星宿，是古人爲觀測日、月、五星的運行而劃分的二十八個星區，用來説明日、月、五星運行所到的位置，又稱"二十八舍"或"二十八星"。"二十八星"之説，最早見于《周禮》。《周禮·春官》曰："馮相氏掌十有二歲、十有二月、十有二辰、十日、二十有八星之位，辨其叙事，以會天位。冬夏致日，春秋致月，以辨四時之叙。"1978 年隨縣出土的戰國時期文物曾侯乙墓漆箱，上面也明確而完整地記録了二十八宿的名稱和方位。

二十八宿按四方分爲四組，每一方含七宿：

東方蒼龍七宿：　角 亢 氐 房 心 尾 箕

北方玄武七宿：　斗 牛 女 虚 危 室 壁

西方白虎七宿：　奎 婁 胃 昴 畢 觜 參

南方朱雀七宿：　井 鬼 柳 星 張 翼 軫

蒼龍、玄武（龜蛇）、白虎、朱雀，這是古人把每一方的七宿聯繫起來，想象成的動物形象，習稱"四象"。以東方蒼龍爲例，從角宿到箕宿想象成一條龍，角爲龍角，氐、房爲龍身，尾宿爲龍尾。再以南方朱雀爲例，從井宿到軫宿想象成一隻鳥，柳爲鳥嘴，星爲鳥頸，張爲嗉，翼爲羽翮。而以四方配五色，東方屬青色，北方屬黑色，西方屬白色，南方屬紅色，所以東方七宿稱蒼龍，北方七宿稱玄武，西方七宿稱白虎，南方七宿稱朱雀。

古人以恒星爲背景觀測日月五星的運行，而二十八宿都是恒星。掌握了二十八宿的知識，那麼對古書中所言"熒惑守心""月離于畢""太白食昴"等有關天象的記載，就很容易理解了。所謂"熒惑守心"，就是指火星出現在心宿的位置。"月離于畢"意思是月亮附麗于畢宿（離，麗也）。"太白食昴"即是説金星遮蔽住昴宿。蘇軾《前赤壁賦》中"少焉，月出於東山之上，徘徊於斗牛之間"，用的也是二十八宿定位法。王冰《〈重廣補注黃帝内經素問〉序》中言其書之結構："有如列宿高懸，奎張不亂。"即是以井然有序的星宿作比喻。《黃帝内經》在推算運氣時，也經常使用二十八宿定位之法。《素問·五運行大論》有曰："丹天之氣經於牛女戊分，黅天之氣經於心尾己分，蒼天之氣經於危室柳鬼，素天之氣經於亢氐昴畢，玄天之氣經於張翼婁胃。所謂戊己分者，奎壁角軫，則天地之門户也。"這段話的含義就是：天空中紅色的精氣流經牛女二宿区域和西北方戊位（奎壁二宿），黃色的精氣流經心尾二宿和東南方己位（角軫二宿），青色的精氣流經北方危室二宿和南方柳鬼二宿，白色的精氣流經東方亢氐二宿和西方昴畢二宿，黑色的精氣流經南方張冀二宿和西方婁胃二宿。所謂戊位、己位，分別是指西北奎壁和東南角軫四宿所在的方位。星在奎壁，象徵閉合；星在角軫，象徵開啓，這就好比是天地的門户。

除二十八宿外，我國古代對星空的分區，還有"三垣"，即紫微垣、太微垣、天市垣。

宋代王應麟《小學紺珠·天道·三垣》:"三垣:上垣太微十星,中垣紫微十五星,下垣天市二十二星,三垣,四十七星。"紫微垣是北極星周圍約 36 度的星區,即我國黃河流域夜見恒星常現不没的北方天區部分;太微垣則是紫微垣西南方的天區部分;天市垣則是紫微垣東南方的天區部分。三垣與黄道帶上之二十八宿合稱三垣二十八宿。在唐代,三垣二十八宿發展爲中國古代的星空劃分體系,類似現代天文學中的星座。

三、北斗

北斗位于天球北極,由天樞、天璇、天璣、天權、玉衡、開陽、摇光七星組成。古人將此七星連綫,想象成古代舀酒的斗形。天樞、天璇、天璣、天權組成斗身,古曰魁;玉衡、開陽、摇光組成斗柄,古曰杓(biāo)、罡;二者合爲一個酒斗,故稱其爲北斗。

古人非常重視北斗,因爲據其運行規律,一可以辨别方向,二可以確定季節。由天璇到天樞連成直綫後,延長約五倍的距離,就可以找到北極星,而北極星是北方的標誌。在不同的季節和夜晚不同的時間,北斗星會出現于天空不同的方位,在人們看來,它是在圍繞着北極星轉動,所以古人又根據初昏時斗柄所指的方向來確定季節。《鶡冠子·環流篇》曰:"斗杓東指,天下皆春;斗杓南指,天下皆夏;斗杓西指,天下皆秋;斗杓北指,天下皆冬。"北斗七星也可用于夜間計時,每轉 30 度爲一個時辰。如圖 6-3 所示。

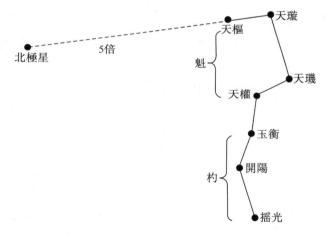

圖 6-3　北斗七星

四、十二次

爲了觀測説明日月五星的運行和節氣的變换情况,古人把黄道附近的一個周天,按照由西向東的方向,分爲十二個等分,叫作十二次,又稱"十二宫"。十二次的名稱,依次爲星紀、玄枵、諏訾、降婁、大梁、實沈、鶉首、鶉火、鶉尾、壽星、大火、析木。十二次的劃分,使觀測與説明變得容易。其用途,一是用來指示一年四季太陽所在的位置,以説明節氣的變换交替,如説太陽在星紀中交冬至,在玄枵中交大寒等;二是用來説明歲星(木星)每年運行所到的位置,并以此來紀年。如木星每年經行一個次位,十二年完成一個周天的循行,于是就出現了歲星紀年法。《國語·晉語四》所説的"歲在大火",《左傳·襄公三十年》所說的"歲在降婁"等,就是這種紀年法。

十二次的每一次位,都有二十八宿中的某些星宿作爲標誌,如星紀有斗牛兩宿,玄枵有女虚危三宿等。但十二次是等分的,而二十八宿的廣狹不等,所以十二次各次的起訖界限與星宿的分界并不是一致的,即有些星宿是跨屬于相鄰的兩個次的。兩者的基本對應關係,如表 6-1 所示。

表 6-1　十二次與二十八宿對應關係

十二次	二十八宿	十二次	二十八宿
星紀	斗 牛 女	鶉首	井 鬼 柳
玄枵	女 虚 危	鶉火	柳 星 張
諏訾	危 室 壁 奎	鶉尾	張 翼 軫
降婁	奎 婁 胃	壽星	軫 角 亢 氐
大梁	胃 昴 畢	大火	氐 房 心 尾
實沈	畢 觜 參 井	析木	尾 箕 斗

注:加着重號星宿表示其爲本次中的標誌星宿。

需要注意的還有一點,上述十二次的名稱大都和各自所屬的星宿有關。例如大火,在此是次名,但在古代同時又是所屬心宿的名稱。又如鶉首、鶉火、鶉尾,之所以名"鶉",顯然又和南方朱雀的星象有關,南方朱雀七宿正分屬這三次。《左傳·僖公五年》曰"鶉火中",孔疏説"鶉火之次正中於南方",又説"鶉火星者謂柳星張也",可以爲證。

五、十二辰

十二辰爲中國古代對周天的另一種劃分方法,就是把黄道附近一周天的十二等分,由東向西,配以子丑寅卯等十二支。其方向和順序正好與十二次相反。二者對照如表 6-2 所示。"辰"本指日月的交會點。《左傳·昭公七年》:"日月之匯是謂辰。"十二辰則爲夏曆一年十二個月的月朔時太陽所在的位置。

表 6-2　十二次與十二辰對應關係

十二次 由西向東	星紀	玄枵	諏訾	降婁	大梁	實沈	鶉首	鶉火	鶉尾	壽星	大火	析木
十二辰 由東向西	丑	子	亥	戌	酉	申	未	午	巳	辰	卯	寅

歲星由西向東運行,和人們所熟悉的十二辰的方向和順序正好相反,所以歲星紀年法在實際生活中應用起來并不方便。爲此,古代天文占星家便設想出一個假歲星,叫作太歲(《漢書·天文志》稱太歲,《史記·天官書》稱歲陰,《淮南子·天文訓》稱太

陰），讓它和真歲星"背道而馳"，這樣就和十二辰的方向順序相一致了，并用它來紀年，如圖 6-4 所示。

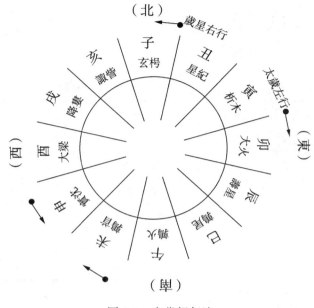

圖 6-4　太歲紀年法

六、分野

分野，指的是將天上的星宿與地上的州國相對應。《史記·天官書》曰："天則有列宿，地則有州域。"說明古人是把天上的星宿和地上的州域聯繫起來看的。早在春秋戰國時代，人們就根據地上的區域來劃分天上的星宿，并將天上的星宿分別指配給地上的州國，認爲某某星宿是某某州國的分星，某某州國是某某星宿的分野，或言某某星宿是某某州國的分野。如《國語·周語下》："歲之所在，則我有周之分野也。"韋昭注："歲星在鶉火。鶉火，周分野也，歲星所在，利以伐之也。"星宿與州國的分野，其基本對應關係如表 6-3 所示。

表 6-3　星宿與州國的分野對應關係

星宿	州	國	星宿	州	國
角亢氐	兗州	鄭	奎婁胃	徐州	魯
房心	豫州	宋	昴畢	冀州	趙
尾箕	幽州	燕	觜參	益州	魏
斗牛女	揚州	吳越	井鬼	雍州	秦
虛危	青州	齊	柳星張	三河	周
室壁	并州	衛	翼軫	荊州	楚

七、三正

在春秋戰國時期，曾使用三種不同的曆法，即夏曆、殷曆、周曆。三者主要的區別在于歲首的月建不同，故又稱爲"三正"。所謂"月建"，就是把子丑寅卯等十二支和十二個月份相配，以通常冬至所在的十一月（夏曆）配子，稱爲建子之月，以此順推，十二月爲建丑之月，正月爲建寅之月，二月爲建卯之月，直到十月爲建亥之月，如此周而復始。"三正"的"正"，就是正月歲首的含義。夏曆以建寅之月（即冬至後兩個月）爲正，殷曆以建丑之月（即冬至後一個月）爲正，周曆以建子之月（即冬至所在之月）爲正。由于三種曆法歲首的月建不同，四季的劃分也隨之不同。"三正"之間具體的關係，如表 6-4 所示。

表 6-4　"三正"之間對應關係

月建		子	丑	寅	卯	辰	巳	午	未	申	酉	戌	亥
夏曆	月份	十一月	十二月	正月	二月	三月	四月	五月	六月	七月	八月	九月	十月
	季節	冬			春			夏			秋		冬
殷曆	月份	十二月	正月	二月	三月	四月	五月	六月	七月	八月	九月	十月	十一月
	季節	冬	春			夏			秋			冬	
周曆	月份	正月	二月	三月	四月	五月	六月	七月	八月	九月	十月	十一月	十二月
	季節	春			夏			秋			冬		

漢武帝太初元年（前 104），朝廷起用太初曆，以夏正建寅之月爲歲首。其後除王莽和魏明帝時一度改用殷正，武則天和唐肅宗時一度改用周正外，全都采用夏正建寅紀月。因此，我們平常習稱的農曆、陰曆，即指夏曆而言。

思考練習

一、回答下列問題

1. 什麼是避諱？古代避諱的範圍有哪些？

2. 古代避諱的方法有哪些？古代的避諱給我們提供了哪些方面的參考？

3. 干支與陰陽五行是如何相配的？

4. 古人如何用干支紀日、紀年？

5. 什麼是七曜？

6. 二十八宿按四方分爲四組，四方四組各含哪七宿？

7. 古時北斗有哪些作用？

8. 十二次與十二辰各指什麼？

9. 分野是什麼概念？

10. 什麼是三正？什麼是月建？春秋戰國時期使用的夏曆、殷曆、周曆的主要區別是什麼？

二、給下列文字加上標點

黃帝坐明堂始正天綱臨觀八極考建五常請天師而問之曰論言天地之動靜神明爲之紀陰陽之升降寒暑彰其兆余聞五運之數於夫子夫子之所言正五氣之各主歲爾首甲定運余因論之鬼臾區曰土主甲己金主乙庚水主丙辛木主丁壬火主戊癸子午之上少陰主之丑未之上太陰主之寅申之上少陽主之卯酉之上陽明主之辰戌之上太陽主之己亥之上厥陰主之不合陰陽其故何也岐伯曰是明道也此天地之陰陽也夫數之可數者人中之陰陽也然所合數之可得者也夫陰陽者數之可十推之可百數之可千推之可萬天地陰陽者不以數推以象之謂也帝曰願聞其所始也岐伯曰昭乎哉問也臣覽太始天元冊文丹天之氣經於牛女戊分黅天之氣經於心尾己分蒼天之氣經於危室柳鬼素天之氣經於亢氏昂畢玄天之氣經於張翼婁胃所謂戊己分者奎壁角軫則天地之門户也夫候之所始道之所生不可不通也帝曰善論言天地者萬物之上下左右者陰陽之道路未知其所謂也岐伯曰所謂上下者歲上下見陰陽之所在也左右者諸上見厥陰左少陰右太陽見少陰左太陰右厥陰見太陰左少陽右少陰見少陽左陽明右太陰見陽明左太陽右少陽見太陽左厥陰右陽明所謂面北而命其位言其見也帝曰何謂下岐伯曰厥陰在上則少陽在下左陽明右太陰少陰在上則陽明在下左太陽右少陽太陰在上則太陽在下左厥陰右陽明少陽在上則厥陰在下左少陰右太陽陽明在上則少陰在下左太陰右厥陰太陽在上則太陰在下左少陽右少陰所謂面南而命其位言其見也上下相遘寒暑相臨氣相得則和不相得則病（《黃帝內經素問·五運行大論篇》）